Maria Uspenski

Krebs mag keinen Tee

Wie Sie Tee richtig nutzen, um Tumorerkrankungen vorzubeugen oder zu bekämpfen

riva

Bibliografische Information der Deutschen Nationalbibliothek
Die Deutsche Nationalbibliothek verzeichnet diese Publikation in der Deutschen Nationalbibliografie. Detaillierte bibliografische Daten sind im Internet über https://dnb.de abrufbar.

Für Fragen und Anregungen:
info@m-vg.de

Wichtige Hinweise
Dieses Buch ist für Lernzwecke gedacht. Es stellt keinen Ersatz für eine individuelle medizinische Beratung dar und sollte auch nicht als solcher benutzt werden. Wenn Sie medizinischen Rat einholen wollen, konsultieren Sie bitte einen qualifizierten Arzt. Der Verlag und die Autorin haften für keine nachteiligen Auswirkungen, die in einem direkten oder indirekten Zusammenhang mit den Informationen stehen, die in diesem Buch enthalten sind.

Ausschließlich zum Zweck der besseren Lesbarkeit wurde auf eine genderspezifische Schreibweise sowie eine Mehrfachbezeichnung verzichtet. Alle personenbezogenen Bezeichnungen sind somit geschlechtsneutral zu verstehen.

4. Auflage 2025

Türkenstraße 89
80799 München
Tel.: 089 651285-0

Die englische Originalausgabe erschien 2016 bei Page Street Publishing unter dem Titel *Cancer Hates Tea.*

Dieses Werk wurde im Auftrag von Page Street Publishing Co. durch die Literarische Agentur Thomas Schlück GmbH, 30827 Garbsen, vermittelt.

Übersetzung: Max Limper
Redaktion: Eva Siegmund
Umschlaggestaltung: Laura Osswald, in Anlehnung an das Original
Coverfoto und Illustrationen: Hope Larsen
Fotografien im Innenteil: Ted Axelrod
Satz: Daniel Förster, Belgern
Druck: Balto Print UAB, Litauen
Printed in the EU

ISBN Print 978-3-7423-0181-9
ISBN E-Book (EPUB, Mobi) 978-3-95971-650-5

Weitere Informationen zum Verlag finden Sie unter:

www.rivaverlag.de

Beachten Sie auch unsere weiteren Verlage unter: www.m-vg.de.

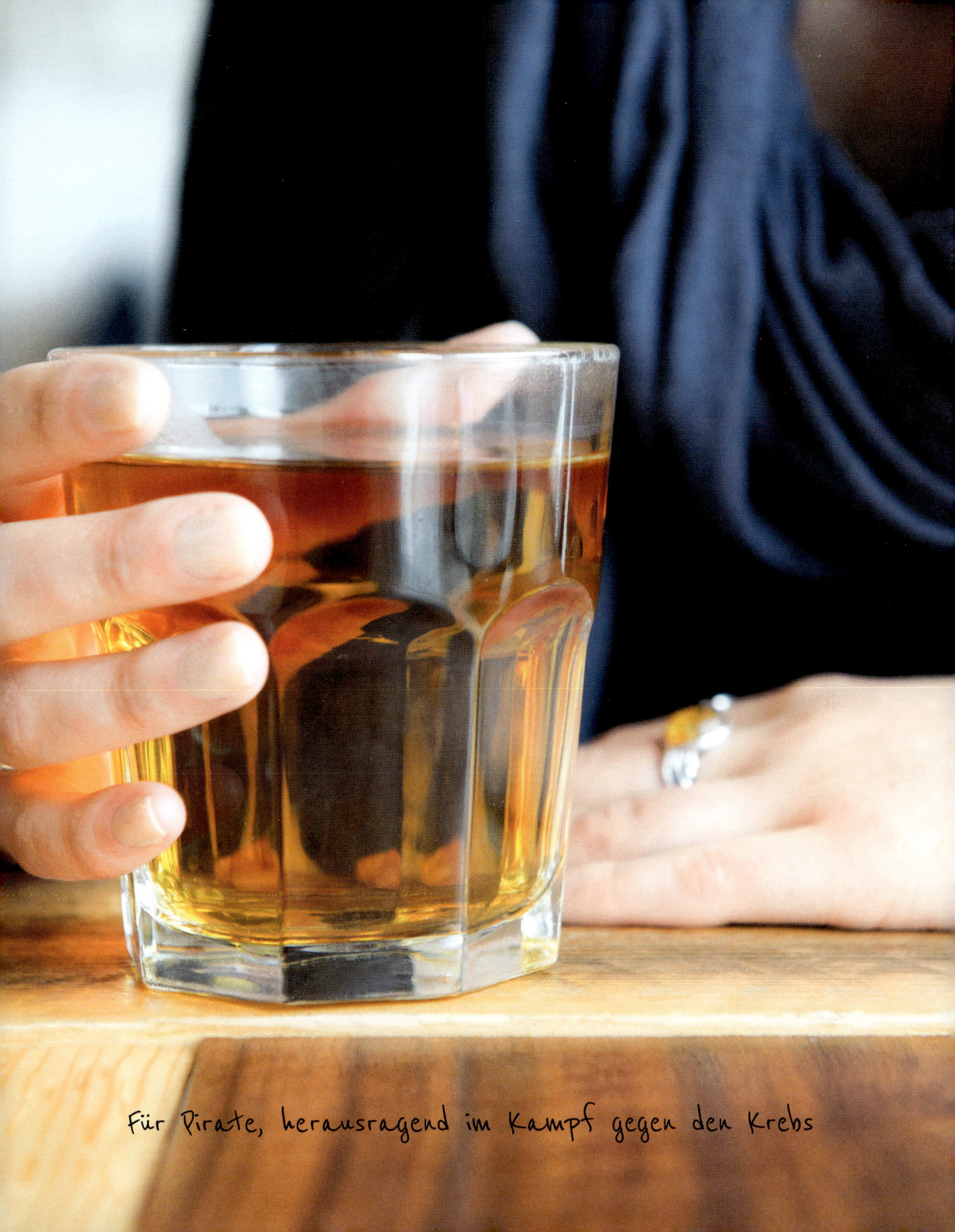

Für Pirate, herausragend im Kampf gegen den Krebs

INHALT

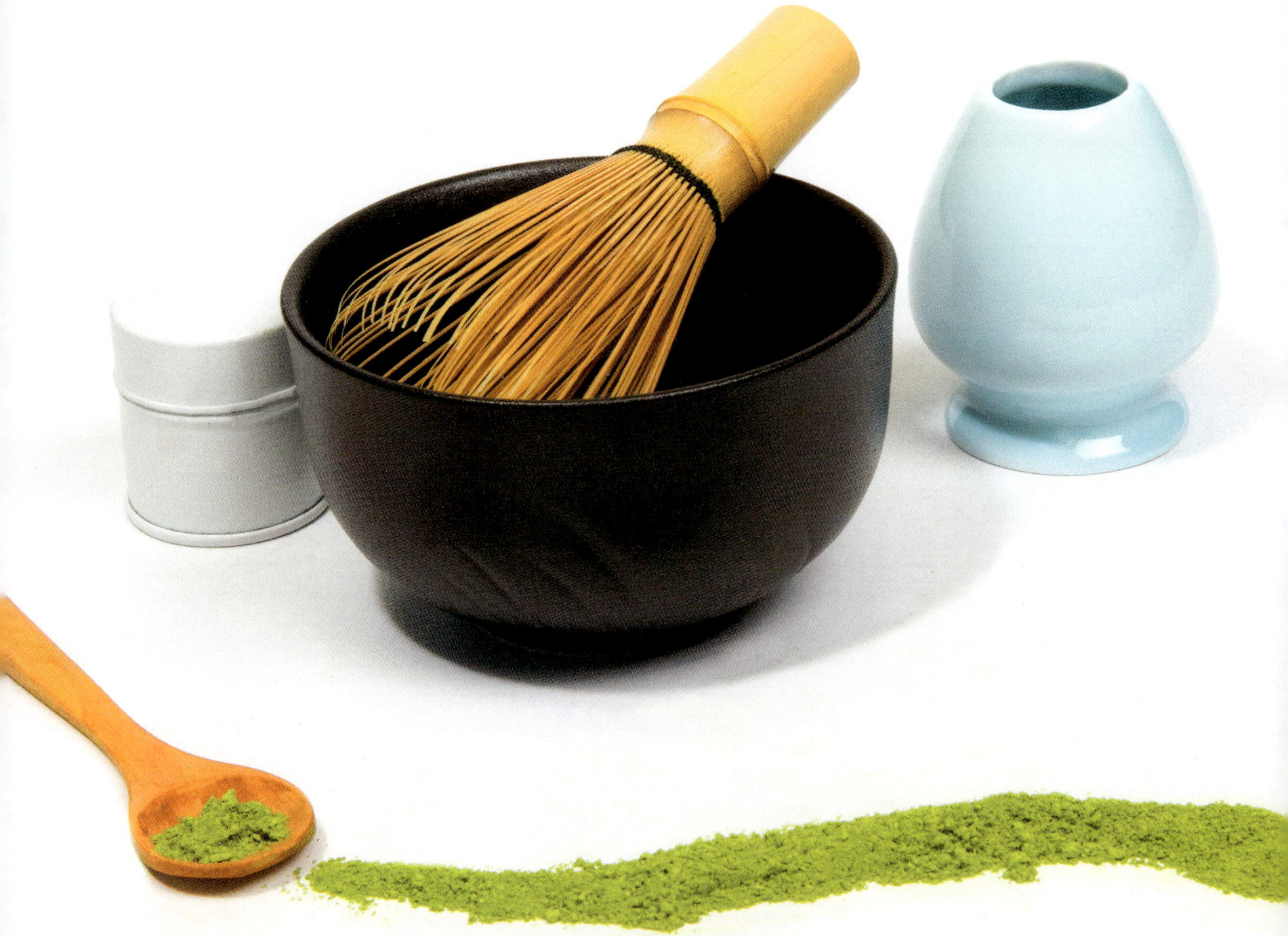

VORWORT von Dr. Mary L. Hardy

Die »großen vier« Krebsarten in den Vereinigten Staaten sind Brust-, Prostata-, Darm- und Lungenkrebs. Allein diese vier Arten werden in diesem Jahr 1,7 Millionen Neuerkrankungen hervorbringen. Zählt man die 15,5 Millionen Krebsüberlebenden dazu, die einen Rückfall fürchten müssen, kommt man auf eine große Zahl von Menschen, die sich gerne weniger krebsanfällig machen würden. Auch in Deutschland sind Brustkrebs, Prostatakrebs, Darmkrebs und Lungenkrebs die vier häufigsten Krebsarten, an denen jährlich über 200.000 Menschen erkranken.

Manche Risikofaktoren lassen sich nicht beeinflussen, aber zum Glück kann **jeder** die Wahrscheinlichkeit deutlich verringern, die drei schrecklichen Worte »Sie haben Krebs« hören zu müssen. Was man isst und trinkt, wie viel man sich bewegt und wie man mit Stress umgeht – all das liegt an einem **selbst** und kann bis zu 85 Prozent des individuellen Risikos ausmachen. Wer hier klug handelt, legt den Grundstein für ein rundum gesundes Leben.

Manchen fällt es allerdings schwer, sich aus der verwirrenden medialen Informationsflut ein praxistaugliches Gesundheitsprogramm zusammenzustellen. Zum Glück kann Ihnen das Buch, das Sie in den Händen halten, dabei helfen, dem Krebs den Stinkefinger zu zeigen. Maria Uspenski, die als Krebsüberlebende aus persönlicher Erfahrung und umfassendem Wissen schöpfen kann, hat einen einfachen, umsetzbaren Plan aufgestellt.

Zunächst vermittelt sie eine Menge Hintergrundwissen – wie Krebs entsteht, wächst und sich ausbreitet. Daraus ergeben sich die gesunden Gewohnheiten, die dieses Buch propagiert. Medizinische Informationen werden mit interessanten historischen Fakten und Praxistipps aufgelockert, die deutlich machen: Vorsorge ist machbar. Alles, was dieses Buch vorschlägt, basiert auf Forschungen, aber überzeugend wird es erst durch Maria Uspenskis energische Art und ihre Leidenschaft für Wellness.

Im Mittelpunkt steht Tee und das ist eine kluge Wahl. Schon als vor langer, langer Zeit die ersten Teeblätter in der Tasse eines chinesischen Kaisers schwammen, wurde das himmlische Elixier mit Gesundheit in Verbindung gebracht. In der medizinischen Literatur finden sich über 1300 klinische Studien zur gesundheitlichen Wirkung von Tee auf den Menschen, deren Ergebnisse unter anderem eine Senkung des Krebsrisikos, Stärkung der Herzgesundheit, Verbesserung der Leberwerte sowie Änderungen im Stoffwechsel belegen. Die chemischen Bestandteile von Tee – Polyphenole, Aminosäuren und Koffein – wirken dutzendfach gegen Krebs. Maria Uspenski zeigt außerdem, dass Tee noch weitere gesundheitliche Vorteile birgt: Er hilft beim Abnehmen, hält das Herz gesund und erleichtert Meditation.

Zwar ist Tee das zweitbeliebteste Getränk auf der Welt, aber die meisten Menschen sind mit der Vielfalt an Tees, die uns die Plantagen der Welt bieten, kaum noch vertraut. Maria besitzt ein profundes Wissen über die unterschiedlichen Teesorten und ihre richtige Zubereitung. Da ist zunächst der für die Krebsvorsorge nützlichste Tee, grüner Tee, und seine antioxidantienreichste Variante, der Matcha. Aber Grüntee ist erst der Anfang. Maria stellt das ganze Spektrum vor, von weißem Tee über Oolong bis zu schwarzem und Pu-Erh-Tee. Auch auf wichtige Kräutertees wird kurz eingegangen.

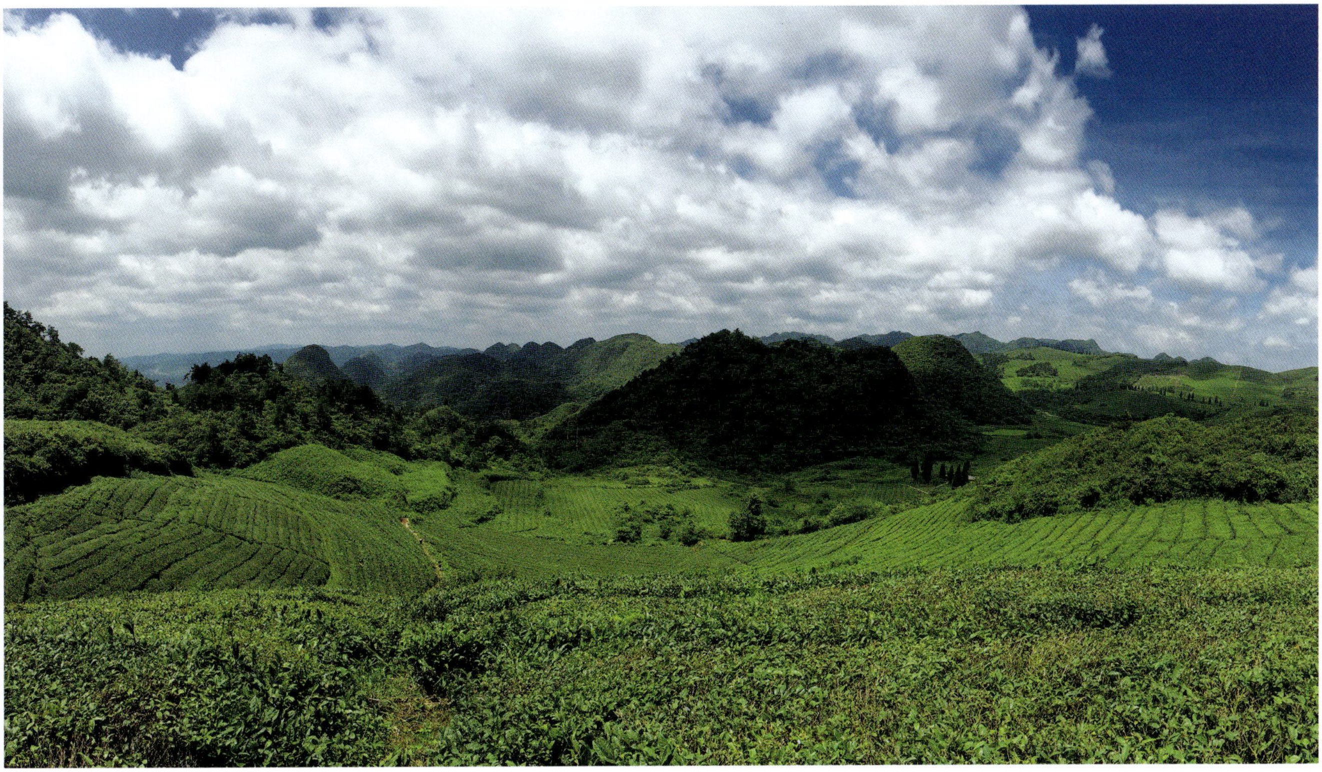

Mit Informationen über gesunde Ernährung, Bewegung und Stressmanagement sowie detaillierten Anleitungen zur richtigen Teezubereitung schafft sie die Grundlage für konkrete Ziele. Und für das Erreichen dieser Ziele entwirft sie praktikable Strategien. Da die beste Tasse Tee die ist, die man gerne trinkt, geht Maria eine breite Palette an Wahlmöglichkeiten durch, aus denen sich jeder die Teesorte und Zubereitungsweise aussuchen kann, die den eigenen Vorlieben und gesundheitlichen Bedürfnissen am besten entspricht. So wird das Teetrinken nicht zur sauren Pflicht, sondern zu einem gesunden Genuss.

Erheben wir also die Tassen und trinken auf Ihren Entschluss, gesund zu werden. Genießen Sie den Weg dorthin.

Auf die Gesundheit und auf die Freuden des Lebens und der Lebendigkeit.

Dr. Mary L. Hardy

Ehemals medizinische Leiterin beim Simms/Mann UCLA Center for Integrative Oncology
Gründerin von Wellness Works

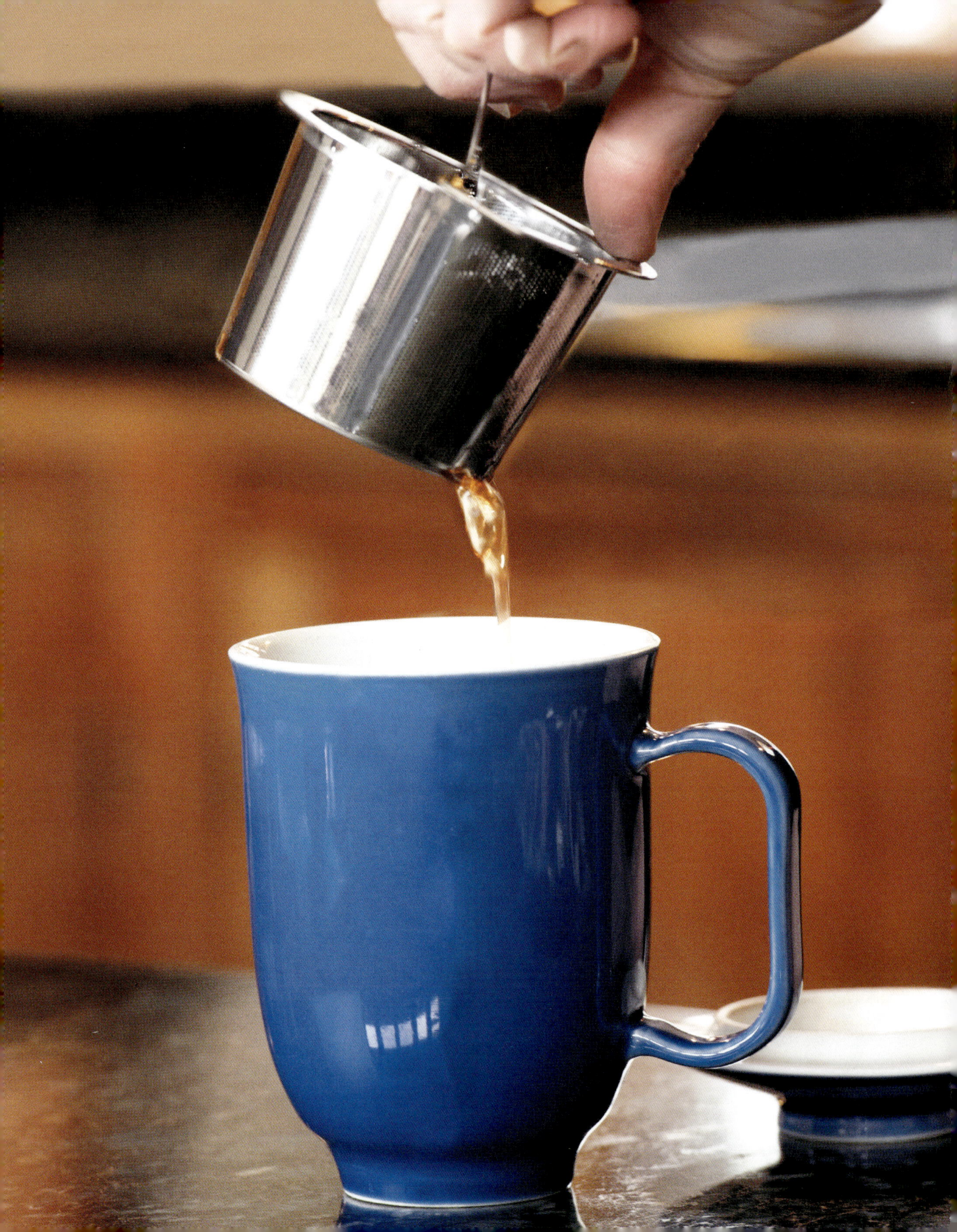

Haftungsausschluss: Dieses Buch spiegelt die Erfahrungen einer einzelnen Autorin mit dem Teetrinken im Zusammenhang mit ihrer Krebsdiagnose und der nachfolgenden Rekonvaleszenz wider. Die medizinischen Informationen dienen ausschließlich der Anschauung und sollen keine professionelle Diagnose oder Behandlung darstellen oder ersetzen. Auch wenn das Teetrinken mit vielen gesundheitlichen Vorteilen in Zusammenhang gebracht wird, sind die chemischen, biologischen und krebsvorbeugenden Eigenschaften des Tees nicht gänzlich erforscht. Krebsvorsorge-Studien an Menschen zeigen vielversprechende Ergebnisse, aber zum Nachweis der krebsvorbeugenden Eigenschaften von Tee sind weitere Interventionsstudien vonnöten.

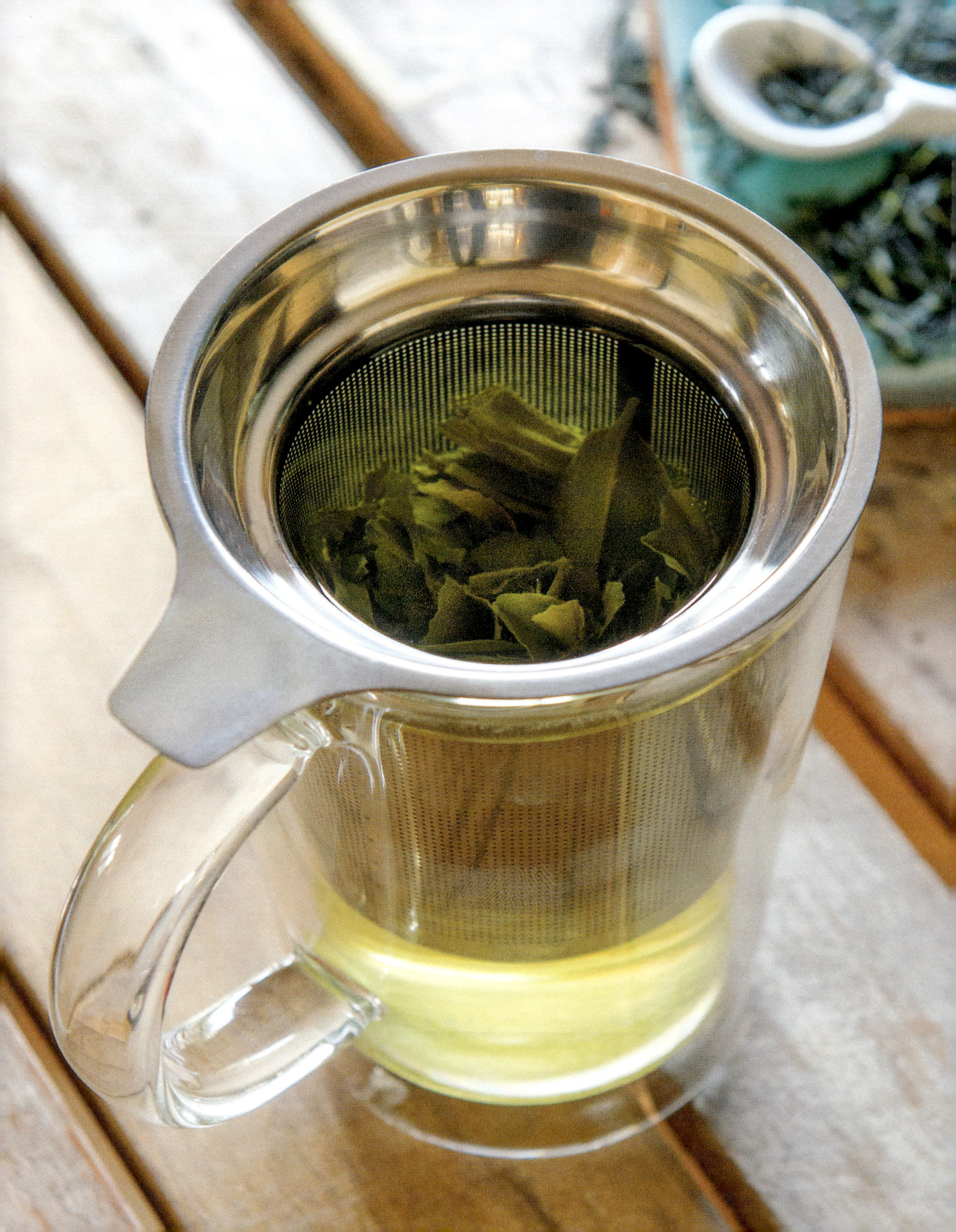

EINLEITUNG

Krebs ist das Allerletzte. Krebs greift Menschen an, die wir lieben. Krebs zerstört wunderbare Leben. Krebs raubt uns unsere Angehörigen. Krebs tut gern so, als wäre er unbesiegbar.

Als ich meine Krebsdiagnose bekam, dachte ich, es müsse ein Irrtum sein. Es war, als lebte ich plötzlich im Körper eines anderen oder als träumte ich. Ich war überzeugt, ich müsste nur die Arztpraxis verlassen und alles wäre wieder gut. Ich ließ mir die Daten zeigen und erklären und bat dann um weitere Tests und zweite Meinungen. Bei mir, dachte ich, kann das gar nicht sein – ich war eine sportliche Nichtraucherin in der Blüte ihrer Jahre; dachte ich jedenfalls. Mir gingen meine beiden kleinen Töchter nicht aus dem Sinn und dass sie mich brauchten. Als Erstes wollte ich so schnell wie möglich nach Hause und wie immer nach der Schule gemeinsam mit den beiden etwas essen und quatschen. Dieses Stückchen Normalität würde mich sicherlich erden und so weit beruhigen, dass ich es in Angriff nehmen könnte, mich mit dem Hamsterrad des Krankheitsmanagements auseinanderzusetzen, auf dem ich mich nun wohl befand. Ich war jung und naiv genug, an einen schlechten Ausgang gar nicht zu denken.

Mit fantastischer medizinischer und heilerischer Hilfe, viel Liebe und meiner schlichten Sturheit schaffte ich den Übergang von der Krebspatientin zu »keinerlei Anzeichen von Krankheit«. Ich habe nie verstanden, wieso ich mit meiner Krebserfahrung zu denen gehöre, die Glück hatten, aber eines wusste ich: Als ich endlich diese monumentale Schwelle erreichte, konnte ich nicht mehr einfach fröhlich weitermachen wie zuvor. Diese Scheißkrankheit hätte mich beinahe für immer von meinen kleinen Kindern weggerissen. Frisch geheilt konzentrierte ich mich sogleich hundertprozentig darauf, die Rückkehr dieser beschissenen Bedrohung, die mir immer noch im Nacken saß, zu verhindern. Es dauerte Jahre, bis ich mich endlich sicher genug fühlte, um die leisen Zweifel in meinem Kopf zu ignorieren und nicht ständig nach Anzeichen für einen Rückfall zu suchen. Während dieser Rekonvaleszenz las ich alles, was ich an Studien über Krebsvorsorge zu fassen bekam. Da ich von Haus aus analytisch veranlagt bin, wollte ich alles über Tumorwachstum wissen. Ich wollte wissen, wie diese biochemischen Prozesse entstehen und womit sie sich möglicherweise aufhalten lassen.

Bei meinen Forschungen stieß ich auf schlagende Beweise, die einen Teekonsum von 1,2 Litern pro Tag nahelegten. Mit diesem Buch will ich Ihnen zeigen, wie Sie diese nutzbringende Gewohnheit in Ihren Alltag integrieren können, ohne Ihr Leben oder Ihre Geldbörse umzukrempeln. Es komprimiert alles, was ich nach meiner Genesung über die gesund machenden und krebsvorbeugenden Eigenschaften von Tee gelernt habe. Der erste Teil des Buches führt in die Grundlagen der Krebs- und der Teechemie ein. Er informiert über die Kräfte der Teepflanze, verdeutlicht den Schaden, den das Monster Krebs auf Zellebene anrichtet, und erläutert die Funktionsweise des Immunsystems. Der zweite Teil zeigt, wie Tee zubereitet wird, wie viel man wann davon trinken sollte und wie diese Umstellung des Alltagsablaufs leicht und problemlos gelingt. Im dritten Teil werden weitere Maßnahmen gegen den Krebs vorgestellt und Tees empfohlen, die auf dem Weg zu einem optimalen Immunstatus helfen können. Der vierte Teil bietet Unterstützung bei der Auswahl der ersten Tees und einen Plan, der gesunden Tee zur Gewohnheit macht. Außerdem werden die Tee-Kenntnisse vertieft (für die Süchtigen!) und Rezepte vorgestellt, die helfen, Tee in die Ernährung zu integrieren.

In fast allem, was ich zur Gesundheitsvorsorge bei Krebs fand, tauchte Tee auf, insbesondere grüner Tee. Wie gern wäre ich ein Schüler von Thomas Edison gewesen, der bereits vor einem Jahrhundert vorhersagte: »Der Arzt der

Zukunft wird keine Arznei verabreichen, sondern das Interesse seines Patienten für die Pflege des menschlichen Leibes wecken – für die Ernährung und für die Ursachen und die Vermeidung von Krankheit.« Viele der Studien, die ich zum Thema Tee und Krebs ausfindig machte, stimmten darin überein, dass der Genuss von fünf Portionen Tee am Tag eine signifikant reduzierende Wirkung auf das Auftreten und Wachstum von Krebsgeschwüren haben kann. Also trank ich Tee – mit Hingabe. Ich beschaffte mir grünen Tee in ganzen Blättern, da diese in praktisch allen Studien, die ich gelesen hatte, als Anti-Krebs-Spezialisten angepriesen wurden. Ich trank Tee, als ginge es um mein Leben.

Tee ist die am besten erforschte gegen Krebs wirksame Pflanze. Im Laufe der letzten zehn Jahre wurden über 5000 medizinische Studien zu den gesundheitlichen Vorteilen von Tee veröffentlicht, von denen sich über 1000 allein mit dem Thema *Tee und Krebs* befassen. Das *National Institute of Health* vertritt den Standpunkt, dass grüner Tee Forschungen zufolge möglicherweise gegen allerlei Beschwerden hilft, darunter verschiedene Krebsarten, verstopfte Arterien, Osteoporose und Parkinson. Außerdem stellt es fest, dass es für Erwachsene wahrscheinlich unbedenklich ist, täglich bis zu fünf Tassen davon zu trinken. Ich fand es paradox, dass die schärfste Abwehr gegen Krebs offenbar ganz in meiner Hand lag und einfach so im Garten der Natur wuchs. »Nahrung soll deine Arznei sein, und Arznei deine Nahrung«, empfahl Hippokrates schon vor 2000 Jahren. Ich lernte, mein Wohlbefinden durch eine ideale Ernährungsweise wiederherzustellen und zu erhalten, indem ich einfach industriell verarbeitete Lebensmittel von meinem Speiseplan strich.

Wenn dem Krebs das Spielfeld im Körper nicht gefällt, zieht er sich zurück.
Seit dieser Zeit, die nun zehn Jahre zurückliegt, suche ich fortwährend nach Antworten. Ich habe das Gesundwerden zu meinem Lebensthema gemacht und bemühe mich inzwischen nicht mehr nur um meine eigene Gesundheit, sondern auch um die meiner Töchter, anderer junger Frauen und so vieler Menschen, wie ich erreichen kann. Ich habe eine Zertifizierung auf dem Gebiet der Sporternährung erlangt und einen Teehandel gegründet, dessen Ziel Gesundheitsförderung durch Tee ist. Wir bieten handverlesene Teemischungen aus ganzen Blättern und beziehen mehr als 100 Tee- und Kräutersorten aus der ganzen Welt. Mein technischer Background kommt mir bei der Gestaltung dessen zugute, was ich *steepware*, »Brühgeschirr«, nenne: Tassen, Filter, Kannen und Flaschen, die die Zubereitung und den Genuss von loseblättrigem Tee erleichtern. Mein Ziel ist es, in leicht verdaulicher Form zu vermitteln, was ich über die Wirkungsweise des Tees und über seine Förderung der körperlichen Abwehr gelernt und erfahren habe. Ich bin keine Medizinerin und die Aussagen dieses Buches dürfen nicht als Anweisung oder Verordnung missverstanden werden. Mit meinen vereinfachenden Erklärungen möchte ich keineswegs die seriösen Forschungen herunterspielen, die die Grundlage für das Verständnis der biologischen Vorgänge und der Reaktionen des Körpers auf Krankheit bilden. Verweise auf die Quellen verschiedener Aussagen zu Tee und Gesundheit werden in den Quellenangaben aufgeführt (Seite 202–203), um weiteres Nachlesen zum Thema zu ermöglichen.

Man hat's nicht leicht mit diesem Krebs. Er bringt nämlich nicht nur den Körper durcheinander, sondern auch das Denken – jedenfalls bei mir. Ich war ganz schön durcheinander. Zum Glück hatte ich ein paar enge, kluge, zupackende Freunde, die es nicht zuließen, dass ich aufgab. Dank ihrer Beharrlichkeit und Führung konnte ich die vielen kleinen Lichtblicke und Wendepunkte erkennen, die mich letzten Endes, davon bin ich überzeugt, retteten. Bis zum heutigen Tag kann ich nicht ohne Tränen davon sprechen, dass ich von den fünf Frauen meiner ersten Selbsthilfegruppe die einzige bin, die noch lebt. Diese Tatsache zwingt mir die Einsicht auf, dass ein Morgen, Übermorgen, ein nächster Monat oder ein nächstes Jahr nie garantiert ist. Mein Weg mit dem Krebs hat mich zu der Überzeugung geführt, dass jeder meiner Tage der wichtigste Tag ist. In den mehr als zehn Jahren, die diese

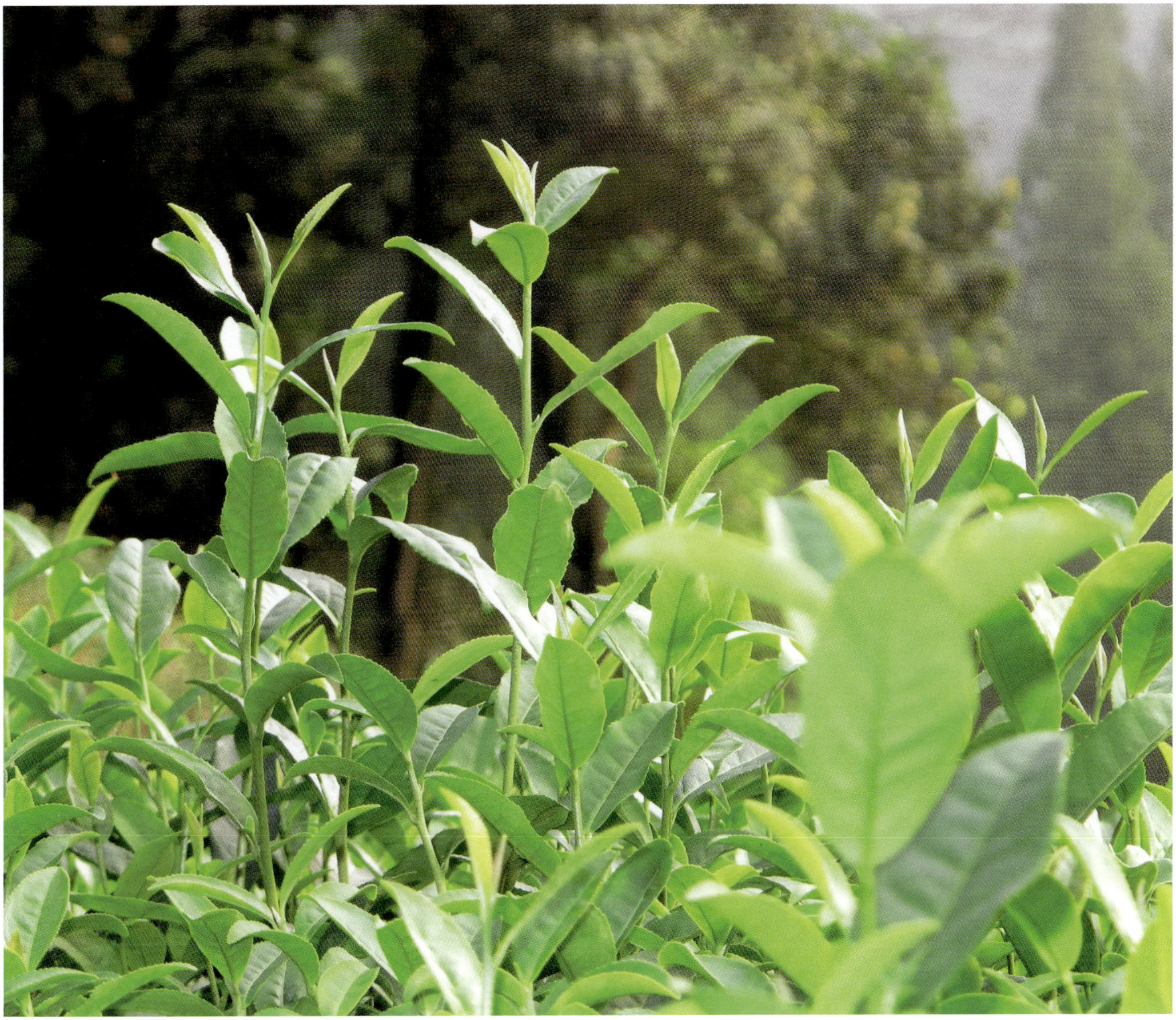

Reise nun andauert, war das Trinken von 1,2 Litern Tee an jedem meiner Tage eine ständige und nicht verhandelbare Priorität.

Egal wie weit Sie sind, auf Ihrem Weg zum Wohlbefinden und zu optimaler Gesundheit eröffnet Ihnen der Teegenuss endlose Möglichkeiten und Chancen. Fakt ist, dass die positiven Auswirkungen des Teetrinkens bereits nach sechs Wochen einsetzen. Wieso sollten Sie sich diesen gesundheitlichen Vorteil entgehen lassen? Ein Torwart darf nicht reglos warten, bis der Ball aufs Tor zufliegt. Und auch Sie sollten nicht einfach nur zusehen, wie Ihnen der Krebs einen Elfmeter in den Kasten semmelt, bevor Sie etwas unternehmen können.

-1. TEIL-

WARUM KREBS KEINEN TEE MAG

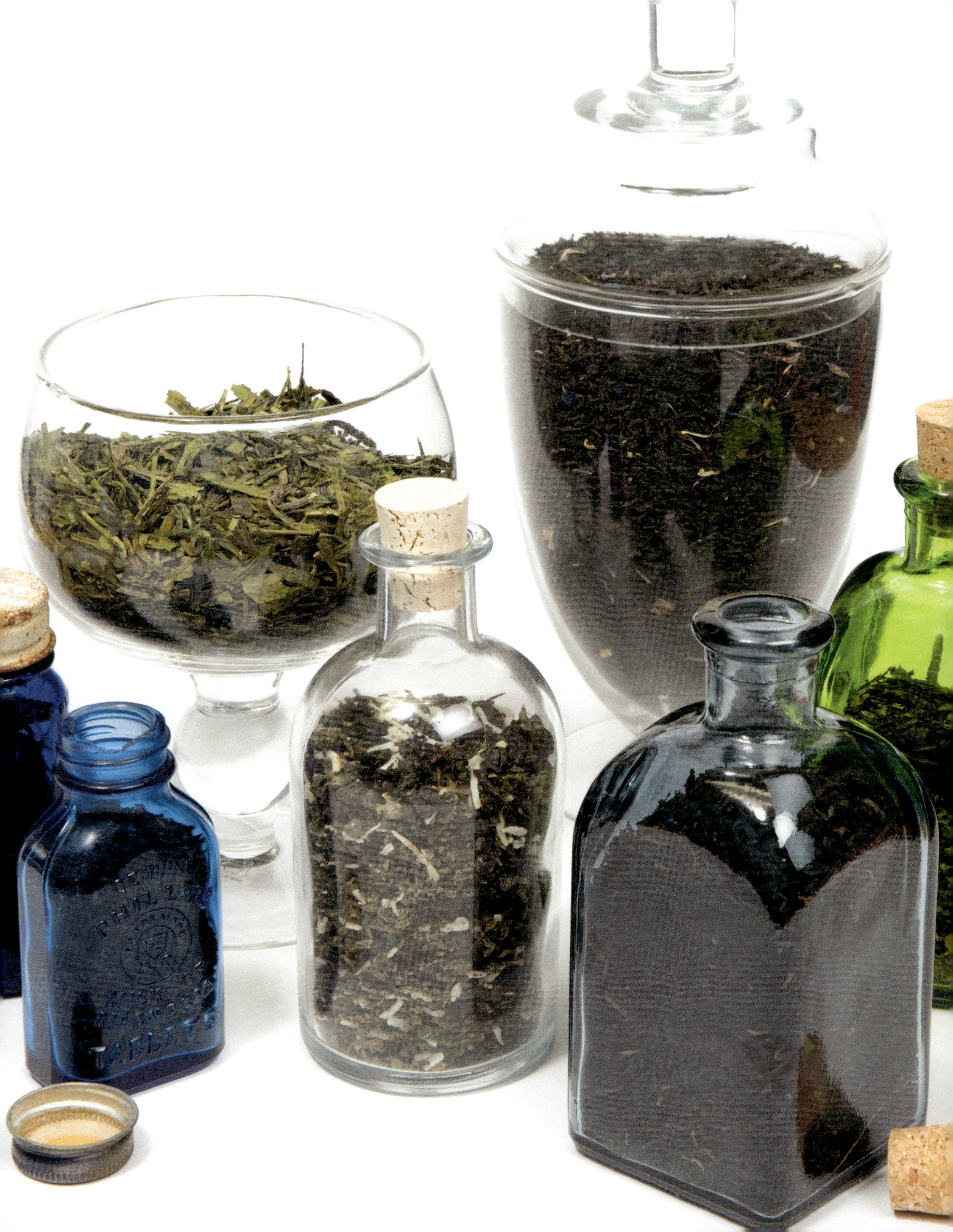
TABLETS

1. Kapitel

WIE KREBS FUNKTIONIERT

WISSEN IST MACHT

Was zum Teufel ist eigentlich Krebs?

Eins muss ich von vornherein klarstellen: ***Krebs ist nichts Ansteckendes.*** *Er ist nicht wie eine Erkältung, die in der Familie herumgeht, oder wie etwas, gegen das man sich durch Händewaschen schützen kann. Krebs ist etwas, das im eigenen Körper ausgelöst wird. Seinen Ursprung hat er in einem einzelnen Fehler im Genom einer Zelle – und so ein Fehler kann aus allen möglichen Gründen auftreten, infolge von Stress, schlechter Ernährung, Rauchen, zu viel Sonne, Umweltgiften, ja sogar als Folge des Lebens und des Alterns an sich. Das Vorhandensein eines oder mehrerer Risikofaktoren bedeutet nicht, dass Krebs im Anmarsch ist – Krebs kann von sich aus nicht überleben. Er muss gefördert werden, und zwar mit Ihrer Hilfe, um gegen Sie Erfolg zu haben. Krebs verhält sich wie ein opportunistischer, plündernder Eroberer, der sich von Ihrem Körper ernährt.*

Die gute Nachricht: Das Immunsystem ist da, um dies zu verhindern, und in den meisten Fällen agiert es als schlagkräftiges, krebstötendes Sondereinsatzkommando. ***Tag für Tag blickt Ihr Körper dem Tod ins Gesicht und rettet Ihnen das Leben.*** *Unter den Billionen von Zellen, aus denen Sie bestehen, sind einige Tausend richtig üble Typen, die in der Lage sind, die herrliche Landschaft Ihres Körpers ernsthaft zu verschandeln. Ihr Immunsystem behält Millionen von Zellen rund um die Uhr unter Kontrolle. Es weiß genau, wann es mit dem Befehl »Stirb jetzt!« bestimmten, potenziell schädlichen Zellen ein Ende setzen muss, bevor sie Schaden anrichten können. Diese beeindruckende Szene spielt sich Tag für Tag vieltausendfach ab. Die Maschinerie Ihres Körpers ist schon etwas Wunderschönes.*

Die schlechte Nachricht: Manchmal entwischen jene schädlichen Zellen den Fängen Ihrer Schutztruppe. Dies passiert, wenn Ihr Immunsystem von irgendeinem Krebsmonster ausgetrickst wird oder wenn es an zu vielen Fronten kämpfen muss, um überlegen zu bleiben. Krebs beginnt langsam und lauernd, mit nur einer kleinen Gruppe mutierter Zellen, aber dabei bleibt es nicht lange. Die Geschwindigkeit, mit der sich Krebszellen teilen und vermehren, wächst lawinenartig, bis sich die Zellen zu einer hinterhältigen Bande organisieren – einem bösartigen Tumor. Dessen niederträchtiges Ziel ist es, sich auf so viele Körperregionen wie möglich auszubreiten. Der Körper steht dann vor der Aufgabe, mit diesem um sich greifenden Monster fertigzuwerden – so wie sich ein Nadelbaum gegen Käferbefall wehrt. Das ist kein Witz.

Krebs ist schwer zu verstehen. *Und dass so etwas Einfaches wie Tee irgendeinen wesentlichen Effekt gegen den Krebs haben soll, leuchtet auch nicht unmittelbar ein. Dieses Kapitel liefert die Erklärung, Schritt für Schritt und Molekül für Molekül, damit Sie verstehen, was in den Zellen vor sich geht, wenn der tückische Krebs auf Tee trifft.*

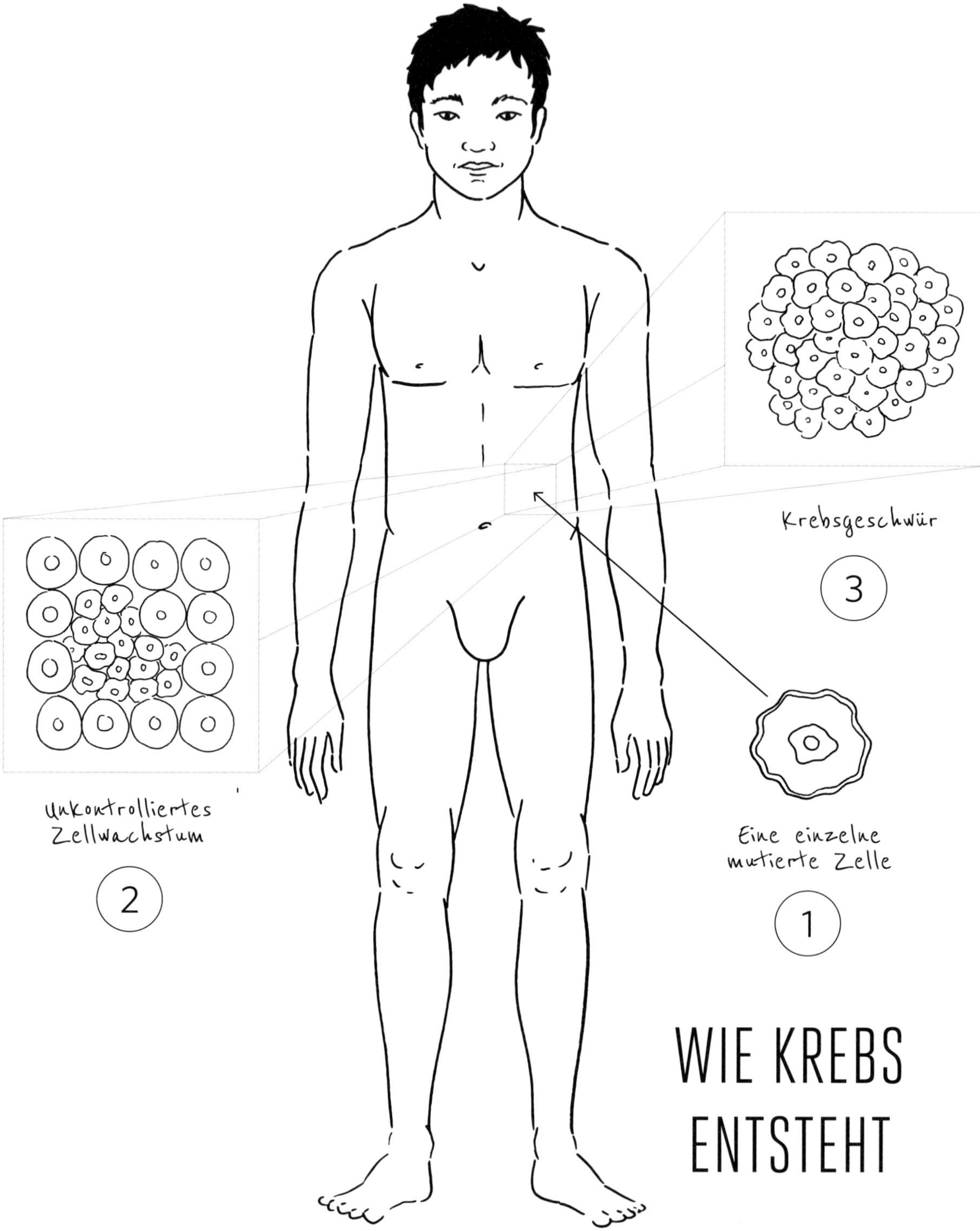

WIE KREBS ENTSTEHT

DER WAHNSINN, DER KREBS HEISST

Krebs ist eine Bezeichnung für mehr als 100 verschiedene Krankheiten, die fast überall im Körper entstehen können. Jede einzelne dieser Krankheiten unterscheidet sich von den anderen und richtet auf eigene Weise Zerstörung an, alle aber haben diese drei Merkmale gemeinsam:

ABNORME ZELLEN, DIE SICH UNKONTROLLIERT VERMEHREN

Jeden Tag teilen sich Millionen von Zellen, wachsen und entwickeln sich, um mehr Zellen im Körper hervorzubringen. Bei Säuglingen und Kindern teilen sich die Zellen rasch, um das Wachstum des Organismus zu unterstützen. Wenn wir erwachsen sind, verlangsamt sich diese Zellteilung. Krebszellenwachstum unterscheidet sich von normalem Zellwachstum dadurch, dass sich Krebszellen besonders schnell replizieren, ohne dabei auf die im Körper vorgesehene ausgefeilte Ordnung zu achten. Das Wesentliche dabei ist das schnelle Wachstum von abnormen Zellen. Sie vermehren sich höllisch schnell, widerstehen der Zerstörung durch den natürlichen Vorgang des Zelltods und können das Immunsystem und normale, gesunde Zellen überwältigen.

WACHSTUM UND AUSBREITUNG, DIE BENACHBARTES GEWEBE ZERSTÖRT

Da Krebszellen sich schneller vermehren, verbrauchen sie mehr zelleigene Energiereserven. Wenn ein mikroskopischer Krebs aufkeimt, ohne abgetötet zu werden, beginnt er zu wachsen und einen Tumor zu bilden. Dies erfordert zur Energiegewinnung Sauerstoff, den der Krebs dem Körper abtrotzt, indem er ihn dazu zwingt, Blutgefäße anzulegen, die Sauerstoff an die Tumor-Baustelle liefern. Sobald diese Blutgefäße entstehen, kann der Krebs ins umgebende Gewebe vordringen.

DIE FÄHIGKEIT, IM KÖRPER VERBORGENE ORGANE ZU ERREICHEN

Es ist diese einzigartige Fähigkeit, die den Krebs so unglaublich Furcht einflößend macht. Wenn ein Tumor gut eingekapselt irgendwo im Körper sitzt, kann er einfach entfernt werden. Krebs ist jedoch eine hinterhältige Krankheit, die nur schwer aus dem Verkehr zu ziehen ist, weil sie ins Gewebe vordringt und sich im ganzen Körper verbreitet. Das ist es, worauf der Krebs abzielt, und Sie haben zweifellos davon gehört: Metastasierung.

Krebs ist pures Chaos. Wie kann etwas so Wildes und Unkontrolliertes wie diese Krankheit dem durchstrukturierten und systematisierten Immunsystem überhaupt durch die Maschen gehen? Krebs hat keine einzelne Ursache, auch wenn es eine Reihe von zugrunde liegenden Risikofaktoren gibt, beispielsweise zu viel UV-Sonnenbestrahlung oder der Kontakt mit Zigarettenrauch und anderen Giftstoffen.

Bei all diesem bisher unerklärlichen Wahnsinn lassen sich jedoch ein paar vorbeugende Maßnahmen ergreifen, um das Krebsrisiko zu mindern. Gesundheitsorganisationen auf der ganzen Welt schätzen, dass mindestens ein Drittel aller Krebserkrankungen vermeidbar wäre. Eine viel zitierte Studie vom *MD Anderson Cancer Center* an der *University of Texas* weist darauf hin, dass, da nur 5 bis 10 Prozent aller Krebserkrankungen auf eine genetische Vorbelastung zurückgeführt werden, die restlichen 90 bis 95 Prozent aus Lebensweise und -umfeld herrühren. Ist das nicht umwerfend? Der Befall durch das Krebsmonster, welcher jedem vierten Todesfall in den USA zugrunde liegt, lässt sich verhindern. Wieso bemüht sich nicht jeder Einzelne darum?

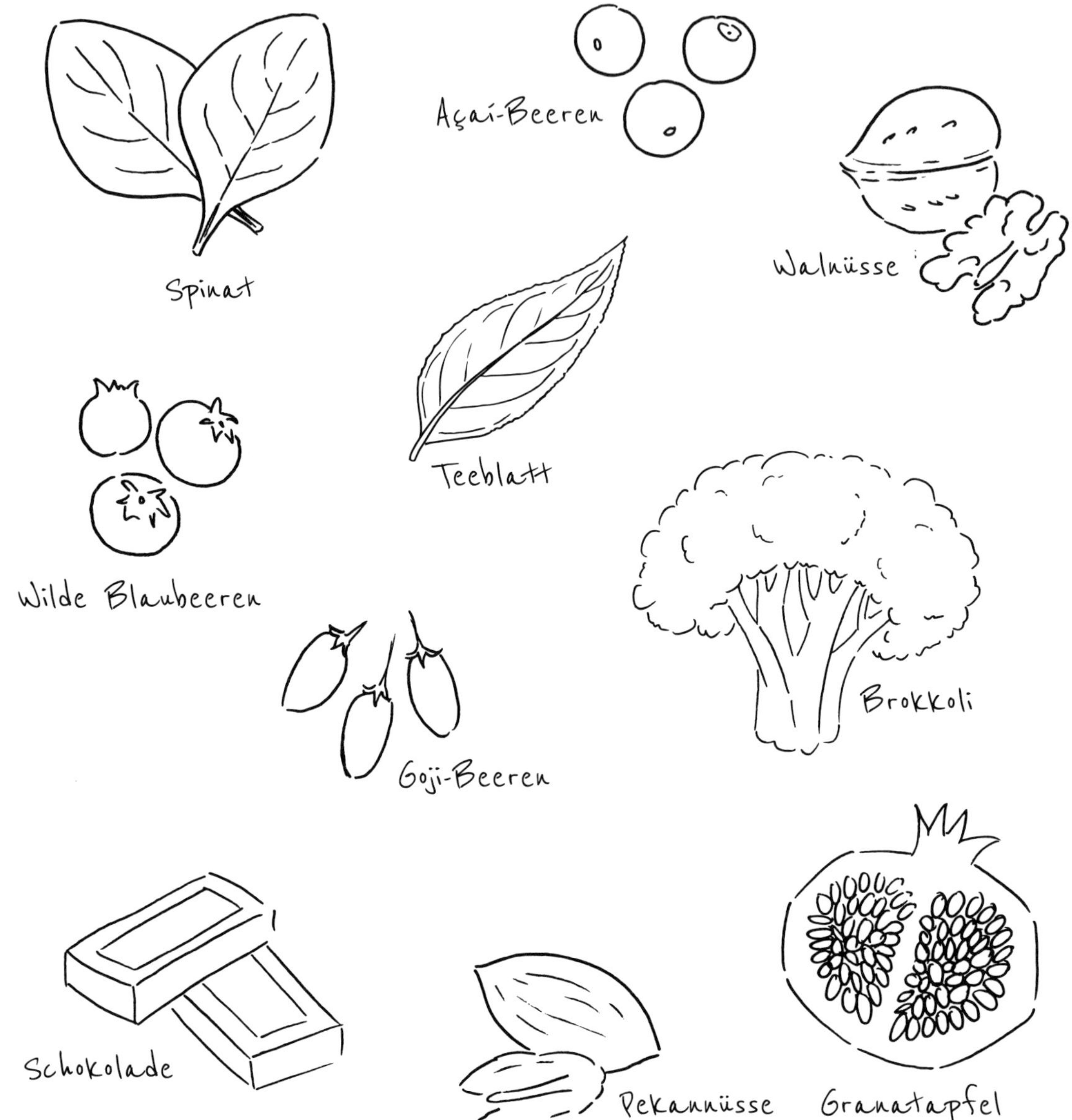

REICH AN POLYPHENOL-ANTIOXIDANTIEN

WIE KREBS ENTSTEHT

Krebs lauert überall. Alle Tiere und sogar Pflanzen können Krebs bekommen. Menschen jeder Altersstufe können Krebs bekommen, und zwar in jedem Körperteil. Ein menschlicher Durchschnittskörper besteht aus zig Billionen Zellen. Diese Billionen von lebenden, sterbenden, wachsenden und sich teilenden Zellen bedürfen einer umfassenden Ordnung und Organisation. Ihre Steuerung muss auf ganz besondere und kontrollierte Weise erfolgen. Wenn im Körper Zellen defekt sind, sterben sie ab und es werden gesunde Zellen erzeugt. Tatsächlich entspricht die Menge der jährlich ausgeschiedenen toten Zellen dem gesamten Körpergewicht. Im gesunden Zustand werden Geburt und Tod jeder einzelnen Zelle sorgfältig gesteuert, sodass jedes Organ immer die exakt richtige Anzahl von Zellen hat. Dieser Vorgang wird vom Oberbefehlshaber des genetischen Codes gesteuert, der Desoxyribonukleinsäure (DNS oder englisch DNA). Sie ist in jeder einzelnen Zelle vorhanden und enthält den gesamten genetischen Code. Vor allem die DNA schreibt den Zellen vor, wie sie sich benehmen sollen.

Jeder Mensch setzt seine Zellen jeden Tag unausweichlich physiologischem Stress aus, der entweder aus den chemischen Prozessen herrührt, die uns gesund und munter halten, oder aus der Abwehr gegen Entzündungen oder äußere Störfaktoren wie Zigarettenrauch oder UV-Licht. Dadurch entsteht ein schädlicher Zellzustand, der *oxidativer Stress* genannt wird und im Körper chemisch instabile Moleküle hervorbringt, die man *freie Radikale* nennt. Unter optimalen Betriebsbedingungen kommt das Immunsystem mit diesen Störenfrieden zurecht und wirft sie einfach hinaus. Aber unter Umständen ist das Immunsystem mit der Bekämpfung der Folgen von oxidativem Stress und der vielen freien Radikale im Körper überfordert und das so entstehende Ungleichgewicht ermöglicht diesen hochreaktiven Molekülen den Angriff auf die DNA in den Zellen. Der körpereigene biochemische Mechanismus zur Bekämpfung freier Radikale besteht darin, sie mithilfe von Antioxidantien zu neutralisieren. Auf der tiefsten Zellebene stoppen Antioxidantien freie Radikale, indem sie sie chemisch stabilisieren, bevor diese die DNA mit chemischen Reaktionen attackieren können. In ihrem unverändert hochreaktiven Zustand können freie Radikale in der DNA spontane Änderungen am genetischen Code hervorrufen. Die Zelle ist dann nicht länger ein Bestandteil des Menschen, sondern eine fremdartige, verkorkste Mutation ihrer selbst – eine Art böser Doppelgänger.

Normalerweise reparieren die angegriffenen Zellen ihre DNA selbst. Schätzungen zufolge kann eine einzelne Zelle täglich bis zu einer Million Änderungen an ihrer DNA reparieren. Werden Zellen nicht repariert, teilt das Immunsystem diesen Mutanten mit, dass sie unerwünscht sind und gefälligst dahinscheiden sollen. Sollte jedoch eine der beschädigten Zellen nicht absterben, kann sich diese Mutation mit ihrer kaputten DNA vermehren und damit fangen die Probleme an. Krebs entsteht also aufgrund von wesentlichen Änderungen an der DNA einer Zelle. Nach und nach erzeugt die fremdartig mutierte Zelle dann hordenweise neue Zellen mit mutierter DNA, die sich nicht an den originalen Bauplan des Körpers halten. Ihre mutierte Nachkommenschaft ist quicklebendig und verhält sich womöglich unsterblich, da sie nicht nach dem körpereigenen Regelwerk spielt. Eine Ansammlung von mutierten Zellen verändert nach und nach die Zellen so, wie es der normale DNA-Code nicht vorsieht. In den meisten Fällen hören die schadhaften Zellen irgendwann auf, sich selbst fortzupflanzen, oder sie bilden harmlose, gutartige Tumore. Aber in manchen Fällen gerät ihr gefräßiges Wachstum außer Kontrolle und wird bösartig. Und das bedeutet KREBS.

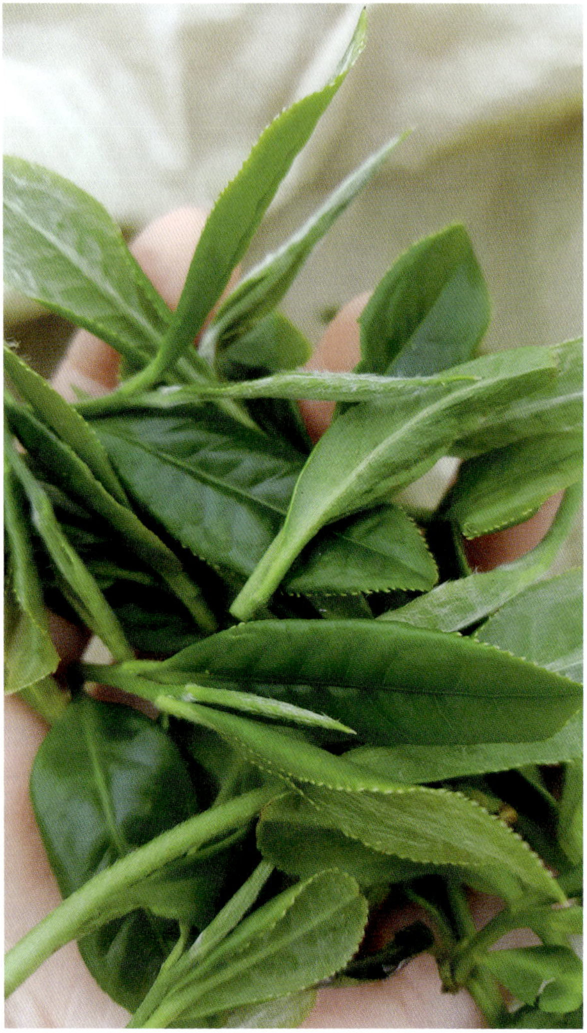

NATÜRLICHE KREBSNEUTRALISATION

Wenn der Krebs auf ungünstigem Terrain vorrückt, kann er ausgebremst oder zum Rückzug gezwungen werden. Das Immunsystem bekämpft den Krebs an mehreren Fronten und in jeder Phase seiner Invasion, ja sogar noch vor seinem Einbruch, wenn freie Radikale die Zellen chemisch instabil werden lassen. In den vergangenen Jahrzehnten wurde die Chemie der freien Radikale mit großem Aufwand erforscht, weil diese Schurken beim Menschen diverse Krankheiten auslösen können. Der Körper muss ein vorteilhaftes Verhältnis zwischen Antioxidantien und freien Radikalen einhalten, um physiologisch richtig zu funktionieren. Der Krebs hat durchaus Schwachstellen und Antioxidantien treffen seine Achillessehne. Woher kommen also diese Antioxidantien?

Anders als wir Menschen besitzen Pflanzen kein Immunsystem, aber sie wissen sich durchaus gegen extreme Umwelteinflüsse, bakterielle Organismen und angreifendes Getier zu behaupten. Pflanzen haben eine Reihe von biochemischen Abwehrmethoden, die ihr tägliches Überleben sichern. Und genau diese chemischen Abwehrstoffe helfen auch uns, sobald wir Pflanzen verzehren. Wenn eine Pflanze angegriffen wird, lässt die DNA ihre Armee ausrücken und beginnt mit der chemischen Kriegsführung. So schützt sich die Pflanze vor allerlei Bedrohungen, von UV-Strahlung über Krankheit und einfallende Mikroorganismen bis hin zu konkurrierenden Pflanzen. Fressfeinde finden diese chemischen Kampfstoffe bitter und ungenießbar. Das ist deshalb interessant, weil diese abstoßende Eigenschaft von ebenden Stoffen herrührt, deren adstringierenden Geschmack wir im Tee so schätzen. Diese mächtigen chemischen Krieger heißen Polyphenol-Antioxidantien, sie kämpfen in unseren Zellen und opfern sich für uns, indem sie gefährliche, Amok laufende Moleküle neutralisieren. Polyphenol-Antioxidantien sind wie Fußballstars, die das Spiel der Mannschaft namens Immunsystem in eine neue Liga führen.

Hier kommt Ihre eigene Privatarmee: das Teeblatt, eine reiche, natürliche Antioxidantien-Quelle.

ANTIOXIDANTIEN BEI DER ARBEIT

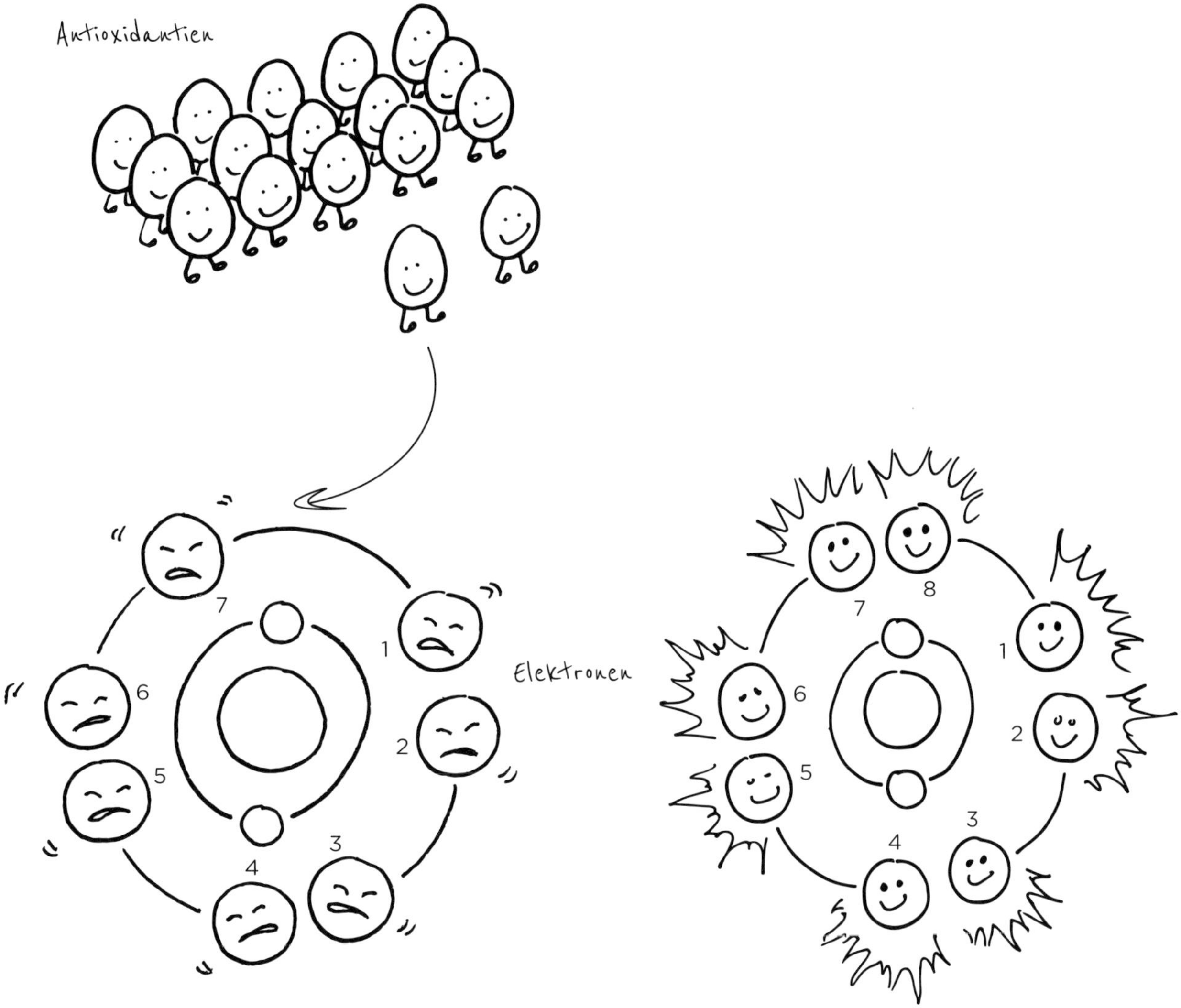

Tobendes freies Radikal: Nur sieben Elektronen im äußeren Ring, die Verbindung ist instabil, OJE!

Neutralisiertes freies Radikal: Von Antioxidans gespendetes Elektron ergibt acht Elektronen im äußeren Ring, die Verbindung ist stabil, YEAH!

WIESO TEE?

Ich mag den Begriff »Überlebende« nicht. So stark ich mich heute auch fühle, weiß ich doch, dass die zurzeit in mir schlummernden Krebszellen ohne Vorwarnung wieder aktiv werden können, sodass mein Körper in eine wirklich üble Beziehungskiste zurückfällt, nach der ich mich keineswegs sehne. Ich habe mit viel Glück eine Schlacht überstanden, aber es ist nicht gesagt, dass der Krieg vorbei ist; nicht für mich noch für irgendjemanden sonst.

Aber wieso Tee? Wieso nicht in irgendwelchen anderen an Antioxidantien reichen Nahrungsmitteln wie Blaubeeren oder Granatäpfeln schwelgen oder gleich in Schokolade und Rotwein? Tee übertrifft das meiste Obst und Gemüse, was das Potenzial an Antioxidantien und den Gehalt an Vitamin C und K angeht. Alle Studien, die ich gelesen habe, sehen einen starken Zusammenhang zwischen Antioxidantien und Entzündungshemmung, Immunfunktion und körpereigener Krebsabwehr. Ich stimme dem wissenschaftlichen Standpunkt zu, dass Krebs eine weitgehend vermeidbare Krankheit ist, die sehr viel mit der Funktionsfähigkeit des Immunsystems zu tun hat. Diverse Studien aus vielen verschiedenen Ländern bezeichnen Tee als entzündungshemmend und als selektiv förderlich für das Immunsystem im Zusammenhang mit bestimmten krebsbekämpfenden Mechanismen. Anmerkung: In diesem Buch beziehe ich mich nicht auf Forschungen an Mäusen, so gerechtfertigt sie auch sein mögen. Mir fehlen einfach die Kenntnisse, um von dem, was bei Mäusen funktioniert, auf mögliche Wirkungen in meinem eigenen Körper zu schließen.

Ich habe immer gerne Tee getrunken, aber erst in den letzten zehn Jahren habe ich gute Teesorten und ihre fantastischen gesundheitlichen Vorteile so richtig schätzen gelernt. Was mich an Tee zunächst begeisterte, war, dass er als pflanzliche Substanz die gleichen gezielten biochemischen Wirkungen hat wie vielversprechende neue Krebstherapien. Er schien mir ein ungiftiges Mittel gegen Krebs zu sein. Wenn es so war, dass etwas so Einfaches und Natürliches wie Tee dazu beitragen könnte, den Krebs zurückzudrängen und seine Wiederkehr zu verhindern, dann war ich dabei! Es sah mir nach einer Win-win-Situation aus. Hier sind wir nun. Ich hasse Krebs. Ich setze nicht alles auf die Karte Tee, sondern sehe ihn im Zusammenhang mit meiner Ernährung und regelmäßiger Bewegung als eine Art Zusatzversicherung, die mein Immunsystem gegen den Krebs mobilisiert. Tee ist für mich zu einem einfachen und kostengünstigen täglichen Luxus geworden. Dass ich den Geschmack, das Ritual der Zubereitung und die Gefühle, die er hervorruft, liebe, kommt noch dazu.

DIE DEFINITION VON TEE

Nicht alles, was wir in heißes Wasser tauchen und anschließend trinken, ist biologisch gesehen Tee. Das Wörterbuch liefert zum Stichwort Tee gleich mehrere Einträge, die verraten, wie vieldeutig der Begriff ist und warum er manchmal Verwirrung hervorruft:

1. Heißgetränk aus getrockneten, zerbröselten Blättern der Teepflanze, die mit kochendem Wasser aufgegossen werden.
2. Getrocknete Blätter, aus denen Tee gemacht wird.
3. Heißgetränk aus mit kochendem Wasser aufgegossenen Blättern, Früchten oder Blüten, die nicht von der Teepflanze stammen. Kräuter- oder Früchtetee.
4. Immergrüne Pflanze in Busch- oder Baumform, die Teeblätter liefert. In Süd- und Ostasien heimisch und kommerziell angebaut.
5. Leichte Nachmittagsmahlzeit mit Tee als Getränk, zu der üblicherweise Sandwiches oder Gebäck gereicht werden.

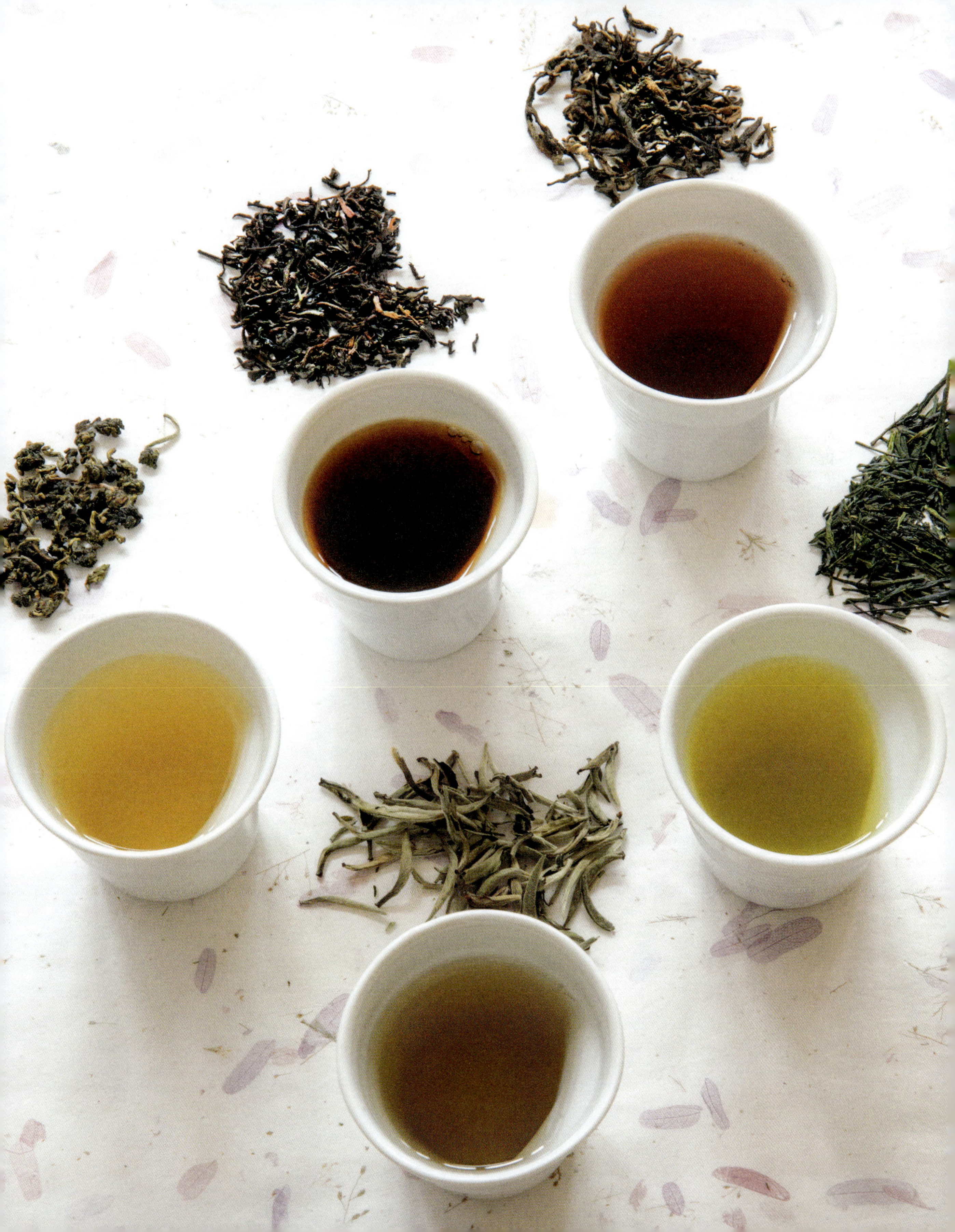

Wir halten uns hier nur an die ersten beiden Definitionen und bezeichnen mit *Tee* entweder das aus der Teepflanze *Camellia sinensis* gewonnene Endprodukt oder dessen wässrigen Extrakt.

Tee ist ganz einfach: nur Teeblatt und Wasser. Er stillt den Durst und hydriert. Entwickelt jedoch ein Teetrinker erst einmal einen Sinn für die vielen Geschmacksnuancen, die sich in einem Teeblatt verbergen, dann steht ihm eine Reise voller Sinnlichkeit bevor. In den meisten Kulturen dieser Welt gehört Tee zum Alltag, und zwar nicht wegen seiner heilenden Wirkung, sondern wegen seiner kulinarischen, ästhetischen und stimmungsaufhellenden Qualitäten. Tee gehört zu den einfachen Freuden des Lebens. Er macht Laune und bietet eine kleine, entspannende Flucht aus der Alltagshektik. Dieser 5000 Jahre alte Aufguss ist nach Wasser das meistgetrunkene Getränk der Erde.

Die Geschichte der Heilkräuter ist reich und vielfältig und noch älter als die des Tees. Sie enthält vieles, was wir Tee nennen, darunter Pfefferminze, Kamille und Hibiskus, die aber alle genau genommen nicht wirklich Tee sind. Sie sind Kräuter, Früchte oder Blüten. Uns geht es hier jedoch um die Blätter der Pflanze *Camellia sinensis*. Diese Blätter besitzen die gesundheitlichen Vorteile, die wir suchen. Tees, die aus dieser Pflanze entstehen, werden in vier Hauptgruppen unterteilt: Weiß-/Grüntee, Oolong, Schwarztee und Pu-Erh. Das Teegetränk wird üblicherweise durch das Aufgießen der getrockneten Teeblätter mit heißem Wasser hergestellt und noch heute ist dies die beliebteste Art, Tee zu konsumieren.

WIE AUS CAMELLIA TEE WIRD

Camellia sinensis (lat.: »chinesische Camellia«) stammt aus Südostasien und wird inzwischen in mehr als 30 Ländern angebaut. Diese eine Pflanzenart liefert jährlich mehr als vier Millionen Tonnen fertigen Tee. Dank unterschiedlicher Sorten, Anbau-, Ernte- und Verarbeitungsmethoden, Wetter- und Bodenbedingungen wird aus einer einzigen Pflanzenart eine pralle Vielfalt von optischen und geschmacklichen Varianten gewonnen. Wie ist es möglich, dass ein zarter, beruhigender grüner Tee aus der gleichen botanischen Spezies entsteht wie ein üppiger, mysteriöser schwarzer Tee? Das Geheimnis liegt in einem chemischen Prozess namens Oxidation.

Teeblätter bestehen wie alle Teile von Pflanzen hauptsächlich aus Wasser. Sobald sie vom Busch gepflückt werden, beginnen sie zu welken. Werden sie länger der Luft ausgesetzt, trocknen sie aus und beginnen, sich zu bräunen oder zu oxidieren, so wie es mit allen Blättern oder auch einem angeschnittenen Apfel geschieht. Dies ist die Folge einer Reihe von enzymgesteuerten chemischen Prozessen in den Blättern. Die Oxidation (die nichts mit dem oxidativen Stress in menschlichen Zellen zu tun hat) lässt sich verstärken, indem man die Teeblätter manuell rollt und zerreibt. Sobald die Teeblätter den für die Teesorte gewünschten Oxidationsgrad erreicht haben, wird der Prozess gestoppt, indem die Teeblätter erhitzt und so ganz getrocknet werden, wobei die oxidativen Enzyme in den Blättern abgetötet werden, was jede weitere Oxidation aufhält. Ab diesem Punkt sind die Teeblätter chemisch stabil und verändern oder entwickeln sich nicht weiter. Das fertige Teeprodukt liegt nun vor. Eine lange Oxidations-

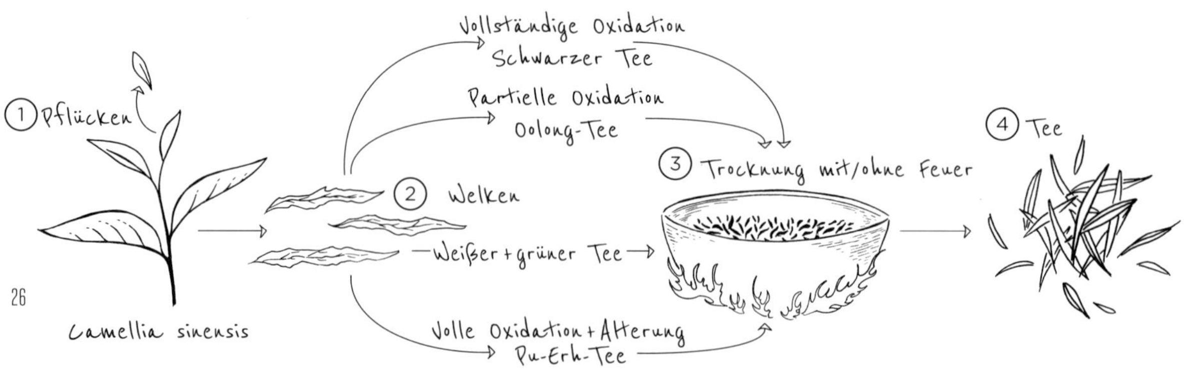

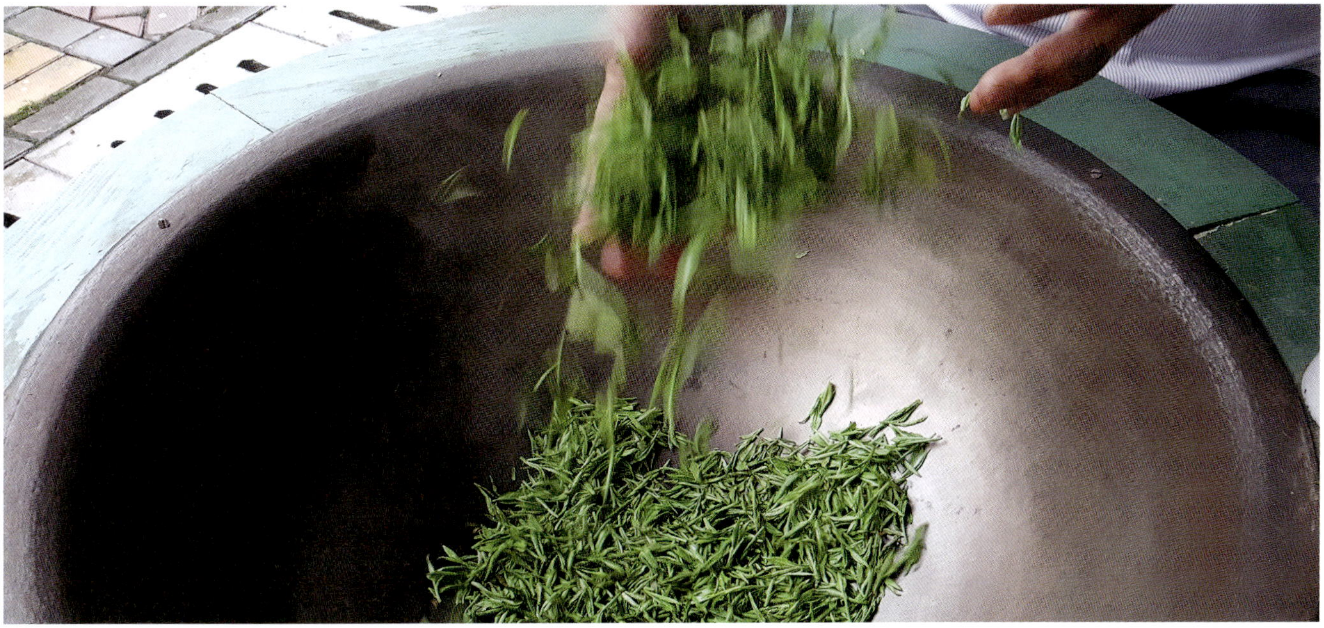

phase während der Teeverarbeitung lässt die Blätter dunkler werden und den traditionellen, charakteristischen Schwarzteegeschmack annehmen. Welche Teesorte aus *Camellia sinensis* entsteht, hängt ganz davon ab, wie sehr die Blätter während der Verarbeitung oxidieren.

Die vier Hauptkategorien von Teeprodukten weisen Oxidationsgrade auf, die von »gar nicht« (Weiß-/Grüntee) bis zu »mehr als komplett« (Pu-Erh) reichen.

Weißer/Grüner Tee - Weiße Tees kommen dem frischen Teeblatt am nächsten und sie sehen auch so aus - zartblättrig. Grüner Tee entsteht, indem nicht oxidierte Teeblätter in der Pfanne oder unter Dampf gedarrt werden. Dadurch bleibt die frischgrüne Farbe des Tees erhalten. Ihr Geschmack ist im Vergleich zu schwarzem Tee subtiler und adstringierender, aber sie strotzen vor Antioxidantien.

Oolong - Oolong-Tees weisen das größte Spektrum an Oxidationsgraden auf, von »sehr wenig« bis zu »fast schon schwarz«. Oolong-Tee ist ein weites, komplexes Feld und genau das macht Spaß. Er kann wie ein grüner Tee aussehen und schmecken oder so dunkel sein wie ein schwarzer, dabei aber mit leichteren Geschmacksnoten überraschen. Er wird überwiegend in China und Taiwan angebaut und teilweise oxidiert, bevor er gerollt und schließlich in der Pfanne gedarrt wird.

Schwarzer Tee - Schwarzer Tee entsteht aus zerbröselten Teeblättern, die eine enzymgesteuerte Oxidationsphase durchmachen. Bevor sie mit Hitze behandelt werden, lässt man sie ausgiebig welken, an der Luft trocknen und vollständig oxidieren. Der längere Oxidationsprozess verleiht dem schwarzen Tee seinen klassischen, kräftigen Schwarzteegeschmack.

Pu-Erh - Pu-Erh ist vollständig oxidierter schwarzer Tee, der dazu noch fermentiert wird. Dadurch entsteht ein Tee mit sehr tiefer Färbung und starkem Aroma, das an kompostierenden Waldboden erinnert. Während der Fermentierung wird der Tee feucht und warm gehalten, sodass sich die Mikroflora entfalten kann. Pu-Erh wird oft wegen seiner Entgiftungseigenschaften gerühmt und genießt nebenbei den Ruf, gegen Kater zu helfen.

Teeblätter können mehrmals im Jahr geerntet werden. Die Tee-Ernte beginnt im Frühling und kann je nach Anbauregion zwischen wenigen Wochen und einigen Monaten dauern. Teebüsche tragen oft viele Jahre lang und manche der wertvollsten Teesorten stammen von uralten Pflanzen. Die erste Pflückung (*first flush*) des Frühjahres wird mit Hochspannung erwartet. Tee ist ein landwirtschaftliches Produkt und die Anbaubedingungen ändern sich von Jahr zu Jahr. Die Komplexität seines Geschmacks, seine Sortenvielfalt und die scheinbar unendlichen Möglichkeiten, ihn zu genießen, machen seine Faszination aus. Wie bei Weinjahrgängen kann es sein, dass ein Lieblingstee des Vorjahres auf einmal enttäuscht – oder vollends begeistert!

DIE CHEMIE DES TEEBLATTES

Was steckt in diesem Blatt, das es so besonders macht? Und warum hat es eine solche Wirkung? Wir müssen uns mit der Chemie beschäftigen, denn im Teeblatt passieren massenhaft komplexe Dinge. Tee besteht aus Tausenden von verschiedenen Molekülen. Die Vorgänge in einem lebendigen *Camellia-sinensis*-Blatt ändern sich im Laufe seiner Verarbeitung zu einem fertigen Teeprodukt. Während der Verarbeitung werden viele Stoffe abgebaut und zu neuen Molekülen zusammengesetzt. Die Frage ist auch, wie viel davon in der Teetasse landet. Mehr als 99 Prozent eines Teegetränks sind einfach nur Wasser. Dem Teeblatt entzogene Moleküle stellen nur ein drittel Prozent des Aufgusses, also müssen wir genau untersuchen, welche Feststoffe während des Ziehenlassens aus dem Teeblatt in die Tasse wandern. Alle auf Seite 31 aufgeführten Stoffe werden sowohl in heißem als auch in kaltem Wasser extrahiert, gelangen also bei jeder Zubereitungsmethode ins Getränk. Spoileralarm: gute Nachrichten im Anmarsch!

Die folgenden Moleküle sind allesamt in der Natur vorkommende Substanzen, die man Phytochemikalien nennt (*phyto* = griech. »Pflanze«). Zu den Phytochemikalien zählen Tausende unterschiedlicher Verbindungen, die einzigartige Wirkeigenschaften aufweisen. Von diesen Nährstoffen nimmt man an, dass sie pflanzlichen Lebensmitteln und Getränken ihre gesund machenden Kräfte verleihen. Auch die in Tee enthaltenen Antioxidantien sind Phytochemikalien.

POLYPHENOLE

Ausgerechnet die Sorte Phytochemikalien, die besonders reichlich in Tee enthalten ist – Polyphenol-Antioxidantien –, begünstigt die an der Immunreaktion beteiligten Enzyme. Polyphenol-Antioxidantien stellen ganze 40 Prozent aller in einer Tasse Tee enthaltenen Wirkstoffe. Diese tüchtigen Helferchen des Immunsystems überstehen ohne Probleme die Teeverarbeitung und kommen beim Brühvorgang ungefiltert in die Tasse. Jeder Tee enthält allerlei Tee-Polyphenole in unterschiedlicher Mischung je nach Teesorte. Das liegt daran, dass sich die chemische Zusammensetzung verschiedener Tees aufgrund ihrer jeweiligen Herstellungsweise unterscheidet. Eine längere Oxidationsphase sorgt dafür, dass manche einfache Polyphenole zu größeren, längeren Polyphenolmolekülen umgebaut werden. Diese größeren Moleküle geben schwarzem Tee seine dunklere, rötliche Farbe. Tee-Polyphenole gehören zu den wirksamsten Vernichtern freier Radikale und sie werden vom Körper leichter aufgenommen als die meisten anderen in pflanzlichen Getränken oder Lebensmitteln enthaltenen Antioxidantien.

Flavonoide

Die Begriffe »Polyphenole« und »Flavonoide« werden oft gleichbedeutend benutzt, obwohl es sich bei den Flavonoiden tatsächlich nur um eine Unterart der Polyphenole handelt. Es gibt mehr als 6000 Arten von Flavonoiden, die sich untereinander stark unterscheiden. Die weitverbreitete Empfehlung, alle Farben des Regenbogens zu essen, hat zum Ziel, dass man wirksame Flavonoide zu sich nimmt, die bei Obst und Gemüse für die lebhaften Farben sorgen.

Flavanole

Eine besonders leckere Unterart der Flavonoide bilden die Flavanole, die vor allem in Tee, Kakao und Rotwein vorkommen. Diese Antioxidantien sind im Zusammenhang mit der menschlichen Herz-Kreislauf-Gesundheit und Hirnfunktion ausgiebig untersucht worden. Die US-Arzneimittelzulassungsbehörde FDA hat für Flavanole noch keine gesundheitsbezogenen Aussagen zugelassen und sie auch nicht als Arzneimittel anerkannt.

Catechine

Innerhalb der Familie der Flavanole tun sich besonders die Catechine hervor, die vor allem der Tee in die menschliche Ernährung einbringt. Catechine sind besonders aktive Flavanole und äußerst wirksame Antioxidantien beim Fang freier Radikale.

EGCG

Das Catechin mit der stärksten Wirksamkeit heißt Epigallocatechingallat (EGCG). EGCG ist nicht ohne Grund jedermanns Liebling unter den Tee-Polyphenolen. Studien haben ergeben, dass seine antioxidative Wirkung beim Schutz der DNA vor Beschädigung durch freie Radikale 100-mal stärker ist als die von Vitamin C. Es wirkt auch nachweislich doppelt so stark wie Resveratrol, das Haupt-Antioxidans von Rotwein. Zwar enthält Tee viele verschiedene gesundheitsfördernde Wirkstoffe, aber neueren Forschungen zufolge ist EGCG das Polyphenol-Antioxidans mit der breitesten und potentesten Wirkung beim Schutz der Zellen vor Krebs.

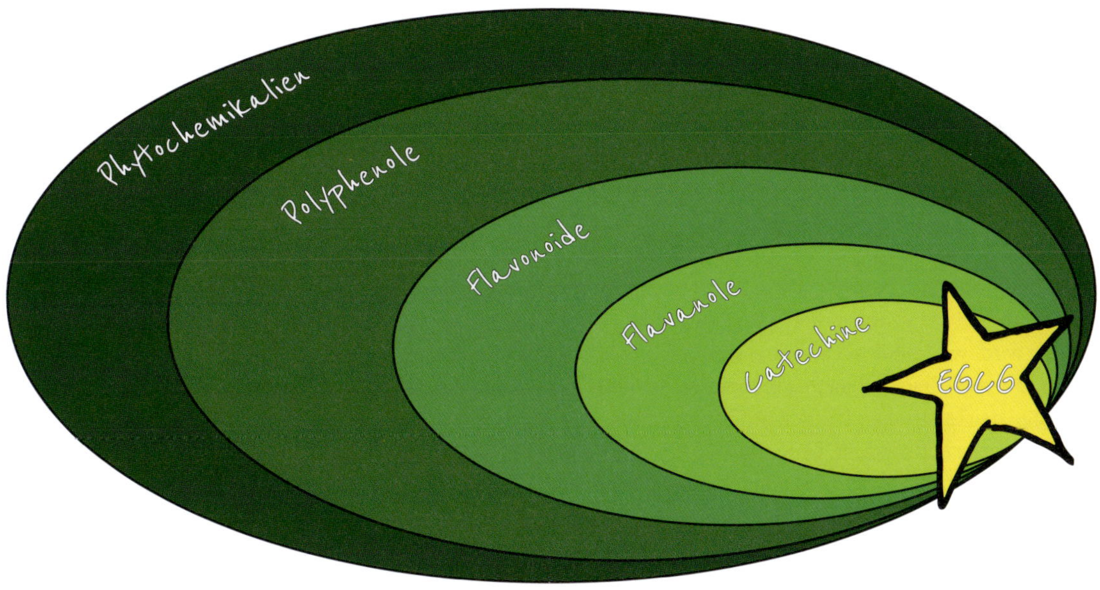

Polyphenole sind die Wirkstoffe mit der stärksten biologischen Aktivität im Tee, aber in jeder Tasse tummeln sich noch andere Tee-Moleküle. Zwei ganz wichtige sind Koffein und Theanin.

Koffein

Na so was! Koffein ist nicht nur das bekannteste Molekül im Tee, sondern auch seit langer Zeit das begehrteste. Manche sind davon abhängig, manche begegnen ihm mit Hassliebe. Koffein hebt die gefühlte Energie und die Denkfähigkeit und ist dabei einer der am gründlichsten erforschten Stoffe aus dem Pflanzenreich. Teeblätter enthalten einen Gewichtsanteil von zwei bis fünf Prozent Koffein. Da es zu jeder Teesorte eigene Empfehlungen hinsichtlich der Ziehzeit gibt, schwankt der Koffeingehalt von Tasse zu Tasse. Je länger man den Tee ziehen lässt, desto mehr Koffein landet in der Tasse. Zu beachten ist auch, dass die Wirkung von im Tee enthaltenem Koffein oft als anders beschrieben wird als die des Koffeins aus Kaffee. Der Grund dafür wird in einer speziell in Tee vorkommenden Aminosäure gesehen: dem Theanin.

Theanin

L-Theanin, auch einfach als Theanin bekannt, ist der im Tee eingebaute Wohlfühlfaktor. Zusammen mit Koffein, das ebenfalls von Natur aus in Tee enthalten ist, kann es einen ruhigen und doch konzentrierten Geisteszustand herbeiführen. Theanin ist eine psychoaktive Aminosäure, durchdringt also die Blut-Hirn-Schranke und wirkt im Kopf. Theanin fördert die Bildung von Alpha-Wellen im Gehirn und trägt so zu geistiger Entspannung bei, ohne zu Schläfrigkeit zu führen. Es entsteht ein tief entspannter Zustand bei gleichzeitig wachem Geist. Forschungen zufolge kann Theanin bei schwierigen Aufgaben, die Denkvermögen erfordern, Geschwindigkeit, Leistung und Treffsicherheit verbessern (sprich: es macht Sie beim Lernen oder Arbeiten produktiver). Außerdem lindert es angeblich das Aufmerksamkeitsdefizit-Hyperaktivitätssyndrom und wird als natürliche Alternative zu ADHS-Medikamenten eingesetzt.

MEDIZIN ODER GETRÄNK?

Tee ist ein Getränk auf pflanzlicher Basis. Beim Aufbrühen werden stark wirksame Inhaltsstoffe freigesetzt. Sie funktionieren wie eine heilende, nährende Hülle für die Körperzellen und wehren krank machende Aktivstoffe ab, egal ob man Beschwerden hat oder nicht. Obwohl Tee erstaunliche Heilkräfte besitzt, erfahren die meisten Menschen erst dann von seiner Wirkung auf den menschlichen Körper, wenn sie bereits mit einer Krankheit kämpfen. Grüner Tee feiert zurzeit Verkaufserfolge und findet sich ganz weit oben auf jeder Liste von Superfoods. Dabei ist zu bedenken: Das ist keine Mode, die wieder vorübergeht. Seit fast 5000 Jahren greift die Menschheit zu Tee als Heilgetränk und seit über 1000 Jahren werden Schriften über seinen gesundheitlichen Nutzen verfasst. Inzwischen können wir dank der modernen Wissenschaft diesen Nutzen besser begreifen. US-Amerikaner weisen eine der weltweit höchsten Krebserkrankungsraten auf. Bevölkerungsstudien zeigen, dass Kulturen, in denen viel Tee getrunken wird, weit niedrigere Krebsraten haben als wir Westler. Insbesondere das Risiko für Brust-, Eierstock-, Prostata-, Blasen-, Darm-, Bauchspeicheldrüsen- und Speiseröhrenkrebs fällt ernährungswissenschaftlichen Studien zufolge bei Tee trinkenden Völkern geringer aus. Tee ist nach Wasser das zweitbeliebteste Getränk der Welt, in Amerika aber nach Wasser, Limo, Bier, Milch und Kaffee nur auf Rang sechs. Ein Grund für die globale Attraktivität des Tees ist sein Preis-Leistungs-Verhältnis. Ironischerweise trinken viele, die sich keine Flaschengetränke leisten können, die gesündere Alternative: reinen Tee.

WAS STECKT IN DER TASSE?

Eine Tasse Tee enthält 99,7 % Wasser und 0,3 % Feststoffe.

1 mit 2 g Teeblättern zubereitete Portion Tee enthält:

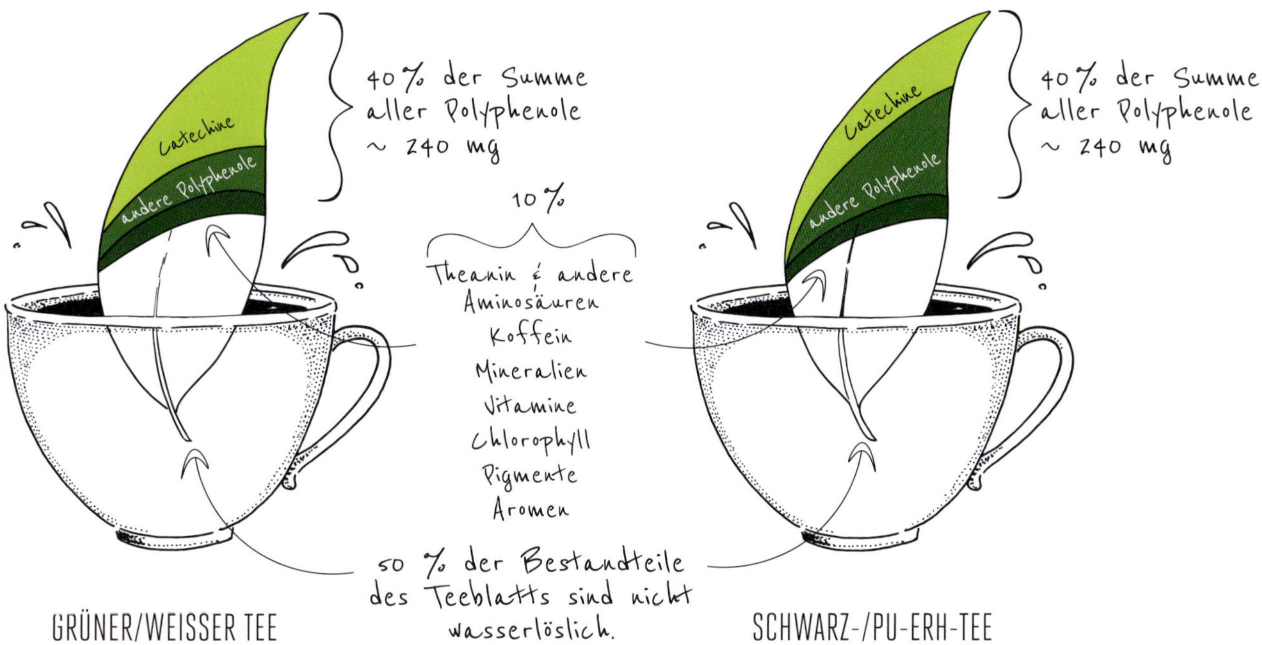

Die Vorbeugung von Krankheiten mittels pflanzlicher Lebensmittel (und Getränke wie Tee) wird seit Tausenden von Jahren in der Praxis erforscht. Tatsächlich steht die Gesundheitsvorsorge am Beginn der Geschichte des Tees. Die Ursprünge des Tees reichen ins China des Jahres 2737 v. Chr. zurück, zum chinesischen Kaiser Shen Nung, dem Großvater der modernen Landwirtschaft, dem die Erfindung des Tees nachgesagt wird. Auf ihn geht der Ratschlag an das von der Pest geplagte Volk zurück, das Wasser vor dem Trinken lieber abzukochen. Der Legende nach brachte der Kaiser einen Kessel Wasser in der Nähe einer *Camellia-sinensis*-Pflanze zum Sieden, als ein Blatt hineinfiel und im Wasser zog, sodass ein bezauberndes Elixier entstand, das den Kaiser nach wenigen Schlucken erfrischte. So wurde der Tee geboren. Wahrscheinlich wurde Tee in den ersten Jahrtausenden als Heiltrunk angesehen und mit anderen Zutaten wie Salz, Zwiebeln, Orangenschalen und Ingwer als Gemüsesuppe zusammengebraut.

Was Polyphenole in der weltweiten menschlichen Ernährung angeht, ist Tee der Hauptlieferant. Jede Tasse frisch gebrühter Tee aus ganzen Blättern liefert bis zu 200 Milligramm Polyphenol-Antioxidantien. Verglichen damit hat eine Portion Grünkohl nur ein Drittel dieser Menge, eine Portion Beeren nur etwa die Hälfte zu bieten. Tee zeigt auch höhere antioxidative Wirkung gegen freie Radikale als Spinat, Knoblauch und Rosenkohl. Beim Vergleich der antioxidativen Kraft unterschiedlicher Lebensmittel und Getränke fällt auch ins Gewicht, dass nur wenige Gramm loseblättriger Tee nötig sind, um eine Tasse aufzubrühen. Gramm für Gramm und Cent für Cent: Tee liefert Antioxidantien zum Schnäppchenpreis.

Tee im System zu haben hat zahllose Vorteile. Tee hält freie Radikale (Entzündung, Stress, Hautalterung) in Schach. Er hat auch antibakterielle Eigenschaften und schützt den Körper vor bakteriellen Eindringlingen (Mundgeruch, Magenprobleme). Tee-Polyphenole beschädigen die Struktur von Mikroben, indem sie deren Zellmembranen angreifen und die für das Mikrobenwachstum wichtigen bakteriellen Enzyme unterdrücken. Teetrinken ist eine kostengünstige Entgiftungsmethode, die sogar hervorragend gegen Kater wirkt (besonders Pu-Erh). Tee hat sich beim Kampf gegen Cholesterin und Bluthochdruck im menschlichen Körper als wirksame Waffe erwiesen. Studien legen zudem nahe, dass Tee-Polyphenole beim Menschen das Auftreten und die Schwere von Arthritis mindern können. Tee wurde außerdem Wirksamkeit gegen allergische Reaktionen nachgewiesen, da EGCG offenbar einen wichtigen biochemischen Prozess allergischer Reaktion blockiert. Tee gilt zudem als Geheimwaffe der Schlanken – aber schlank ist lange nicht so gut wie gesund!

KREBS MAG KEINEN TEE

Wenn der Krebs den Menschen besiegt, kann er seine entarteten Zellen völlig unkontrolliert vermehren, Entzündung im Körper auslösen und Blutgefäße kapern, um das Tumorwachstum anzutreiben. Er befolgt dabei hundertprozentig seinen glorreichen Mordplan der Metastasierung in weitere Organe, um den ganzen Organismus zu verheeren. Die im Tee enthaltenen Antioxidantien kämpfen an mehreren Fronten gleichzeitig gegen den Krebs, und zwar während aller Phasen seiner Machtergreifung. Hier sind drei Arten, wie Tee gegen Krebs hilft.

1. Forschungen zufolge sind Tee-Polyphenole hochwirksame Vernichter von freien Radikalen. Mit ihrer Hilfe wird den chemischen Mechanismen des oxidativen Stresses der Riegel vorgeschoben. Ganze 40 Prozent der im Tee enthaltenen Wirkstoffe sind Polyphenol-Antioxidantien, die mit ihrer Funktion eine zusätzliche Schutzschicht für die Zellen und Moleküle des Körpers bilden. Diese Schicht mindert die Möglichkeit abnormalen Zellwachstums, ausgelöst durch Beschädigung der Zell-DNA. Tee verstärkt die erste Verteidigungslinie des Körpers – das Immunsystem. Den Krebs vergrault man am besten, indem man ihn erst gar nicht Fuß fassen lässt.

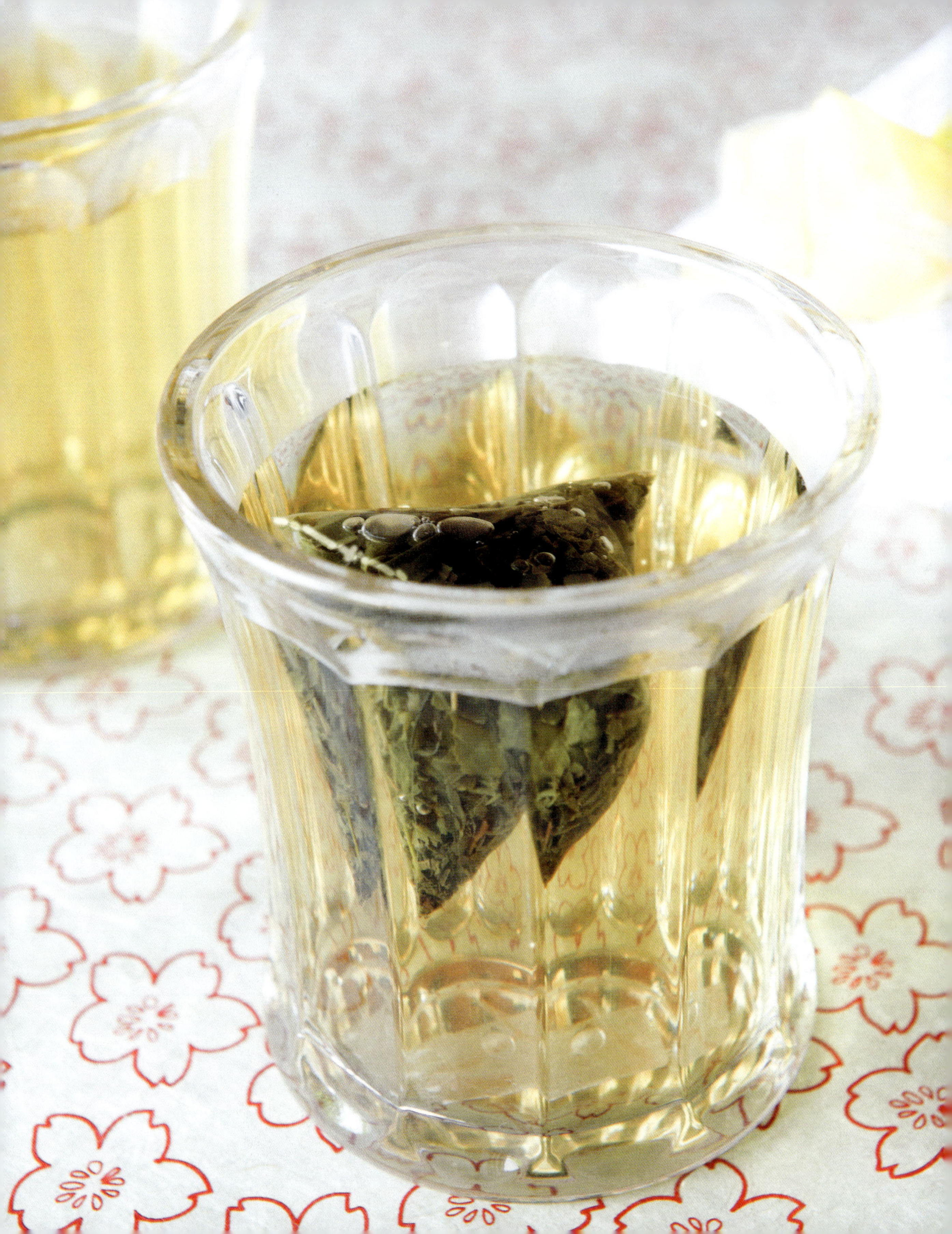

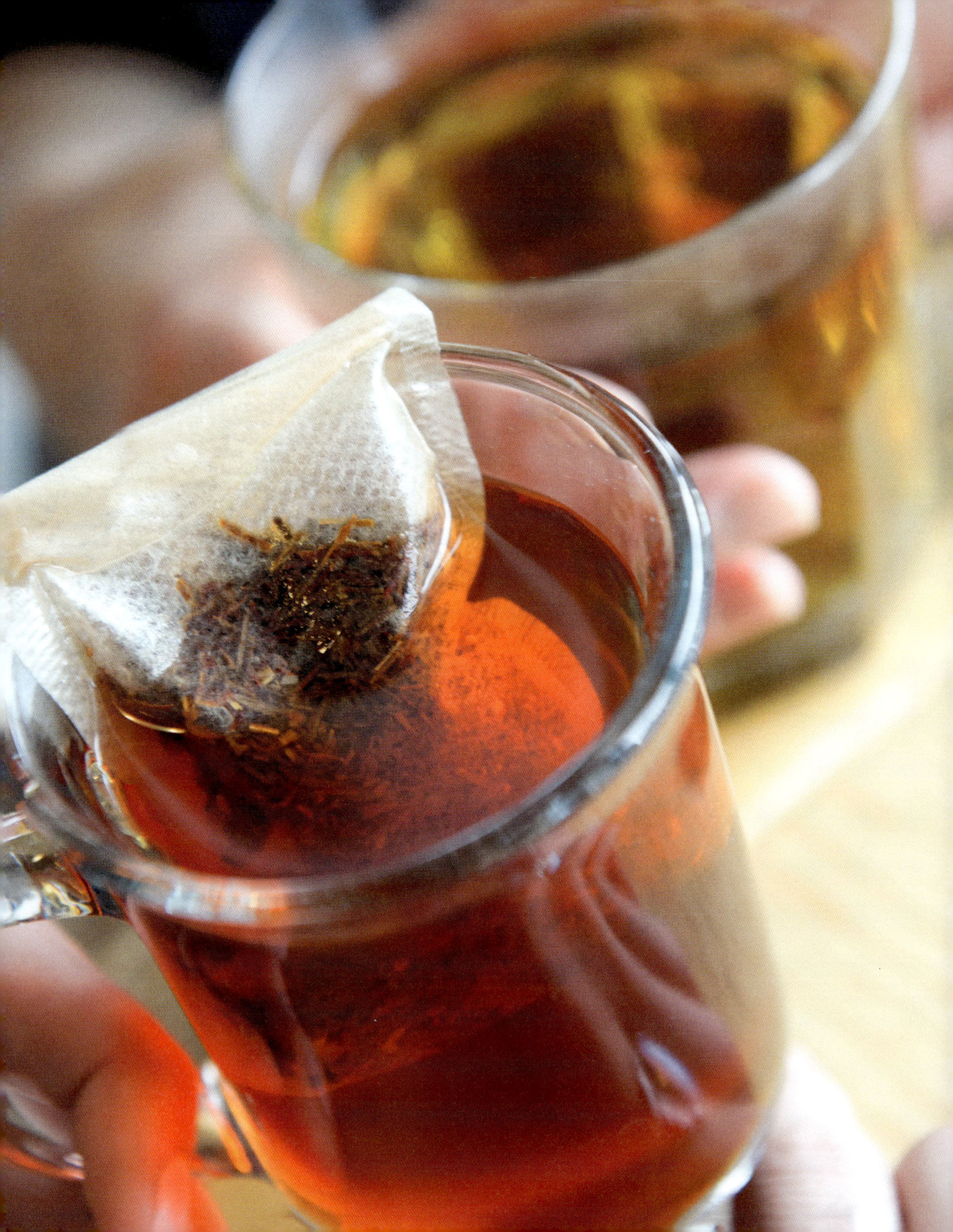

2. Die Ausbreitung eines Krebsgeschwürs erfordert die Mithilfe des Körpers beim Bau eines Netzes aus Blutgefäßen, die den Tumor mit Sauerstoff und Nahrung versorgen. Der Körper lässt sich tatsächlich dazu überlisten, positiv auf diese Signale zu reagieren, und merkt nichts von den zerstörerischen Absichten des Tumors. Weigert sich der Körper jedoch, diese Energieversorgung bereitzustellen, sterben die Krebszellen an Sauerstoff- und Nährstoffmangel und der Tumor breitet sich einfach nicht aus. Um zu wachsen, müssen Krebszellen untereinander Signale austauschen und betrügerische Hilferufe an den Körper senden können. In diesem Stadium hilft Tee gegen Krebs, indem seine EGCGs die Signale unterdrücken – ein großartiges Mittel bei der Krebsabwehr.

3. Um einen bösartigen Tumor zu bilden, müssen Krebszellen ihr Ziel erreichen, sich auf weitere Organe im Körper auszubreiten. Um dies in die Wege zu leiten, muss der Krebs den körpereigenen Plan für den Zelltod komplett abschaffen. Neuere Studien haben gezeigt, dass Tee-Catechine die den Zelltod regulierenden molekularen Mechanismen unterstützen, was für den Rückgang einer Krebserkrankung beim Menschen sehr wichtig ist. Die Forschungsergebnisse legen nahe, dass Tee-Polyphenole gegen den Tumor arbeiten, indem sie ihn von seinem großen Plan des grenzenlosen Wachstums im Körper abbringen.

Jede Krebstherapie ist eine schwere Prüfung. Krebs ist schwierig zu behandeln, weil es unglaublich kompliziert ist, gezielt Tumorzellen abzutöten, ohne dabei zu viele gesunde Zellen oder das Immunsystem zu beschädigen. Um alle bösartigen Zellen auszurotten, ohne dabei den Patienten umzubringen, sind manchmal Behandlungsmethoden nötig, die sich anfühlen wie ein chemischer Vorschlaghammer in den Händen eines ungeübten Neandertalers. Inzwischen werden Krebstherapien entwickelt, die gezielt selektive Techniken einsetzen, bei denen ausschließlich Krebszellen und deren biologische Mechanismen angegriffen werden. Ziel ist, diese Prozesse auszubremsen und dabei die normalen Zellen möglichst zu verschonen.

Tee-Polyphenole funktionieren ganz ähnlich. Auch sie setzen den Hebel bei ganz bestimmten Krebs-Wachstumsprozessen an. Die therapeutische Wirkung von Tee liegt darin, die Entstehung, Entwicklung und Ausbreitung von Krebs zu hemmen. Manche Studien sehen Teetrinken als Mittel gegen das Fortschreiten einer Krebserkrankung und somit als gesundheitlich vorteilhaft an, andere Studien sind da unschlüssig oder zeigen keine positiven Effekte. Die Ergebnisse sind also gemischt. Aber insgesamt überwiegen doch die Nachweise für die antioxidativen, krebsbekämpfenden Eigenschaften des Tees. **Tee allein kann Krebs weder heilen noch verhindern.** Aber jeder sollte wissen, welche Vorteile das Teetrinken birgt. Eine kleine Umgewöhnung kann einen großen Unterschied machen. Brühen Sie sich Tee in rauen Mengen. Trinken Sie, als ginge es um Ihr Leben. Der Krebs wird es hassen.

-2. TEIL-

TRINKEN SIE TEE UND SAGEN SIE DEM KREBS DEN KAMPF AN

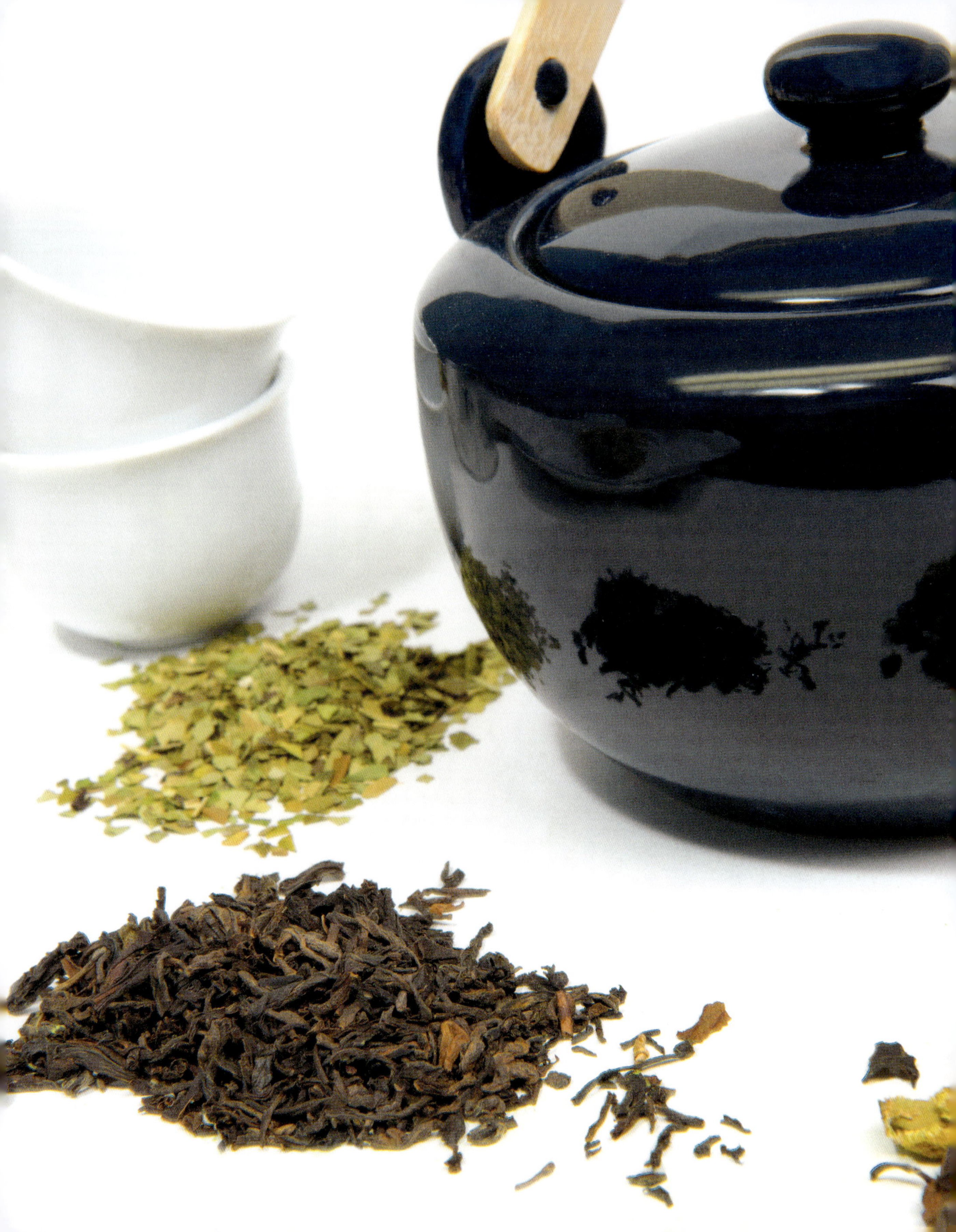

2. Kapitel

BRÜHEN SIE IHREN EIGENEN TEE

WIE ICH LERNTE, DAS TEEBLATT ZU LIEBEN

Meine eigene Teegeschichte

Während ich mich von meiner brutalen Krebstherapie erholte, begann ich mit der Recherche nach Vorbeugemaßnahmen, die ich auf eigene Faust durchführen konnte. Die Studie, die mich auf den Tee (besonders auf grünen) brachte, stellte die Möglichkeit in den Raum, dass ein regelmäßiger Grünteekonsum von drei bis fünf Bechern (0,7–1,2 l) pro Tag einem Rezidiv vorbeugen könnte. Die Frauen, die mehr als drei Becher (720 ml) pro Tag tranken, hatten eine um 57 Prozent geringere Brustkrebs-Rückfallquote als diejenigen, die nur einen Becher (240 ml) am Tag tranken. Das Ergebnis war von ausreichender statistischer Signifikanz, und auch die Fallzahl der Studie war groß genug (5264 personyears of follow-up), um mich sogleich japanische Tees kaufen zu lassen. Was diese Frauen getrunken hatten, wollte ich auch. Eine im gleichen Zeitraum stattfindende Studie an Männern mit Prostatakrebs hatte gezeigt, dass das Trinken von fünf Tassen (1,2 l) am Tag die Wahrscheinlichkeit, dass das Tumorwachstum ein fortgeschrittenes Stadium erreichte, um 50 Prozent senkte.

Bisher hatte ich nur schwarzen Tee getrunken. Zwar war ich Teekennerin und trank auch regelmäßig Tee, aber nicht mehrmals am Tag. Grünen Tee hatte ich wohl ein paarmal probiert, aber es war nicht mein Ding. Tag für Tag grünen Tee zu trinken war eine selbst auferlegte, angenommene Gewohnheit, die ich erst nach Jahren wirklich zu schätzen und zu genießen lernte. Hochwertigeren grünen Tee, etwa feinblättrige Sorten oder erstklassigen Matcha, bekam ich leichter runter als die Teesorten mit größeren Blättern und Stängeln, aber dennoch war es eine Zeit lang, als nähme ich Medizin ein. Weitere Recherchen zur Chemie des Tees und zu seiner Anwendung in der Krebstherapie lehrten mich, dass auch Schwarztee einen mehr als respektablen Wirkstoffgehalt vorzuweisen hat. Derart beruhigt konnte ich meine täglichen Teezeremonien mit Lieblingstees wie Earl Grey, Assam oder Keemun ausbalancieren. Heute greife ich morgens mit Wonne als Erstes zu einem japanischen Grüntee, weil es das ist, wonach mein Körper und meine Geschmacksnerven verlangen. Es fühlt sich nicht mehr an wie eine gesundheitsbewusste Pflichtübung.

ETIKETTENSCHWINDEL

Wer sich unter dem Eindruck der Reklame ein Grüntee-Mixgetränk schmecken lässt, mag denken: »Das Zeug tut mir gut!« Wie Millionen andere glauben Sie vielleicht, dass Sie Ihrem Körper etwas Gutes tun, wenn Sie sich im Supermarkt eine Packung Tee mitnehmen. Aber mit einem Blick auf die Inhaltsstoffe stellen Sie wahrscheinlich fest, dass vor allem in den außergewöhnlichen Fruchtteemischungen und Eistees tonnenweise Zucker und im Labor hergestellte Aromen stecken, die gar nichts mit dem Pflanzenreich zu tun haben. Übrig bleiben dann meist nur Spuren von Tee und Polyphenolen. Was ist also mit den gesundheitlichen Vorteilen, über die Sie sich im ersten Kapitel gefreut haben? Die bekommt man nur mit frisch aufgebrühten Teeblättern. Ich verrate Ihnen jetzt, was für frisch aufgebrühten Tee spricht und wie einfach das ist.

ZAHLEN AUF DEN TISCH

Beim Landwirtschaftsministerium der Vereinigten Staaten (USDA) gibt es eine Datenbank zum Flavonoidgehalt bestimmter Lebensmittel. Dieses umfangreiche, alle paar Jahre aufgefrischte Datenwerk liefert Messwerte für unterschiedliche Polyphenole in Hunderten von Lebensmitteln. Darunter finden sich aufgebrühte Tees ebenso wie trinkfertige Produkte. Die Daten zeigen, dass der EGCG-Gehalt bei einer Portion frisch aufgebrühtem Grüntee fünf- bis zwanzigmal höher ist als bei fertigen Grünteegetränken. Wer hätte gedacht, dass ein trinkfertig gekaufter Grüntee für zwei oder drei Euro womöglich nicht mal ein Zehntel der EGCG-Dosis enthält, die in einem hausgemachten, frisch aufgebrühten Becher Tee steckt, der keine 20 Cent kostet?

Wenn Sie das nächste Mal einen Einkaufswagen voller Teeprodukte durch den Supermarkt schieben, sollten Sie mal einen Blick auf die Etiketten werfen. Finden Sie dort überhaupt Angaben zum Antioxidantiengehalt oder kaufen Sie nur den Teegeschmack? Meine Kollegen und ich haben alle möglichen Supermärkte nach Teeprodukten durchkämmt und alle Etiketten fotografiert, die wir finden konnten. Wir kamen zu dem Ergebnis, dass zwar bei etwa einem Drittel Angaben zum Koffeingehalt gemacht wurden, aber nicht mal jedes zwanzigste Antioxidans überhaupt erwähnt wurde. Manche dieser Getränke dürfte man legal wahrscheinlich gar nicht als Tee bezeichnen.

Dazu kommt, dass der Zuckerzusatz bei trinkfertigen Eistees oft ebenso hoch ist wie bei Limonaden oder Schokoriegeln. Laut der Deutschen Gesellschaft für Ernährung enthält allein ein Glas der sogenannten Softdrinks so viele Kalorien, dass damit eine Hauptmahlzeit ersetzt werden könnte. Eistee gehört dabei mit Limonaden, Energydrinks, Fruchtnektaren und Kaffeeprodukten zu den schlimmsten Übeltätern. Erfunden wurde er in den USA. Während der Weltausstellung 1904 in St. Louis hatte eine Gruppe von Teeproduzenten aus Indien einen Messestand aufgebaut, um ihre Schwarzteesorten zu vermarkten, aber in der drückenden sommerlichen Schwüle mussten sie ihren Tee eisgekühlt anbieten, damit ihn überhaupt jemand probieren wollte. In den darauffolgenden 100 Jahren wuchs der Eistee-Konsum in den USA auf über 40 Milliarden Becher (etwa 10 Milliarden Liter) pro Jahr an, wovon der Großteil stark gesüßt und aromatisiert ist. Auch in Deutschland ist der gesüßte Fertigtee sehr beliebt. Diese Entwicklung hat eine Teekultur entstehen lassen, die Tee nur überzuckert und antioxidantienarm kennt.

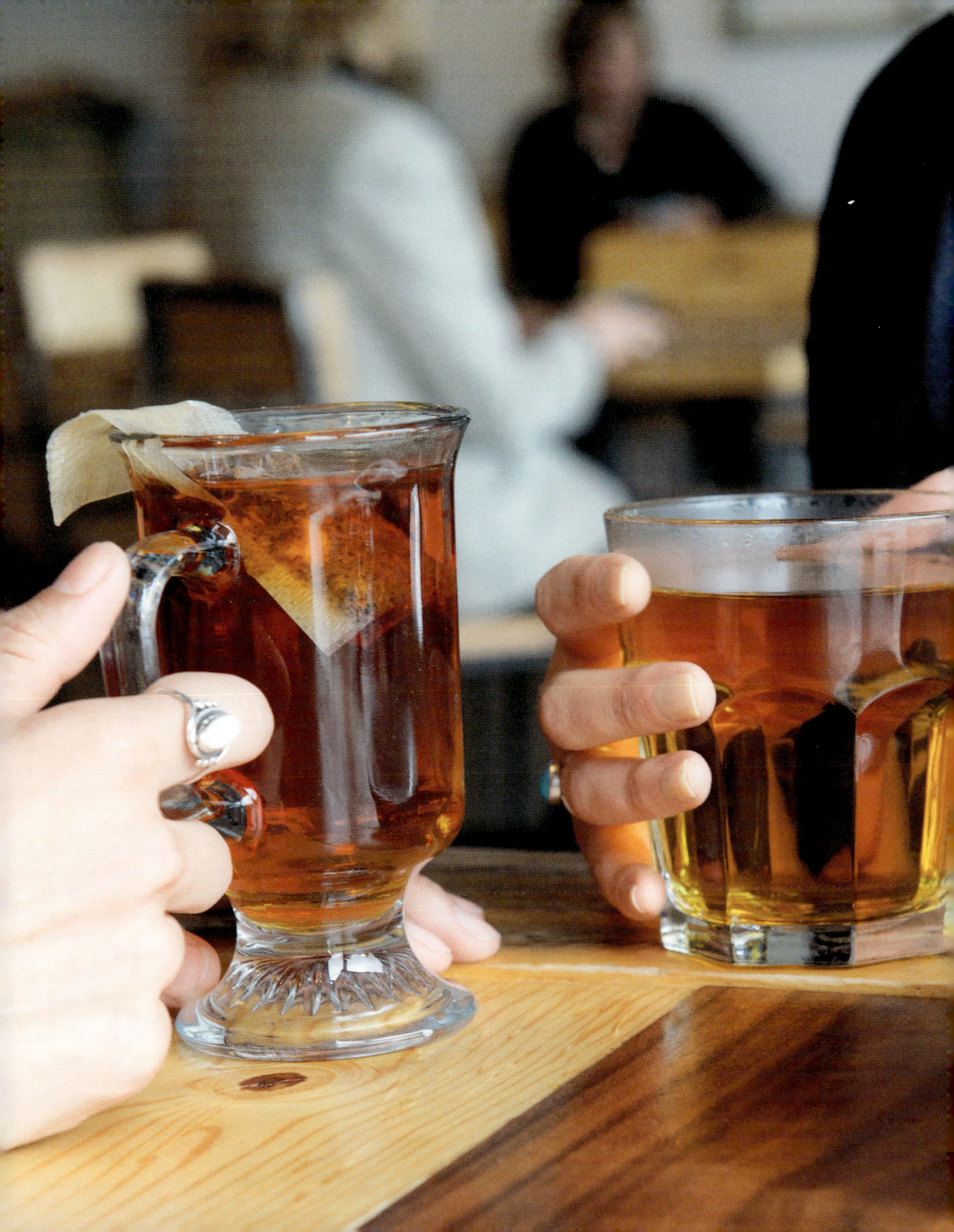

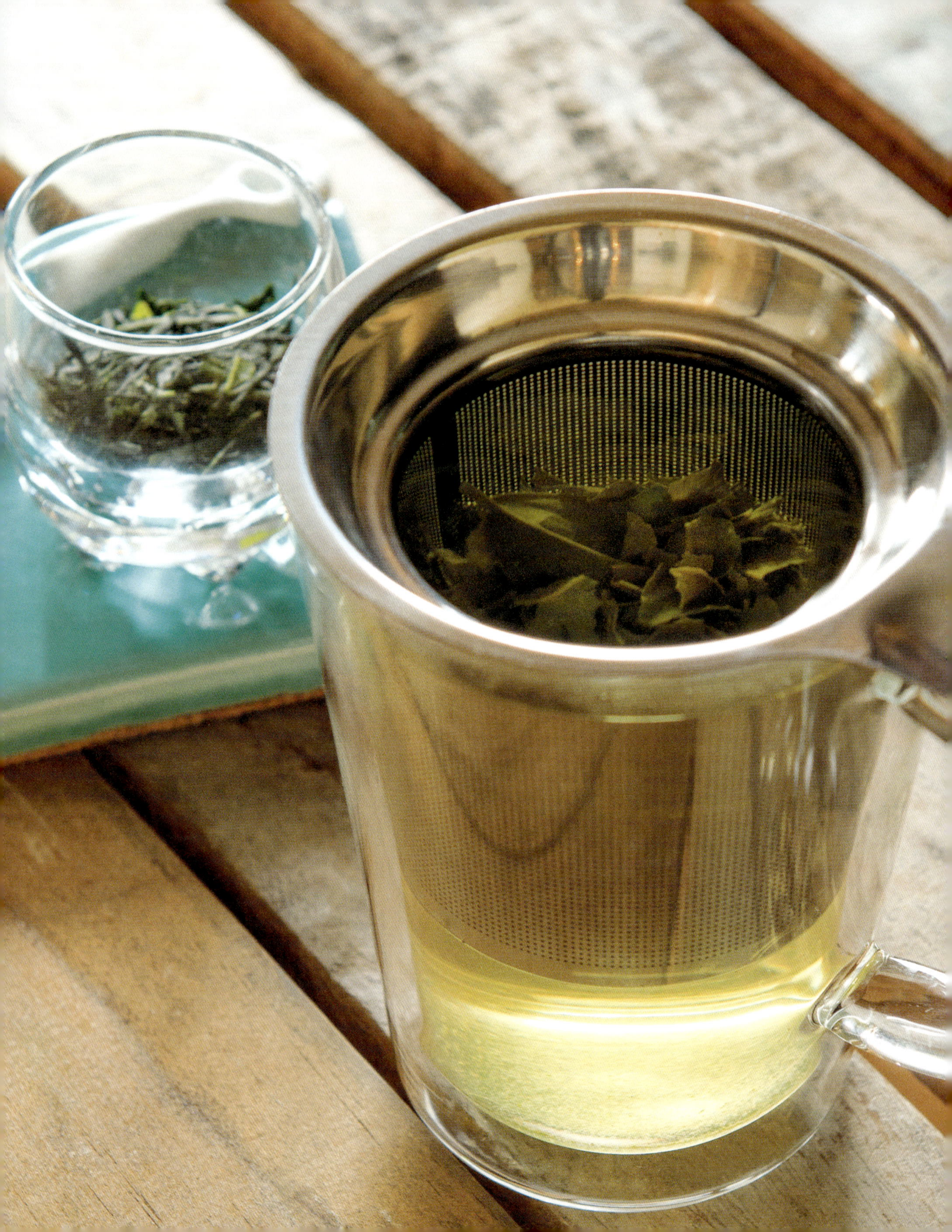

GRÜNER TEE

Grüntee verhält sich zu Schwarztee, wie sich die Flöte zum Cello oder ein Frühlingsmorgen zur Winternacht verhält. Am Morgen gepflückte Grünteeblätter können noch am selben Abend fertig verarbeitet und bereit zum Aufbrühen sein. Kurz nachdem sie vom Busch gepflückt wurden, werden die Blätter gedarrt, indem sie in Öfen oder Pfannen, über Feuer oder Dampf erhitzt werden. Dadurch wird den Teeblättern fast alle Feuchtigkeit entzogen, der natürliche Oxidationsprozess wird gestoppt, was weiteren chemischen oder farblichen Änderungen entgegenwirkt. Indem eine längere Oxidationsphase umgangen wird, behält der Tee neben seiner leuchtend grünen Farbe auch einfache Polyphenole, Vitamin C, Aminosäuren und pflanzliche Aromastoffe. Der Geschmack des grünen Tees ist daher frischer und subtiler als der von stärker oxidiertem Oolong oder Schwarztee. Seine Koffeinwirkung ist die eines fast gleichbleibenden, milden Highs ohne besondere Spitzen oder Abstürze. Der Grund dafür ist das Theanin, jene Alpha-Wellen induzierende Aminosäure, die in Grüntee so konzentriert enthalten ist. Dank seines immer besser werdenden Rufs als natürliche Quelle von Antioxidantien wird Tee zunehmend als Naturwirkstoff in Lebensmitteln und Kosmetika eingesetzt. Dabei wird mit gesundheitlichen Vorteilen geworben, die von Anti-Aging über die Heilung von Krankheiten bis hin zu Gewichtsabnahme reichen. All dies steigert die Popularität von grünem Tee.

Die Verkostung und Auswahl von Tee ist ein Fachgebiet, das jahrelange Erfahrung und Geschmacksbildung erfordert. Es gibt fünf Hauptcharakteristika, nach denen Teeblätter beurteilt werden. Dazu zählen das Erscheinungsbild des Blattes vor und nach dem Aufbrühen, die Farbe des Suds und die Aromen und Geschmacksnoten des fertigen Tees. Grünteeblätter sind in allen erdenklichen Farben, Formen und Größen erhältlich, je nach Verarbeitung und Herkunft. China und Japan sind traditionell die Länder, die grünen Tee herstellen, wobei man heutzutage auch Grüntee aus Korea, Vietnam, Sri Lanka, Indien und anderen Ländern bekommt. Es gibt sogar eine Plantage am Rand von Charleston, Virginia, die grünen Tee liefert, und außerdem kleine, aufstrebende Produzenten in Hawaii, um San Francisco herum und in Kanada. Die Anbau-, Ernte- und Verarbeitungsmethoden unterscheiden sich stark von Region zu Region. Chinesischer Tee wächst größtenteils in praller Sonne. Der Name eines chinesischen Tees bezieht sich oft auf die Blattform oder benennt die Gegend, aus der der Tee stammt. Dazu gehören Klassiker wie Longjing oder Gunpowder und viele poetische Namen mit allerlei Dunst und Nebel. Manche japanische Teesorten verbringen dagegen einen Teil ihrer Wachstumsperiode im Schatten, was den Chlorophyllgehalt der Blätter steigen lässt und eine tiefgrüne Farbe ergibt. Japanische Teeblätter sind im Ergebnis auch eher feiner und dünner. Am Namen japanischer Teesorten hängt meist ein *-cha* (»-tee«) wie bei Sencha, Bancha, Hoijicha, Genmaicha und Matcha.

TEE IST NICHT GLEICH TEE

Der beste oder jedenfalls unmittelbarste Grund dafür, Tee selber aufzubrühen, ist, dass eine aus losen Blättern frisch aufgebrühte Tasse Tee unendlich viel besser schmeckt als alles, was eine Flasche oder ein flacher, schlapper Teebeutel hergeben. Die meisten Menschen werden mit der Vorstellung groß, Tee hätte gar keinen Geschmack – man denkt an die altbackenen Kekse, die alte Damen vermutlich in ihre Tassen tunken. Nicht ganz ohne Grund, denn das meiste, was uns in Restaurants und Supermärkten an Tee angeboten wird, ist dank der großartigen Erfindung des Teebeutels tatsächlich weitgehend geschmacksfrei. Leider besteht das gängige Teeangebot in den USA zum größten Teil aus Tee unterster Güte. Ausschlaggebend ist bei diesem Angebot nicht die Qualität, sondern Effizienz und Bequemlichkeit. Zwar wird viel über den Unterschied zwischen Beuteltee und losem Tee diskutiert, aber eigentlich müsste man über die Qualität der Teeblätter sprechen. Die meisten Teebeutel sind mit Teeblättern niedrigster Qualität gefüllt. Der Fachbegriff für diese Qualitätsstufe lautet *dust and fannings,* »Staub und Krümel«. **Trinken Sie gerade Tee oder haben Sie sich Staub aufgegossen?** Der Teestaub wird in Teebeuteln verwendet, weil niemand erkennen kann, was sich in dem Filterpapier verbirgt. Minderwertiger Tee ist nötig, um den Richtpreis des Beuteltees zu erreichen, außerdem zieht Teestaub schneller als Teeblätter. Dazu kommt, dass winzige Teekrümel die Beutelmaschine leichter durchlaufen als voluminöse ganze Blätter. Studien zufolge besitzt aus Teebeuteln zubereiteter Tee weniger antioxidative Eigenschaften als Tee aus ganzen Blättern. Die staubigen Krümel, die Teebeuteltee aus gesundheitlicher Sicht weniger wirkungsvoll machen, machen ihn auch weniger aromatisch, weniger lecker und weniger schön. Einigen wir uns daher auf folgende Regel: keine flachen Teebeutel.

Sollte Sie nun angesichts Ihrer vertrauten Teebeutel die Trennungsangst überkommen, dann bedenken Sie: Eine typische Schachtel mit 20 Teebeuteln kostet im Supermarkt rund 2 Euro. Darin steckt meist ein Gemisch aus bis zu 60 verschiedenen Sorten armseligster, minderwertigster Teereste, die Sie rund 15 Cent pro Tasse kosten. Schauen Sie beim Teebeutel aber auf den Kilopreis von über 50 Euro, dann könnten Sie für das gleiche Geld einen erstklassigen losen Tee erwerben, mit ganzen, handgepflückten und wunderschön verarbeiteten Blättern und einem Ertrag von rund 400 Bechern (80 l) pro Kilo. Damit würden Sie Tee trinken, der einem Château-Lafite-Rotwein entspräche. Loser Tee von höherer Qualität ergibt mehr Tassen Tee als mittelmäßiger Tee und ist komischerweise nicht viel teurer. Zu bedenken ist außerdem, wie sich die Qualität der Teeblätter und des daraus hervorgehenden Getränks auf die Menge der Polyphenole auswirkt, die Sie beim Teetrinken zu sich nehmen.

Der Teebeutel wurde am Anfang des 20. Jahrhunderts versehentlich von einem New Yorker Teehändler erfunden. Er hatte kleine Proben seiner Tees in seidenen Beutelchen verschickt und ohne dass er es beabsichtigt hätte, benutzten seine Kunden die Musterbeutelchen als seidene Teefilter, indem sie sie einfach in die Kanne warfen. Noch bevor das Produkt geboren war, brachte es schon Beschwerden ein. Die Leute verlangten lockerer gewebte Stoffbeutelchen, damit das Wasser beim Aufbrühen besser hindurchfließen könne. Der kluge Teehändler ging darauf ein, die Sache wurde zum Trend und schon zehn Jahre später gab es Teebeutelmaschinen, die ähnliche Papierbeutel herstellten und befüllten, wie sie heute auf dem Markt erhältlich sind. Beuteltee macht mehr als 90 Prozent des Teemarkts in den USA, Kanada und Großbritannien aus. In Europa kam der Teebeutel erst nach dem Zweiten Weltkrieg auf. Die Briten schauten zunächst hochnäsig auf die amerikanische Erfindung herab, die ihnen minderwertigen Tee in Papier verpackt anzudrehen schien, und weigerten sich, vom Aufbrühen loser Blätter abzurücken. Aber schließlich siegte Bequemlichkeit über Tradition. Wie so viele neue Haushaltsgegenstände der 1950er-Jahre machte sich der Teebeutel durch Zeitersparnis beliebt, da er das Ausspülen gebrauchter Teeblätter aus der Teekanne erübrigte. Mithin freundete sich sogar eine der stärksten Teekulturen der Welt mit den ästhetischen und geschmacklichen Mängeln des bescheidenen Beuteltees an.

ANTIOXIDANTIEN IM PREIS-LEISTUNGS-TEST

	TRINKFERTIGER TEE	SUPERMARKT-TEEBEUTEL	PREMIUM-TEEBEUTEL	LOSE, GANZE BLÄTTER
	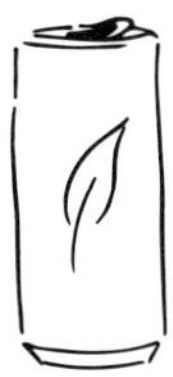	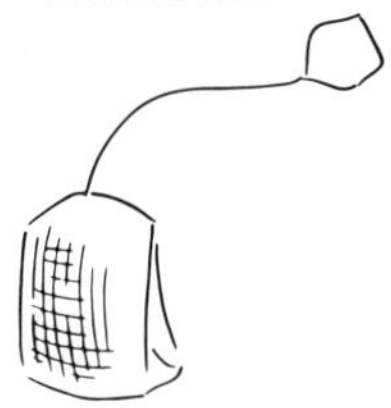	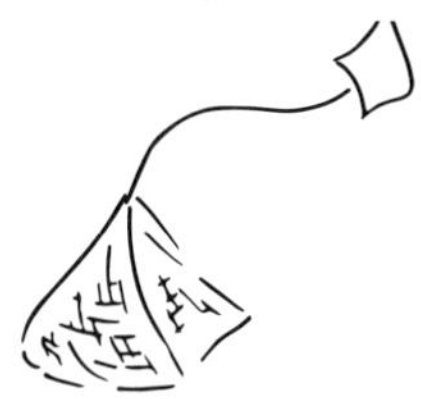	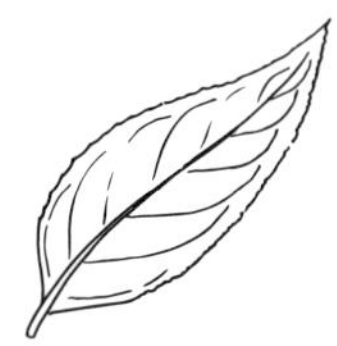
€/BECHER (240 ML)	0,20–4,00	0,10–0,20	0,15–0,60	0,07–0,50
ZUBEREITUNGSZEIT	-/-	2–5 Minuten	2–5 Minuten	2–5 Minuten
		← + Zeit, bis Wasser heiß ist →		
POLYPHENOL-GEHALT	Spuren	Spuren – mittel	Hoch – sehr hoch	Hoch – sehr hoch
ANTIOXIDATIVES PREIS-LEISTUNGS-VERHÄLTNIS	Schlecht	Schlecht – gut	Gut – sehr gut	Sehr gut – spitzenmäßig

Nicht alle Teebeutel sind gleich. Größere, dreidimensionale Teebeutel aus sogenanntem Mesh-Gewebe sind derzeit die Vorreiter bei den Premiumtees. Das Material ist durchlässiger als Papierfilter und die Form sorgt für mehr Volumen, sodass auch ganze Teeblätter hineinpassen. Die Qualität und Frische dieser Tees kann meist sogar mit Teeblättern aus größeren Teedosen mithalten und schmeckt genauso gut wie loser Tee, den Sie zu Hause selbst in einem Teefilter dosieren.

CHINA UND SEINE TEES

Teebeutel sind in China kaum aufzutreiben und ein Ding der Unmöglichkeit wäre auch ein Geschäftstermin ohne Tee. Wobei ich nicht nur von Terminen mit Teehändlern spreche, sondern von jeder Art von Termin. Als größte Teeproduzenten der Welt sind die Chinesen sehr stolz auf ihr Produkt, und zwar auf genauso regionale Weise wie die Franzosen auf die Käse- und Weinsorten ihrer Gegend. Jede Region Chinas hat ihre ganz eigenen Teesorten und Herstellungsweisen, in manchen besonders auf Tee spezialisierten Gegenden gilt das sogar für jedes Dorf und natürlich hört jedermann gern, dass der dortige Tee der beste weit und breit ist.

Die chinesische Tee-Zeremonie, genannt *Gongfu Cha,* ist das absolute Gegenteil des To-go-Prinzips. Das Wort *Gongfu* (in der Kampfkunst als Kung-Fu bekannt) bedeutet »durch mühevolles Üben erworbene Fertigkeit«, und *Cha* ist das chinesische Wort für Tee. Ziel der Zeremonie ist die Herstellung eines Getränks, das die Seele satt macht. Viele Chinesen können diese aus vielen Einzelschritten bestehende Prozedur nebenbei erledigen, ohne je den Faden des Verhandlungsgesprächs zu verlieren. Traditionell wird großblättriger Tee in sehr kleine Porzellan- oder Steingutkännchen oder in Becher mit Deckel gelegt und dann mehrmals mit heißem Wasser gespült und aufgebrüht. Der Tee wird in winzigen Tässchen serviert, die gerade mal 30 Milliliter fassen. Man behandelt ihn wie ein kostbares Elixier, und er schmeckt auch so.

Die meisten in China servierten Tees sind nicht zum Export bestimmt. Die *Gongfu-Cha*-Zeremonie zieht sich über mindestens fünf Brühvorgänge hin, manchmal auch deutlich mehr, wobei immer dieselben Blätter in der winzigen Teekanne verwendet werden. Oft zieren Keramiktierchen das Tablett, auf dem sich dieses Schauspiel vollzieht. Jeder Tee und jede chinesische Zeremonie hinterlässt einen visuellen und geschmacklichen Eindruck, und ich kann aus Erfahrung sagen, dass das Ziel, die Seele zu nähren, fast immer erreicht wird.

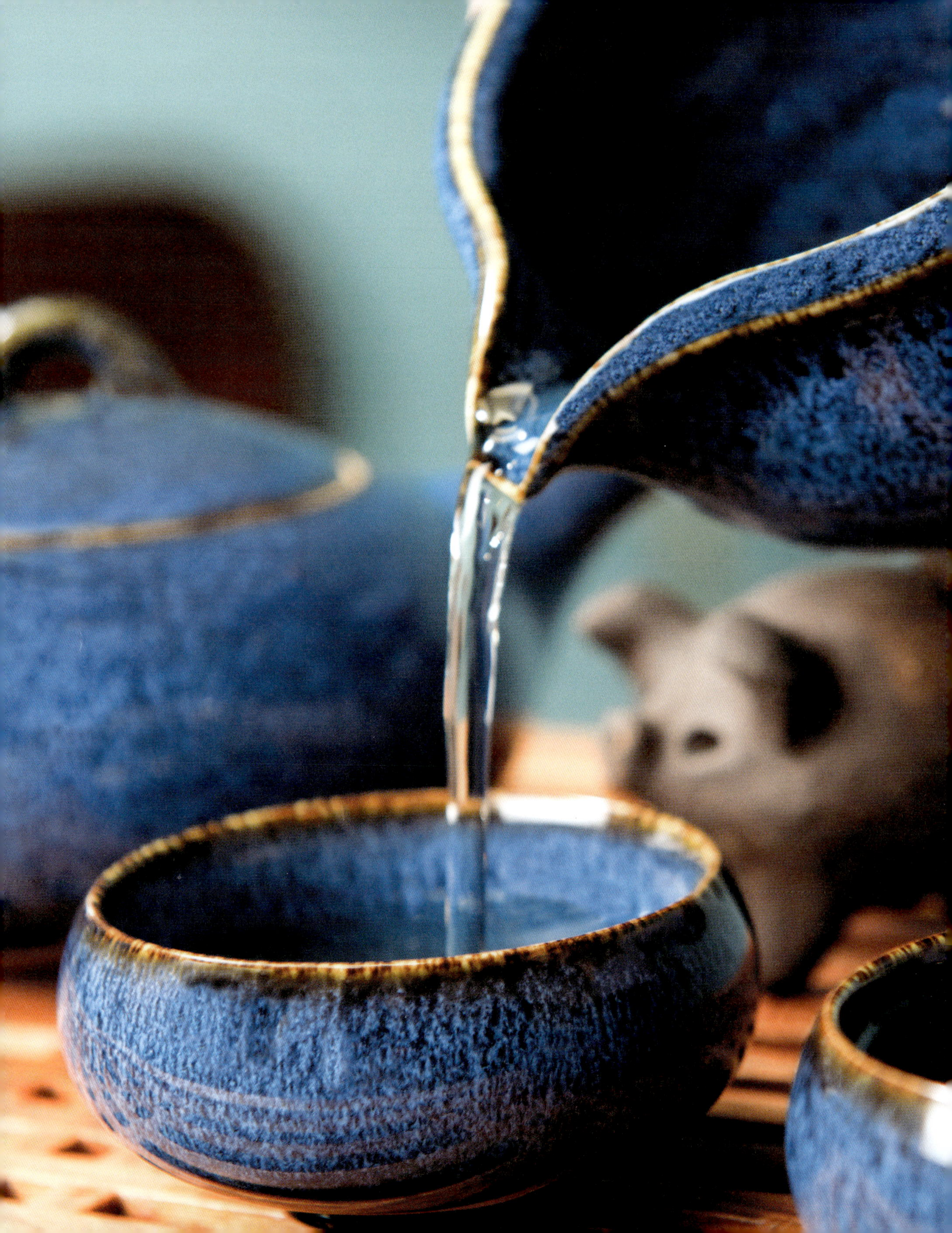

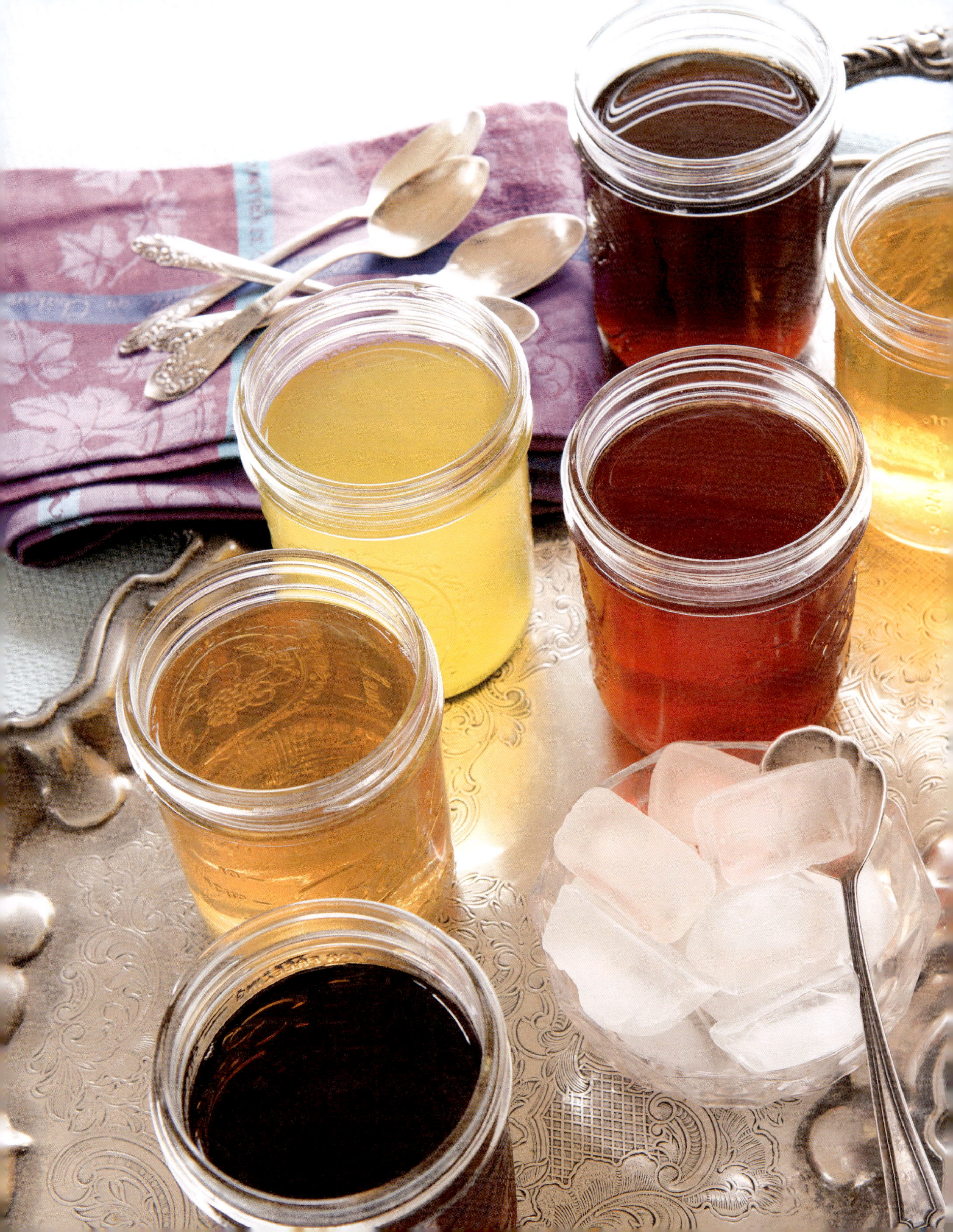

ECHTER TEE = ECHTE VORTEILE

Vom Unterschied zwischen Teestaub und Teeblättern abgesehen hängt die Polyphenolqualität Ihres Tees von der Sorte, der Frische, der Anbauregion, der Teepflanzensorte, dem Erntezeitpunkt und der Verarbeitungsweise ab. **Was die Gesamtmenge an Antioxidantien angeht, sind alle guten loseblättrigen Teesorten vergleichbar.** Grüne Tees haben einen höheren Anteil an Catechin-Polyphenolen, während Schwarztee mehr komplexere Polyphenole aufweist. Durch Fotosynthese entsteht Zucker, der wiederum in Polyphenole umgewandelt wird. Demnach zeigen Tees, die im vollen Sonnenlicht wachsen, höhere Polyphenolwerte als Teepflanzen derselben Sorte, die schattig stehen. Gewiss gibt es bei Art und Menge der Antioxidantien Schwankungen aufgrund der genannten Faktoren, aber wer sich ein Kännchen hochwertigen, losen Tee aufbrüht, verpasst sich selbst eine ordentliche Dosis heilsame Phytochemikalien. Etwa 30 Prozent des Teeblatts lösen sich ins Getränk auf und etwa 40 Prozent dieser Feststoffe sind Polyphenole. **Eine aus 1 ½ Teelöffeln (2 g) hergestellte Portion Tee liefert 200 Milligramm Tee-Polyphenole.**

Das Wörterbuch verrät: »Aufbrühen: etwas eine Zeit lang in heißes Wasser legen.« Laut Merriam-Webster bedeutet Aufbrühen »den Auszug einer Substanz (zum Beispiel aus Teeblättern) durch eine Flüssigkeit«. ((Auslassung)) Wenn man loseblättrigen Tee aufbrüht, bringt man also einfach nur Wasser in Kontakt mit getrockneten Teeblättern. Das ist viel weniger kompliziert, als Sie vielleicht glauben. Das Aufbrühen von feinsten, handgepflückten Blättern erfordert kaum mehr Mühe als das Eintunken eines Teebeutels und nur ein paar Sekunden mehr Zeit.

Wer selber aufbrüht, bekommt erstklassige, gesunde und köstliche Teesorten zum Schnäppchenpreis. Richtig gehört, loser Tee ist ein Superschnäppchen, und das scheint ein gut gehütetes Geheimnis zu sein. Wer weiß, vielleicht finden Sie sogar Gefallen an den paar Extraminuten, in denen Sie zuschauen müssen, wie die Teeblätter sich und ihren vollen Geschmack entfalten.

Wenn Ihnen vor lauter Prozentzahlen und Teesorten jetzt der Kopf schwirrt, keine Angst: **Hauptsache, Sie machen Ihren Tee aus echten Teeblättern, die aussehen, als kämen sie von einer echten Pflanze.** Halten Sie sich an diesen einen Rat, und glauben Sie mir: Omas Teekränzchen ist was anderes. Wer als Teetrinker den Schritt von minderwertigem Beuteltee zu losem Tee vollzieht, ist schon auf dem Weg ins Nirwana. Das Angebot an losem Tee übersteigt jede Fantasie. Immer noch ein paar Teebeutel im Schrank? Keine Sorge. Heben Sie sie auf und benutzen Sie sie, um bei Müdigkeit die Augenringe loszuwerden. Kühle, feuchte Teebeutel helfen dagegen besser als alles andere!

WIE MAN TEE AUFBRÜHT

Gut ist, wenn man frische Teeblätter voller Killer-Catechine hat. Besser ist aber, wenn man diese Wirkstoffe auch in die Tasse und in den Körper bekommt, damit sie ihre Arbeit tun können. Erinnern wir uns, dass der Anteil der Tee-Feststoffe am Teegetränk ein Drittel eines Prozents beträgt – der Rest ist Wasser. Da kommt es auf die Qualität an. Wer noch nie losen Tee getrunken hat (was auf die meisten Menschen hierzulande zutrifft), darf sich auf eine Riesenüberraschung freuen. Seit ich im Teegeschäft arbeite, habe ich oftmals die Ehre gehabt, Menschen ihre erste Tasse echten Tee zu servieren, und etwas Schöneres kann ich mir kaum vorstellen. Der Aha-Moment, das Lächeln, die ungläubige Freude nach dem ersten Schluck frisch aufgebrühten Tees ist unbezahlbar.

Teeblätter + heißes Wasser + Zeit = Tee. Das ist alles. Trauen Sie sich!

Das Wasser macht's

99,66 Prozent Ihres Tees ist Wasser. Nehmen Sie einfach frisches, kaltes Leitungswasser. Wenn Ihr Leitungswasser nicht schmeckt, können Sie es filtern oder demineralisiertes Wasser verwenden, allerdings kein destilliertes Wasser, denn das gibt dem Tee einen schalen Geschmack.

Temperaturen, Zeiten und Mengen einhalten – wie beim Backen

Die genaue Tee- und Wassermenge und die exakte Ziehzeit für Ihren Lieblingstee werden Sie noch herausfinden, aber zu Anfang nehmen Sie einfach einen Teelöffel (ca. 2 g) für einen großen Becher (240 ml) Wasser. Eine neue Teesorte bekommt man beim ersten Versuch selten genau so hin, wie man es mag, aber am besten nimmt man erst mal die empfohlene Menge (9. Kapitel, Seite 143). Tee-Polyphenole lösen sich schnell, daher muss man nicht länger ziehen lassen als nötig.

Und noch mal

Viele loseblättrige Tees lassen sich mehrmals aufgießen. Einfach dieselben Teeblätter immer wieder neu aufbrühen. Ja, Sie erhalten so lange gesunde Wirkstoffe, wie die Blätter auch noch Geschmack und Farbe abgeben.

Nur frischen Tee trinken

Frisch heißt von heute. Tee bleibt noch ungefähr 24 Stunden nach dem Aufbrühen frisch und wirksam. Und solange er noch frisch und voll aktiver Inhaltsstoffe ist, sollte er getrunken werden.

Finger weg von Milch und Zucker

Milch kann die positive Wirkung von Tee auf die Arterien abschwächen und Zucker begünstigt Entzündungen.

Zitrone gefällig?

Forschungen zufolge konserviert Ascorbinsäure (Vitamin C) die Polyphenole des Tees und fördert dadurch ihre Aufnahme im Körper.

Auch mal kalt lassen

Schon gewusst, dass man gar keinen Wasserkocher braucht, um frischen Tee zu genießen? Kalt gebrauter Tee (*cold brew*) ist kinderleicht zubereitet und wird mit vielen Teesorten superlecker. Im Kontakt mit heißem oder kochendem Wasser zieht Tee viel schneller, aber dieses Extraktionsverfahren verändert auch einige der Inhaltsstoffe. Das langsamere Ziehenlassen in kaltem Wasser führt zu einem einfacheren und reineren Herauslösen der Wirkstoffe als beim heißen Aufbrühen. Kalt gebrauter Tee schmeckt etwas anders als heiß gebrühter, meistens weicher und reiner. Tee kalt zu brauen ist nicht nur idiotensicher, sondern möglicherweise noch gesünder, da die Antioxidantienwerte ähnlich, wenn nicht sogar besser sind als beim Heißgetränk. Eistee sollte man daher wirklich nicht mit heißem Wasser machen.

Locker lassen

Tee zu machen wird Ihnen schnell in Fleisch und Blut übergehen. Eine perfekte, leckere, gesunde Tasse Tee in weniger als fünf Minuten hinzubekommen ist schnell gelernt. Zeit ist Ihr kostbarstes Gut? Krebs ist zeitraubend, Teetrinken nicht.

Es ist Ihr Ding

Brüh oder brau, was Sie wollen. Jedes Mal, wenn ich einen Vortrag zu Tee und Gesundheit halte, kommt garantiert als Erstes oder Zweites die Frage: »Welcher Tee ist denn für mich der gesündeste?« Darauf gebe ich immer denselben Ratschlag: Trinken Sie den Tee, den Sie am liebsten mögen, denn davon trinken Sie am meisten. Gewiss gibt es Unterschiede, was die Polyphenol-Zusammensetzung angeht. Aber wenn Sie catechinreichen grünen Tee wie Medizin einnehmen und kaum runterbekommen, wie viel davon werden Sie dann wirklich trinken? Wenn Ihnen der Gaumen bei einer rauchigen Frühstücksmischung vor Freude juchzt, kann ich nur raten: Lassen Sie es sich schmecken. Von diesem Tee kippen Sie zwei Becher runter, bevor Sie irgendeinen ungeliebten Grüntee auch nur anrühren. Alle frisch aufgebrühten, losen Tees sind reich an Antioxidantien.

Lassen Sie sich weder von mir noch von irgendjemandem vorschreiben, wie Ihr Tee zu schmecken hat. Machen Sie ihn sich so dünn oder so stark, so heiß oder so kalt, wie Sie es mögen. Es ist ganz und gar Ihre Sache. Tun Sie nur sich und Ihren Zähnen den Gefallen und gewöhnen Sie sich an, Tee ohne Zucker zu genießen. Wenn dieser uralte Trunk erst mal ein Teil Ihres Lebens ist, werden Sie wissen, wie Sie ihn bevorzugen. Gönnen Sie sich Abwechslung. Damit machen Sie sich das Leben nicht nur interessanter, sondern Sie versorgen Ihren Körper auch noch mit einer Vielfalt an Polyphenolen, die alle ihre eigenen biochemischen Wirkweisen und Vorteile mit sich bringen. Tee bietet eine erstaunlich breite Palette an Farben, Aromen und Koffeinstärken. **Verwöhnen Sie sich einfach mit Ihren Lieblingstees und Sie sind auf der sicheren Seite.**

Kalter Kokostee

Leichter geht's nicht und das Ergebnis ist einfach himmlisch! Ein Schlückchen von diesem Kaltgebräu und Sie schweben auf Wolke sieben.

Ergibt 2 große Becher (240 ml)

480 ml Kokosmilch
2 TL (3 g) Weiß- oder Grüntee

Zutaten in eine Wasserflasche oder ein Weckglas geben und 10 bis 15 Minuten ziehen lassen. Teeblätter abseihen und ab in den Teehimmel!

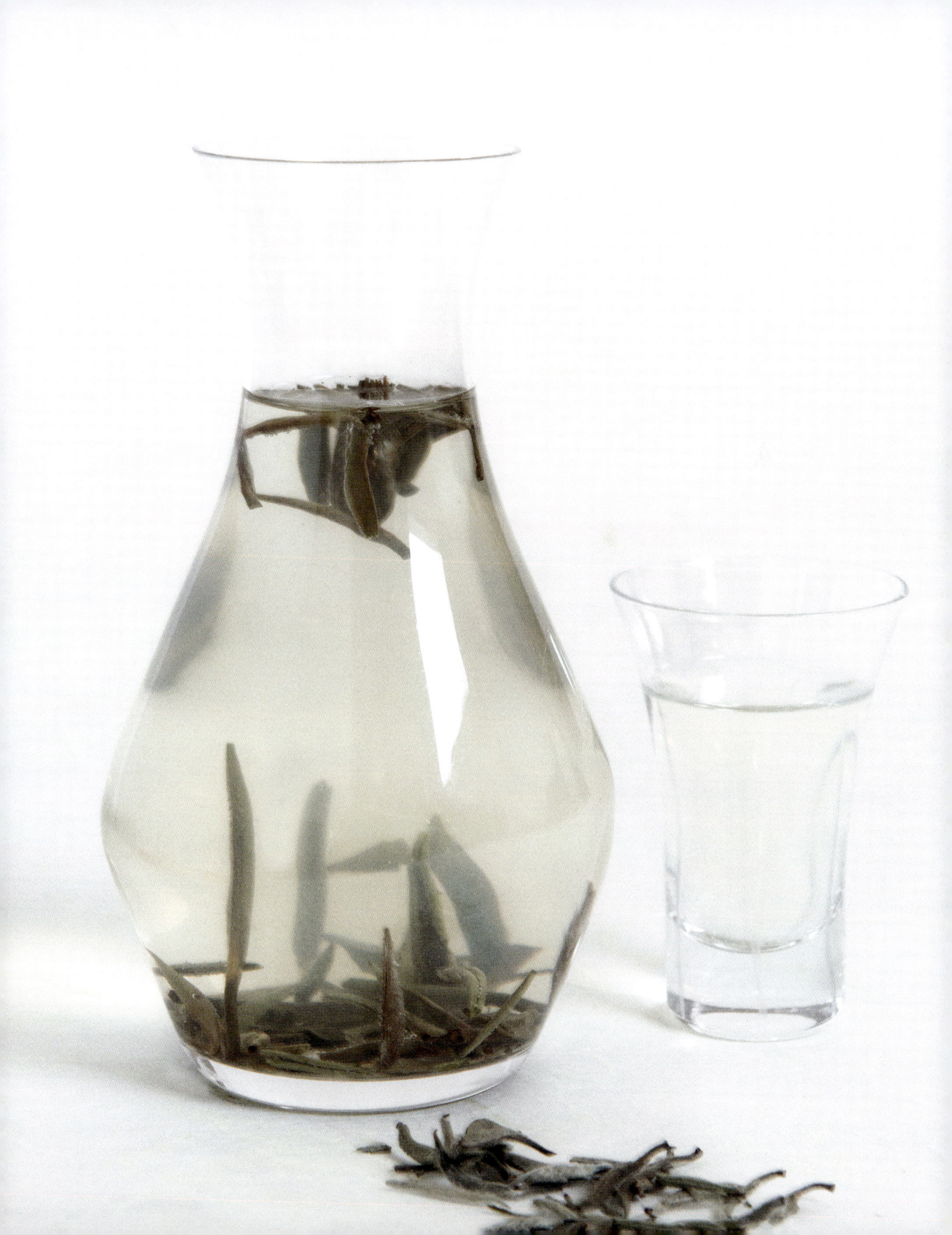

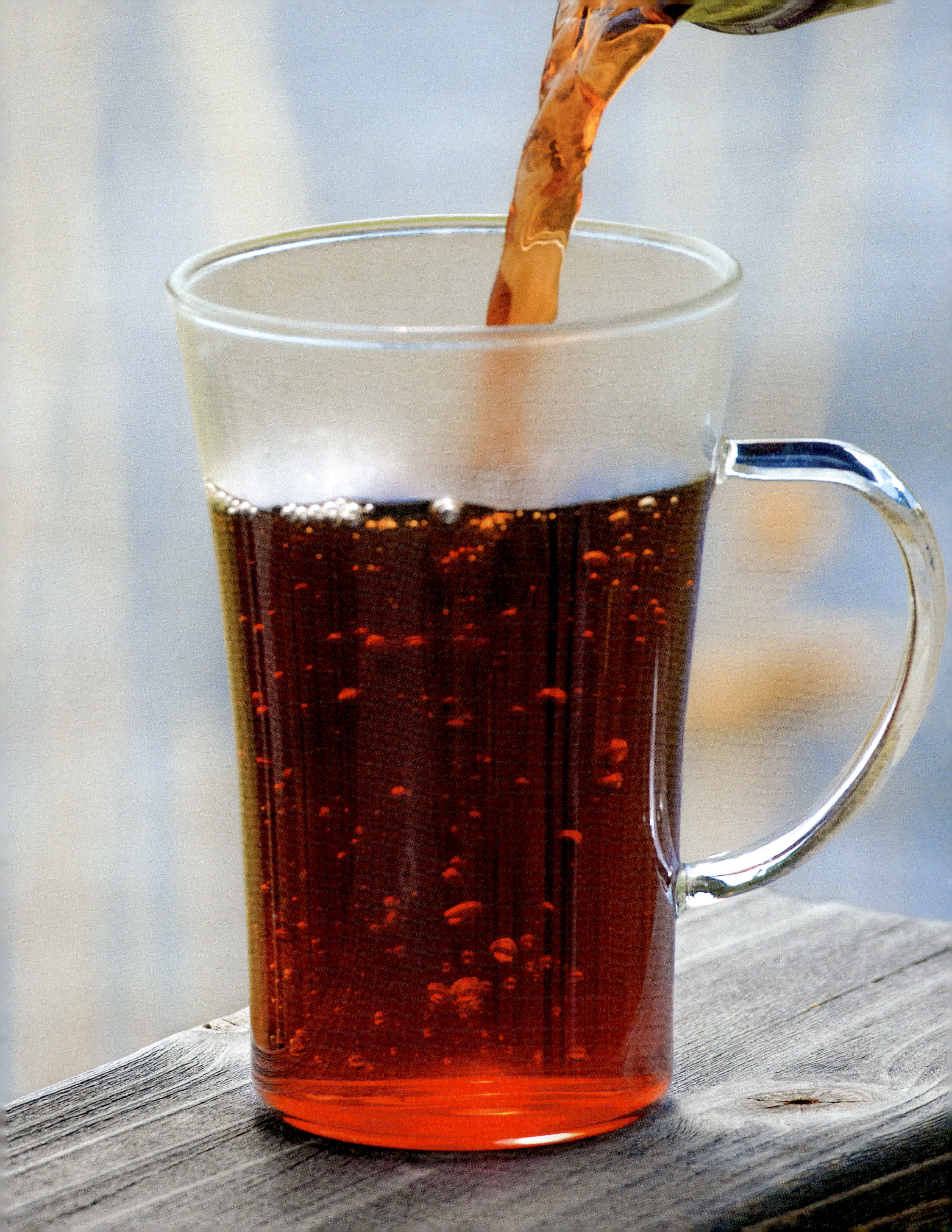

3. Kapitel

TRINKEN SIE, ALS HINGE IHR LEBEN DAVON AB

IHR LEBEN ZÄHLT

Mitarbeitergesundheit in der Cleveland Clinic

Die Cleveland Clinic in den USA, eine der renommiertesten Unikliniken der Welt, hat eine Pionierstellung bei der Durchsetzung von Wellness-Programmen, die sich für einen gesunden Lebenswandel einsetzen.

Vor zehn Jahren führte das Krankenhaus unter der Leitung des Bestseller-Autors und Wellness-Experten Dr. Michael Reizen ein Wellness-Programm für seine Mitarbeiter ein. Das Programm sieht vor, dass Mitarbeiter, die positive Gesundheitswerte aufweisen, geringere Krankenversicherungsbeiträge zahlen. Dabei werden allerdings diejenigen, die die Schwellenwerte nicht erreichen, nicht ausgegrenzt. Auch sie können sich für reduzierte Beiträge qualifizieren, wenn sie an einem Krankheits-Management-Programm für die jeweilige chronische Beeinträchtigung teilnehmen, die ihren Gesundheitszustand unter die Schwellenwerte drückt. Das Programm bezahlt den Mitarbeitern die Kosten für Weight-Watchers-Gruppen oder Raucherentwöhnung und bietet sogar Yogastunden und einen Lauftreff an.

Auf die Frage, ob das Programm quantifizierbare Ergebnisse gebracht habe, antwortet David Pauer, der Direktor des Wellness-Programms der Cleveland Clinic: »Absolut! Unser Wellness-Programm hat während seiner Laufzeit etwa 85 Millionen Dollar an Krankheitskosten eingespart. Diese Schätzung ist belastbar, weil das Programm so eingerichtet ist, dass Zusatzkosten nicht von der Inanspruchnahme von Gesundheitsleistungen abschrecken – es gibt keine Zuzahlungen oder Selbstbeteiligungen.« Mit dem Vorhaben, ihren 90.000 Angestellten zu optimalem Wohlbefinden und höherer Lebensqualität zu verhelfen, demonstriert die Cleveland Clinic, welche Auswirkungen bestimmte vermeidbare Krankheiten auf das Gesundheitssystem haben.

»Der eigentliche Wert des Programms liegt darin, dass es die Leute wirklich dazu motiviert, etwas für ihre Gesundheit zu tun«, meint Pauer. »Wer mitmacht, kann 30 Prozent seines Krankenversicherungsbeitrags einsparen, was bei einer vierköpfigen Familie bis zu 1400 Dollar einbringen kann. Extrem beliebt ist unser Fitness-Tracker-Bonus. Nur eine bestimmte Art von Leuten möchte ins Fitnessstudio gehen, weil das eingrenzend ist. So als ob man zum Essen immer in dasselbe Gebäude geht. Ein Fitnessarmband bringt einen dazu, rund um die Uhr aktiv zu sein, und das machen viele Leute, um sich für einen Rabatt zu qualifizieren.« Außerdem, so Pauer, führte allein der Anreiz für Teilnehmer, ärztliche Routineuntersuchungen wahrzunehmen, zur Diagnose von 50 bis 60 Krebsfällen, die sonst weitaus länger unbehandelt geblieben wären.

ZAHLEN UND FAKTEN ZUM TEE

1. Alle Tees sind die Ernte einer Pflanzenart – *Camellia sinensis*
2. Tee ist nach Wasser das am zweithäufigsten getrunkene Getränk der Welt.
3. Weltweit wird dreimal so viel Tee wie Kaffee getrunken, in den USA dagegen dreimal so viel Kaffee wie Tee. Auch in Deutschland ist der durchschnittliche Kaffeekonsum höher als der Teekonsum.
4. Vier Arten von Tee:
   - Grün-/Weißtee (nicht oxidiert)
   - Oolong (teilweise oxidiert)
   - Schwarztee (vollständig oxidiert)
   - Pu-Erh (oxidiert und gereift)
5. Fünf Becher (1 l) frisch aufgebrühter Tee am Tag sind optimal zur Krebsvorbeugung.
6. Tee steht in den USA nach Wasser, Limonade, Bier, Milch und Kaffee auf dem sechsten Rang der beliebtesten Getränke.
7. In Ländern mit ausgeprägter Teekultur verbraucht jeder Teetrinker im Jahr 3,2 Kilogramm Tee. In den USA liegt der Durchschnitt bei 250 Gramm.
8. Jedes Jahr werden in den USA 80 Milliarden Portionen Tee getrunken. Das meiste davon als Eistee, Süßgetränk oder in Flaschen. Anders als im Rest der Welt wird nur ein Bruchteil frisch aufgebrüht.
9. Pro Kopf und Jahr werden in den USA durchschnittlich 9 Gallonen Tee getrunken, das sind 34 Liter. Der Limonadenkonsum liegt dagegen beim Durchschnittsamerikaner bei jährlich 170 Liter. In Deutschland werden laut dem Deutschen Teeverband im Jahr durchschnittlich 28 Liter Tee pro Kopf konsumiert.
10. Die Anzahl verschiedener Teesorten im Schrank eines amerikanischen Teeliebhabers beträgt im Durchschnitt zehn.
11. Ein Becher selbst aufgebrühter Tee aus hochwertigen Blättern kostet rund 15 Cent.

SCHLECHTE TRINKGEWOHNHEITEN

Viele Populationsstudien zeigen, dass Länder, in denen regelmäßig Tee getrunken wird, tendenziell niedrigere Krebsraten aufweisen. Global gesehen sind Amerikaner Tee-Dilettanten. Der Durchschnitts-Amerikaner verbraucht nur 250 Gramm Tee im Jahr. Damit kommen sie beim nationalen Teekonsum gerade mal in die Top 35. Die eifrigsten Teetrinker finden sich dagegen im Nahen Osten, in Nordafrika und auf den Britischen Inseln und sie konsumieren 3,2 Kilogramm pro Kopf und Jahr. Legt man eine Portionierung von einem Teelöffel (2 g) zugrunde, kommt man dort auf einen Durchschnitt von tagtäglich vier bis fünf Portionen Tee, während in den USA nur alle drei Tage eine Tasse getrunken wird. Die Nation der Kaffeetrinker bildet damit im internationalen Vergleich der Trinkgewohnheiten eine Ausnahme. In den meisten Ländern wird dreimal so viel Tee getrunken wie Kaffee, bei uns ist es genau umgekehrt. Teetrinken ist viel universeller und nicht auf eine bestimmte Gesellschaftsschicht beschränkt. Ob reich oder arm, ob in warmen oder kalten Klimazonen, ob in guten oder schlechten Zeiten, **das Getränk, zu dem die meisten Menschen auf diesem Planeten greifen, ist Tee**. Nach Wasser ist es das zweitbeliebteste Getränk der Welt. Milliarden von Menschen beginnen und begleiten ihren Tag mit diesem stimulierenden Heißgetränk.

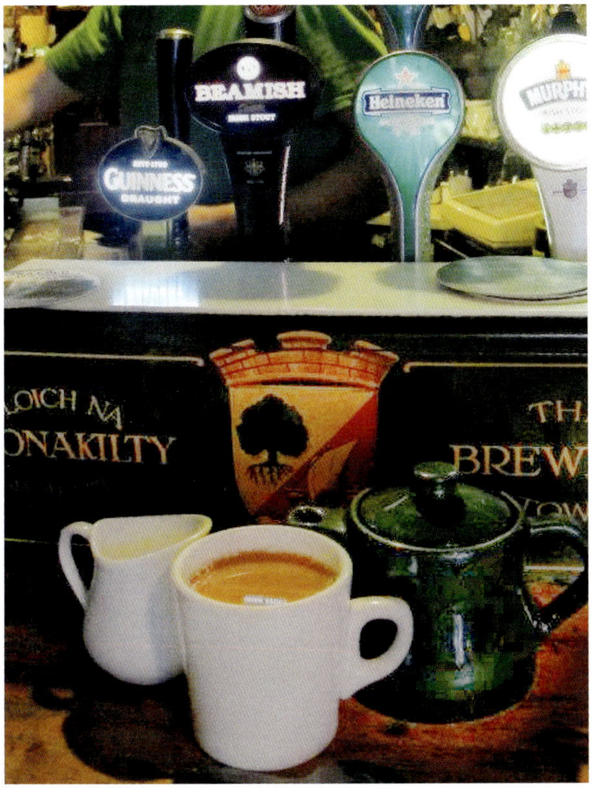

Die amerikanischen Teevorlieben beginnen sich langsam in eine gesunde Richtung zu entwickeln. Tee ist in Mode. Softdrinks stehen dagegen in der Kritik und befinden sich ebenso wie Fruchtsaft im Abwärtstrend. Die US-amerikanische Getränkeindustrie macht dramatische Zeiten durch, die großen Limonadenkonzerne erweitern ihre Produktpalette um Teegetränke, aromatisierte und gefärbte Wässer und Energydrinks. Egal wie viel Zucker und Koffein sie enthalten, sie werden allesamt dreist als gesunde Getränke bezeichnet. Dabei gibt es eine Menge Unsinn und Etikettenschwindel und eigentlich kann man viele der supergesund aussehenden Flaschen und Dosen mit »Tee« vorne drauf weder als Tee noch als gesund bezeichnen. Im Trend liegen aber auch Getränkeprodukte aus Kleinproduktionen und Manufakturbetrieben, besonders bei den Alkoholika, und diese Entwicklung wird sich wahrscheinlich positiv auf den nichtalkoholischen Bereich auswirken und in der Zukunft zu einem besseren, breiteren Angebot führen. Aber auch wenn die Entwicklung in die richtige Richtung geht, trinken wir immer noch **viermal so viel Limo und Cola wie Tee**. Nicht gerade ein Zeichen für gesundheitsbewusstes Trinkverhalten.

TEEZEIT?

Die Iren hegen seit Langem eine Liebe zum *tay*, wie sie ihn nennen, und sie trinken davon mehr als all ihre Nachbarn auf den Britischen Inseln. Der Durchschnittskonsum pro Kopf liegt in Irland bei mehr als einem Liter täglich. Es ist einfach herrlich, wenn man als Teeliebhaber mindestens ein halbes Dutzend Mal am Tag gefragt wird: »Time for a cuppa?« (Auf Gälisch: *cupan tae.*) Wer braucht Cafés, wenn es überall gemütliche, einladende Pubs gibt, die schon vormittags öffnen und in denen jedermann vor dampfenden Teebechern an der Bar sitzt? Am Nachmittag wird dann der Stout angezapft. Wie cool ist das denn?

Leider findet man kaum losen Tee (mehr als 90 Prozent des Tees sind gebeutelt) und grüner Tee ist mir auf der Grünen Insel noch nicht untergekommen. Assam, das größte Teeanbaugebiet in Indien, deckt Irlands Grundbedarf an Tee. Diese herzhafte Sorte ist der bekannteste Schwarztee. Man sagt: »Assam trinkt, wer eine Schwäche für Starkes hat.« Schon mal irischen Frühstückstee probiert? Dieser Wachmacher eignet sich perfekt als erste Tasse des Tages. Dunkel und stark, heiß serviert und meistens mit Milch und Zucker als Zugabe. Keine Ahnung, ob es am Tee selber liegt oder an der großartigen Landschaft und der Wärme und Gastfreundschaft der Einwohner, aber jedenfalls ist irischer Barry's Tea eine meiner Lieblings-Schwarzteemarken.

WIE VIEL?

Wie viel Tee ist zur Krebsvorbeugung nötig? Das ist die große Frage. Wir alle wollen wissen, wie viel Tee wir trinken müssen, um dem Krebs den Stinkefinger zu zeigen und unser Erkrankungs-, Ausbreitungs- und Rückfallrisiko zu senken. Wenn wir die therapeutische Wirkung von Tee untersuchen wollen, müssen wir sämtliche aktuellen, wissenschaftlichen Daten berücksichtigen. Natürlich lassen sich nicht alle potenziellen Gesundheitsprobleme abwenden, aber wir alle haben wahrscheinlich viel mehr Einfluss auf unser Wohlbefinden, als wir tatsächlich nutzen. Tee ist kein Allheilmittel. Er macht nicht den Schaden wett, den eine tägliche Schachtel Zigaretten, eine Hormonersatztherapie oder andere Faktoren anrichten, die das Erkrankungsrisiko nachweislich erhöhen, aber regelmäßiges Teetrinken kann das Immunsystem in einen Bereitschaftszustand versetzen, der es mit allen Eventualitäten besser zurechtkommen lässt.

Die gute Nachricht ist, dass man Forschungen zufolge nur 1 bis 1,2 Liter frisch aufgebrühten, loseblättrigen Tee trinken muss, um therapeutische Wirkungen zu ernten. Das sind **zehn Tassen Tee am Tag** oder, um dem heute üblichen Trend zur Extraportion gerecht zu werden, nur fünf Becher. So viel müssen Sie über den Tag verteilt trinken und schon erfährt Ihr Körper einen deutlichen Anstieg an antioxidativer Kapazität, was zu einem Rückgang der DNA-Schäden in den Zellen führen kann. Manche Studien weisen schon nach einer Woche täglichen Teekonsums von 1,4 Litern einen messbaren positiven Effekt nach. Der Körper ist nun mal ein erstaunliches Wunder und wartet nur darauf, positiv auf jede gute Veränderung zu reagieren. Und übrigens: In Ländern mit hohem Teeverbrauch werden bis zu 1,4 Liter Tee am Tag getrunken. Interessant, dass diese Teetrinker von selbst genau auf die empfohlene Menge kommen. Aber vergessen Sie nicht, dass zu viel von etwas nie gut sein kann und dass jedes Übermaß schadet. So gesund zehn Tassen Tee am Tag auch sein mögen, die drei- oder vierfache Menge zu trinken wäre keine gute Idee und würde eine toxische Wirkung auf die Zellen haben.

Auch die Koffeinzufuhr sollte man im Auge behalten. Jeder Becher (240 ml) weißer oder grüner Tee birgt zwischen 10 und 35 Milligramm Koffein. Die gleiche Menge schwarzer Tee enthält 40 bis 50 Milligramm. Pu-Erh-Tee liefert bis zu 60 Milligramm Koffein pro Portion, was dem halben Koffeingehalt eines gleich großen Bechers Kaffee entspricht. Übrigens stecken in manchen der trinkfertigen Energydrinks mehr als 200 Milligramm Koffein. Laut der *Academy of Nutrition and Dietetics* haben 300 Milligramm Koffein bei den meisten Menschen keine negativen Wirkungen. Mit manchen Nebenwirkungen einer Überdosis Koffein ist nicht zu spaßen, es kann dabei zu Nervosität, beschleunigtem Atem, Einschlafstörungen, Kopfschmerz, Herzrhythmusstörungen, Schwindel, Erbrechen und Zittern kommen.

WIE OFT?

Der Körper absorbiert die Wirkstoffe des Tees am besten, wenn dieser auf nüchternen Magen getrunken wird. Dass EGCG unzersetzt in den Blutstrom aufgenommen wird, ist wahrscheinlicher, wenn es nicht mit der Darmflora in Kontakt kommt. Daher eignet sich Tee perfekt zum Trinken vor dem Frühstück, allerdings schlürft nicht jeder gerne grünen Tee auf nüchternen Magen. Auf jeden Fall sollten Sie Tees unterschiedlicher Herkunft ausprobieren, da jede Sorte anders auf Darmbakterien reagiert. Wer morgens beim besten Willen keinen grünen Tee runterkriegt, sollte den Tag lieber entspannt mit einem großen Becher seines Lieblings-Schwarztees beginnen. Denken Sie dran: Jeder Tee tut gut.

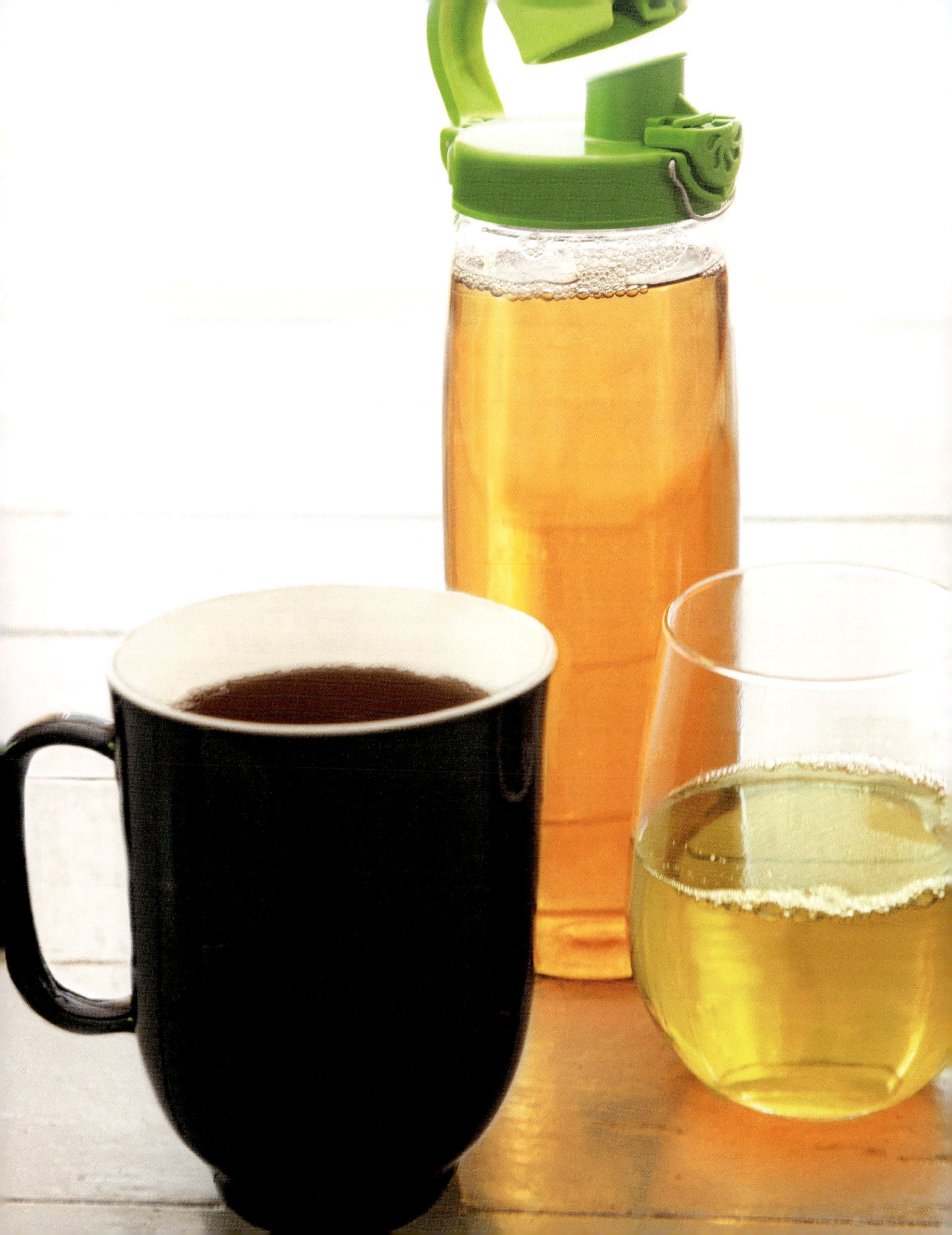

Man sollte rund um die Uhr für einen hohen Polyphenolspiegel im Blut sorgen. Studien zufolge kommt es dabei auf das Timing an. Spitzenwerte bei den Polyphenolen in den Zellen treten eine bis zwei Stunden nach dem Teetrinken auf. Danach sinken diese Werte schrittweise und landen nach etwa 24 Stunden wieder bei null. **Daher trinkt man am besten den ganzen Tag lang Tee** – positive Wirkungen zeigen sich in einer besseren Funktion der Blutgefäße schon eine halbe Stunde nach dem Trinken.

Nach sechs Wochen regelmäßigen Teekonsums zeigt der Körper möglicherweise bereits niedrigere Werte beim Stresshormon Cortisol, mehr subjektive Entspanntheit und eine geringere Aktivierung von Blutplättchen. Kurz gesagt: Teetrinken hilft gegen Stress. Das gilt auch nach dem Training, wenn eine Dosis Tee-Antioxidantien die Regeneration antreiben und den Muskeln oxidativen Stress ersparen kann. Sportexperten fragen sich mitunter, ob es mehr als ein Zufall ist, dass die besten Ausdauersportler der Welt – kenianische Langstreckenläufer – tagein, tagaus Tee trinken. Übrigens immer heiß.

Um also, was die Tee-Wirkstoffe angeht, die volle Dröhnung zu erhalten, sollten Sie gleich morgens mit dem Teetrinken anfangen und zwischen den Mahlzeiten damit weitermachen, besonders vor und nach dem Training.

HEISSGETRÄNKE ZUR ABKÜHLUNG

Marokko ist ohne Tee undenkbar. Wie in allen Teekulturen gilt auch in Marokko Tee als Geste der Gastfreundschaft und wird Gästen fast immer als Willkommenstrunk gereicht, traditionell vom männlichen Familienoberhaupt zubereitet. Wie in China gehen kein Geschäftstermin und keine Verhandlung über die Bühne, ohne dass man sich bei einem Glas heißen, köstlich süßen Nanaminze-Tee zusammensetzt. Die Gläser sind klein (ca. 120 ml) und zylindrisch mit fein ziselierten Mustern (Henna-Ornamenten ähnlich). Vielleicht haben Sie schon mal gesehen, wie Marokkaner ihren Tee nach der *ragwa*-Methode aus großer Höhe einschenken. Oft heißt es, dass dies geschieht, um durch Luftkontakt ein besseres Aroma und Schaum auf der Oberfläche zu erzeugen, aber ich habe auch gehört, dass der Herr des Hauses mit dieser Geste zeigen will, dass er die Teekanne höher schwenken kann als jeder Nachbar. Auf jeden Fall sind marokkanische Teekannen sinnlich und wunderschön und die marokkanische Art des Teetrinkens fühlt sich manchmal an wie eine erholsame Aromatherapie.

Marokkanischer grüner Tee wird heiß mit frischer Minze serviert. Das macht ihn leicht und erfrischend, sogar nach einer Tageswanderung durch die Berge oder die Wüste. Überraschenderweise können heiße Getränke kühlend wirken. Erhält das Gehirn beim Genuss eines Heißgetränks das Signal »HEISS, HEISS!«, wirft es die körpereigenen Kühlmechanismen an, und man beginnt zu schwitzen. Solange man nicht allzu dick angezogen ist, kann der Schweiß verdunsten und so für Kühlung sorgen. Ich habe mich immer gewundert, warum sich russische Balletttänzer nach der Probe immer um ihre dampfenden Thermoskannen versammeln. Genauso machen es die kenianischen Läufer, die man in meiner Heimatstadt Boulder in Colorado sieht und die oft nach dem Training Tee schlürfen. In beiden Fällen habe ich mich gefragt, ob es am Argwohn gegen nicht abgekochtes Wasser liegen mag, aber offenbar wissen diese Menschen seit Langem mehr als ich darüber, wie man sich abkühlt. Übrigens: Wer bei einer Winterwanderung heißen Tee genießt, dem wird davon warm. Wenn der Körper friert, signalisiert er nicht »HEISS, HEISS!« ans Gehirn.

Das Rezept für ungesüßten marokkanischen Minztee gibt es auf Seite 173 im 10. Kapitel.

WAS KOSTET KREBS?

Legt man von der American Cancer Society (ACS) veröffentlichte Zahlen zugrunde, verursacht Krebs Kosten von über 895 Milliarden Dollar, was 1,5 Prozent des globalen Bruttoinlandsprodukts entspricht. In diesem Kostenberg stecken nur die Verluste durch Erwerbsunfähigkeit und verlorene Lebensjahre, nicht einmal der medizinische Heil- und Pflegeaufwand. Laut ACS-Bericht kostet Krebs die Weltgesellschaft mehr als HIV, Malaria, Grippe und alle anderen übertragbaren Krankheiten zusammen. Selbstverständlich sind weitere Forschungsanstrengungen nötig, um wirksamere Mittel gegen den Krebs zu finden, aber es lassen sich so viele einfache und sogar kostensparende Maßnahmen ergreifen, die potenziellen Patienten Vorbeugung ermöglichen.

Betrachtet man das Problem aus einer globalen wirtschaftlichen Perspektive, liegen die Vorteile der Durchsetzung von einfachen Vorbeugemaßnahmen auf der Hand. Stellen Sie sich vor, man nähme nur ein Prozent des an den Krebs verlorenen Bruttoinlandsprodukts der USA und ersetzte mit diesem Geld ungesunde Getränke in den öffentlichen Schulen durch frischen Tee - am Ende würde Geld eingespart, oder? Aber ist die Annahme realistisch, dass ein Becher hochwertiger Tee die Menschen vom Genuss übersüßter, kohlensäurehaltiger Getränke voller Chemie, Eis, Sahne oder Fett abbringen kann? Lässt sich solch eine kluge Investition wenigstens auf die persönliche Ebene übertragen? Letzten Endes sind wir für unser Wohlbefinden selbst verantwortlich. Was ist es Ihnen wert?

WAS KOSTET TÄGLICHER TEEGENUSS?

Schauen wir uns die Sache von beiden Enden des Spektrums an: aus der Sicht eines Tee trinkenden Luxusweibs und eines gesundheitsbewussten Sparfuchses. Die meisten von uns befinden sich wohl irgendwo dazwischen und die folgende Rechnung verrät uns die Ober- und Untergrenze, die man bei den Kosten für regelmäßigen Teekonsum erwarten kann.

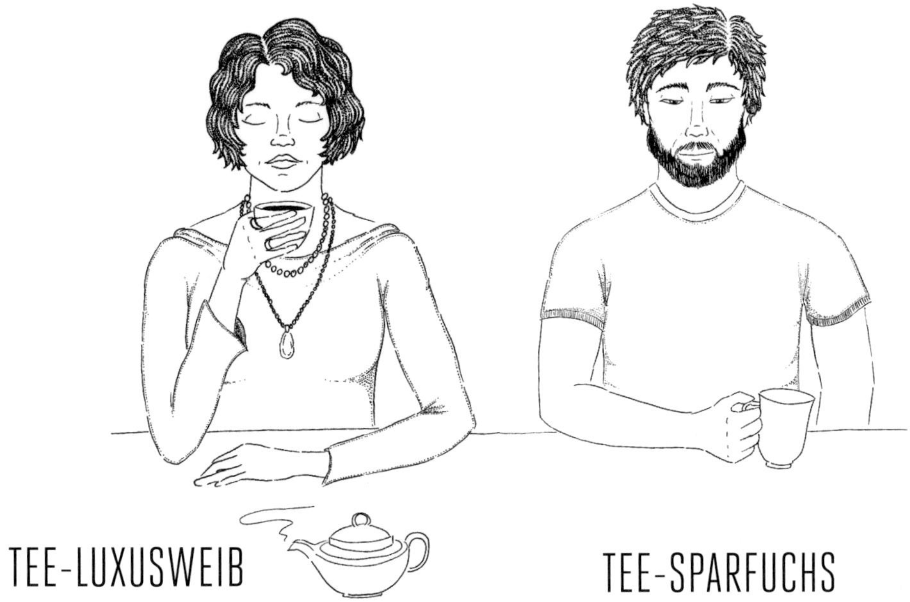

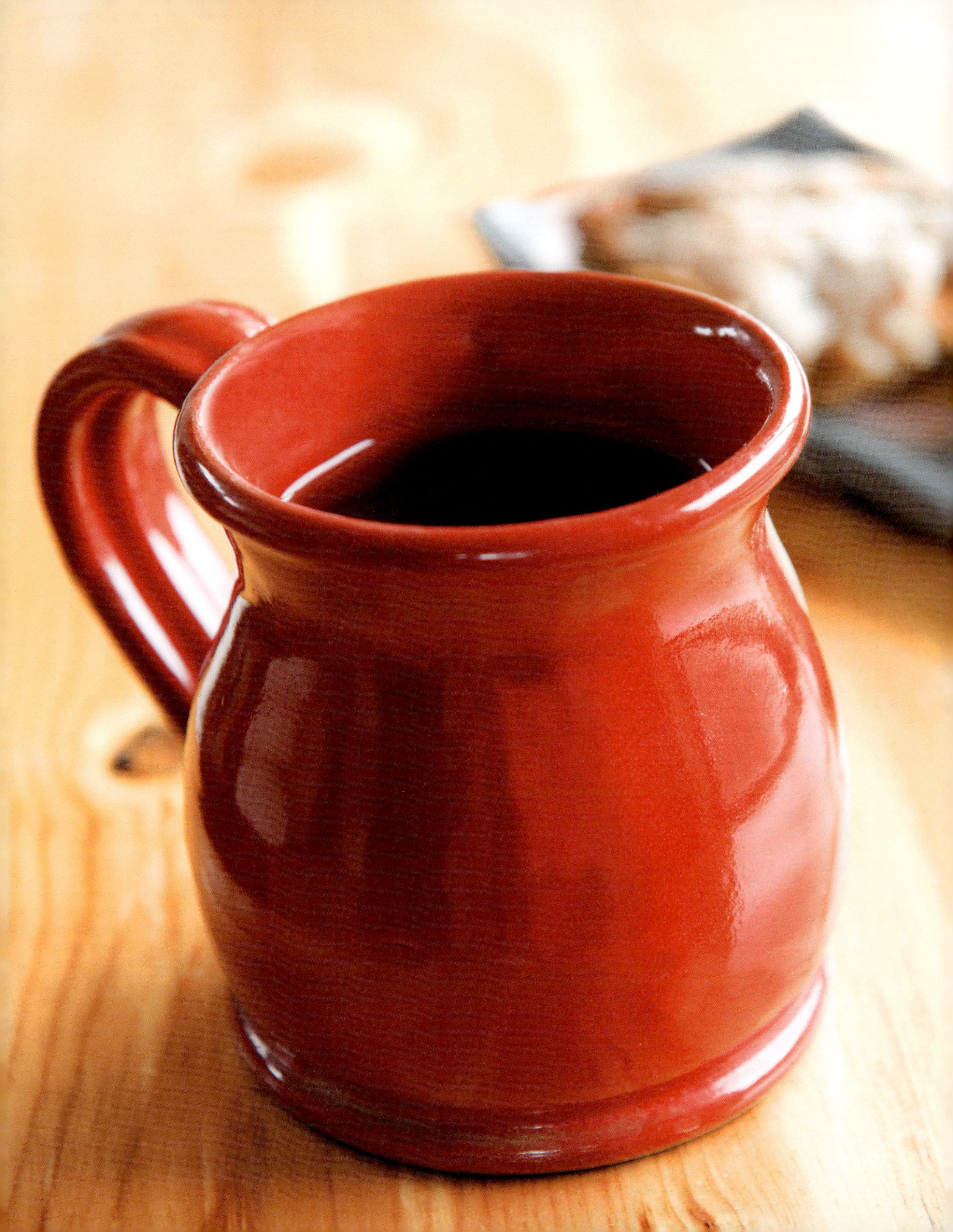

Das Luxusweib gönnt sich ausschließlich Tees von erlesener Güte. Wenn schon Teetrinkerin, dann auch gleich Teekennerin. Womöglich beginnt sie den Tag mit einem edlen japanischen Gyokuro-Grüntee aus tiefgrünen Blättern vom Fuße des Fuji. Am Vormittag (eine halbe Stunde vor dem Workout) schäumt sie sich einen Latte aus erstklassigem grünem Matcha auf, der ihr einen Energieschub verpasst und die Fettverbrennung anregt. Zum Mittagessen genießt sie frisch gebrühten Ingwer-Pfirsich-Schwarztee – eisgekühlt. Nachmittags geht diese Glückliche zu reifem Pu-Erh aus Chinas Yunnan-Provinz über, da sie nach dem Mittagessen möglichst viel Fett verbrennen möchte, ohne noch mal ins Studio zu müssen. Dann rückt das Teekränzchen mit ihren Freundinnen heran. Die Damen sind allesamt hip, denen muss sie schon etwas bieten, wie wär's denn mit einem taiwanesischen Oolong?

Gyokuro-Grüntee	30 €/100 g oder 0,60 €/Becher
Erstklassiger Matcha	66 €/100 g oder 0,66 €/Schale
Ingwer-Pfirsich-Schwarztee, Gourmetqualität	7 € /100 g oder 0,14 €/Becher
Reifer Pu-Erh-Tee	11 €/100 g oder 0,22 €/Becher
Oolong-Tee	19 €/100 g oder 0,38 €/Becher
Teekosten pro Tag: 2,00 €	

Dem gesundheitsbewussten Sparfuchs geht's um das Ergebnis. Wenn möglich, möchte er die gleiche (oder eine bessere) Polyphenoldosis wie das Luxusweib, nur ohne überkandidelte Aromen, Provenienzen und Preise. Er startet mit einem Becher kräftigem grünen Gunpowder-Tee in den Tag. Dann schluckt auch er etwas Matcha, eventuell in einem selbst gemachten Energydrink. Er nimmt gleich die doppelte Dosis – warum nicht auch Zeit sparen und eine weitere Teepause weglassen? Später trinkt er einen kühlen Sencha gegen den nachmittäglichen Durchhänger. Zuletzt macht er sich dann am frühen Abend einen schwarzen Assam-Tee.

Gunpowder-Grüntee	4 €/100 g oder 0,08 €/Becher
Matcha	20 €/100 g oder 0,40 €/Doppelportion
Sencha-Grüntee	7 €/100 g oder 0,14 €/Becher
Assam-Schwarztee	4 €/100 g oder 0,08 €/Becher
Teekosten pro Tag: 0,70 €	

Fazit: Für gut 20 Euro im Monat bekommt man einen erstaunlich vielfältigen und gesunden Mix von ganzen fünf Bechern Tee am Tag und darüber hinaus kann man so viel oder so wenig ausgeben, wie man möchte und bezahlen kann. Selbst der luxuriöseste Teefimmel kostet, solange man selbst aufbrüht, weniger als ein paar Espresso oder ein Macchiato aus dem Café.

WIE MAN TEE IN DEN ALLTAG SCHUMMELT

Beginnen Sie den Tag mit einem Tee, denn der Morgen ist für den Körper die beste Zeit, um die Wirkstoffe aufzunehmen. Selbst wenn Sie eine Stunde später zum Kaffee greifen, sind Ihre Zellen schon mit Tee-Polyphenolen versorgt, die es nirgendwo sonst gibt.

Machen Sie sich Cold Brew als Getränk für zwischendurch. Füllen Sie jeden Morgen eine große Wasserflasche mit Ihrem Lieblings-Kaltgebräu. Nehmen Sie dazu Tee mit wenig Koffein und fertig ist Ihr neues Wellness-Wasser.

Keep calm, wie es in England heißt, und übernehmen Sie den schönen Brauch des Fünfuhrtees.

WAS IST DAS BESONDERE AM FÜNFUHRTEE?

Anna, die siebente Herzogin von Bedford, war offenbar eine Frau, die sich nicht mit dem nachmittäglichen Durchhänger abfinden wollte. Wie im England des 18. Jahrhunderts üblich, nahm Anna ein riesiges Frühstück zu sich, zu Mittag dann etwas, das man kaum als Mahlzeit bezeichnen konnte, und musste dann bis acht Uhr oder später warten, um sich zu einem gehaltvollen Dinner niederzulassen. Wer heutzutage am Schreibtisch snackt, dann hektisch Kinderabholung, Reinigung und Einkauf erledigt, um erst gegen sieben Uhr mit dem Kochen zu beginnen, weiß genau, wie die Herzogin sich fühlte, wenn der Magen um fünf Uhr zu knurren begann.

Heute greifen wir dann zu einem Smoothie oder einem Energieriegel. Als Adlige zog es Anna jedoch vor, der leiblichen und geistigen Flaute entgegenzuwirken, indem sie sich bei einer schönen Tasse Tee niederließ, zu der Sandwiches und Gebäck gereicht wurden. Diese Idee fand Anklang, sodass sich bald auch Freundinnen und Bekannte zu ihr gesellten, und der *Five o'Clock Tea* wurde zum Ritual. Mit der Zeit tat es ihr auch das Personal gleich und schließlich etablierten sich zwei ganz unterschiedliche Versionen. Den *high tea* beging die Arbeiterklasse, indem zu einem kräftigen Becher tellerweise Deftiges aufgetragen wurde. Es war eine ordentliche Mahlzeit, eigentlich ein richtiges Abendbrot. Der *low tea* war ganz entgegen seiner Bezeichnung das pomp- und prunkvolle, aber weniger nahrhafte Teekränzchen, das den Aristokraten serviert wurde. Dabei ging es mehr um das feine Tischtuch und Porzellan als um das Getränk und das dazu Verspeiste. Der von der Teetasse abgespreizte kleine Finger hat ohne Zweifel im *low tea* seinen Ursprung. Die Bezeichnungen rühren von der Höhe der Tische her, auf denen angerichtet wurde. *High tea* wurde auf hohen Küchentischen serviert, *low tea* dagegen auf niedrigen Möbeln, die wir Couchtische nennen würden.

Sei es hoch oder niedrig, der Fünfuhrtee wurde ebenso zum gesellschaftlichen Phänomen wie zum kulinarischen Trend. Auch das heute wieder aufflammende Interesse am Teekränzchen ist eine soziale Bewegung, eine Revolte gegen die aufputschenden Getränke des schnelllebigen Alltags, der uns alle mitreißt. Die nachmittägliche Teepause ist ein verlockender, erbaulicher Luxus für Körper und Seele. Wie es Henry James in seinem Roman *Bildnis einer Dame* ausdrückte: »Wenige Stunden meines Lebens waren angenehmer als jene, die ich dem Zeremoniell namens Nachmittagstee widmete.«

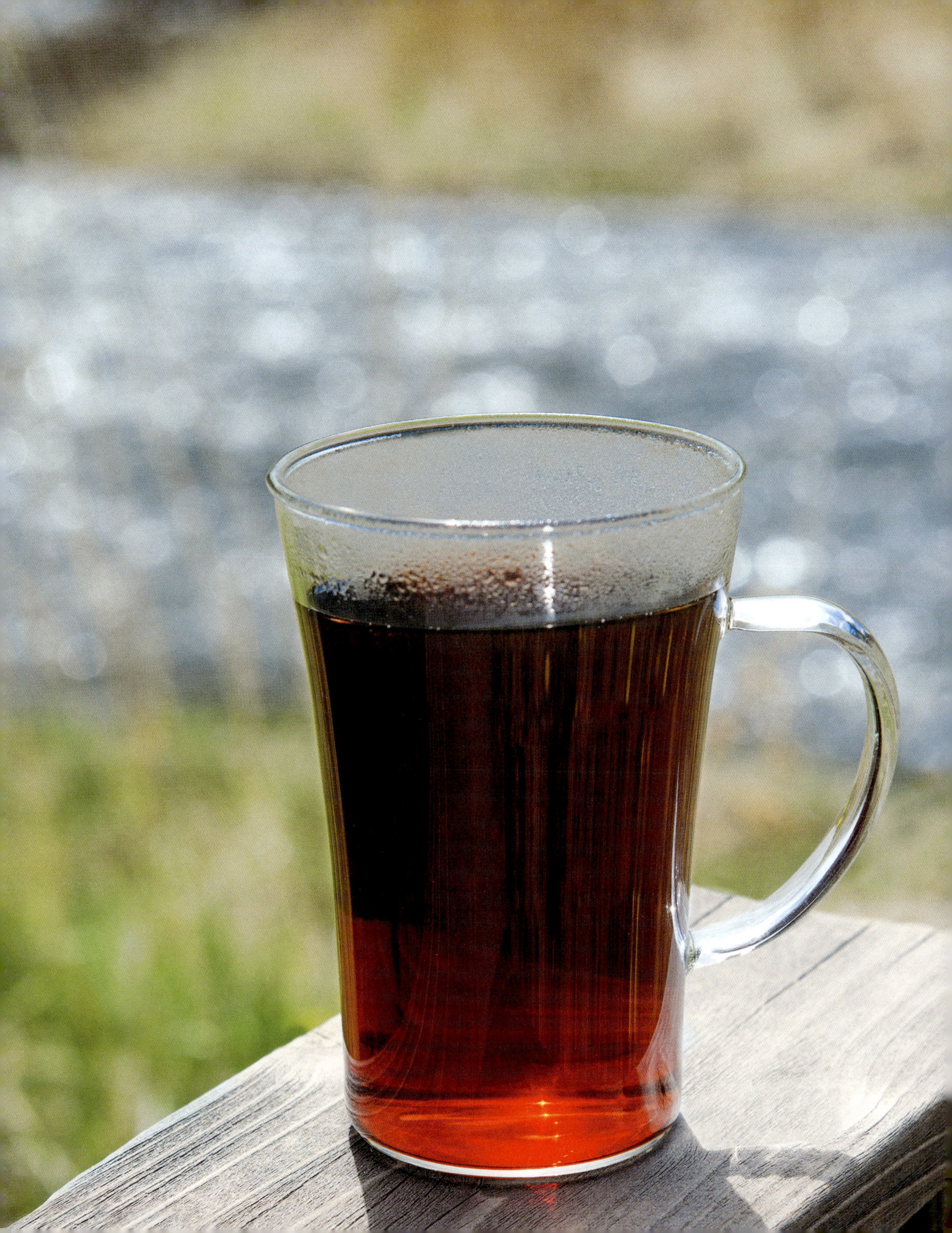

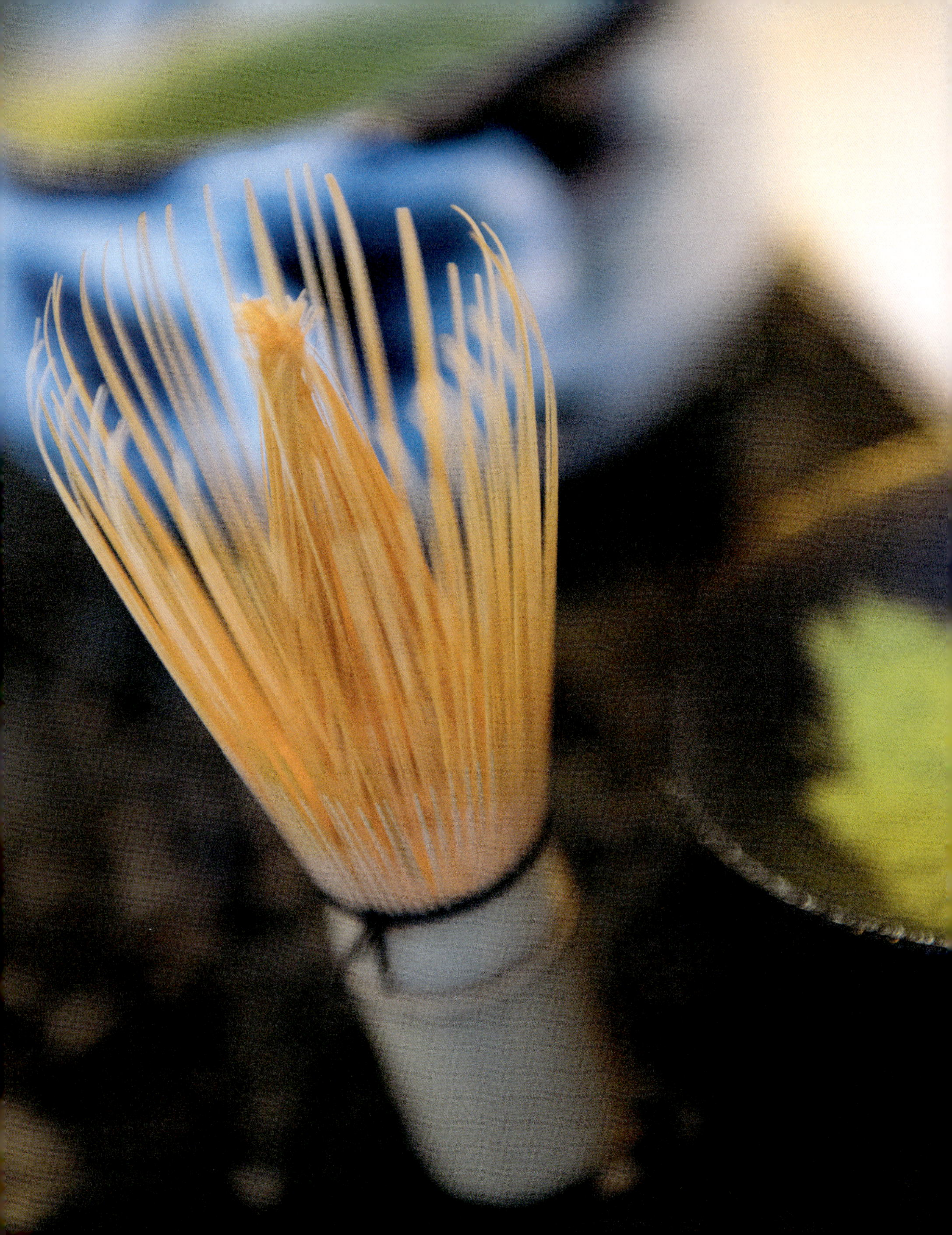

4. Kapitel

MIT MATCHA GESUND WERDEN

LUST AUF MEHR

Kathryn Kloberdanz' Geschichte

Ich bekam meine Brustkrebsdiagnose in der Woche des 11. September 2001. Dass ich Krebs hatte, kam mir angesichts des tragischen Todes so vieler Tausend Menschen kaum bemerkenswert vor. Gleichzeitig ging die Gesundheit meines Vaters den Bach runter. Alles schien mir wie ein Riesenscheißhaufen aus purer Verzweiflung. Äußerlich gab ich mir Mühe, gegen den Krebs anzukämpfen, aber ich fühlte mich von dem, was um mich herum passierte, wie gelähmt. Natürlich weinte ich viel und war schockiert darüber, dass mir bald meine beiden Brüste abgenommen werden würden, aber tiefer noch als meine eigenen Probleme schmerzte mich in dieser Zeit der Tod meines Vaters. Ich konnte mir ja Implantate machen lassen und wieder irgendwie normal aussehen, aber meinen Vater bekam ich nicht wieder.

Vor dem Brustkrebs spielte ich gern Tennis, und meine Mitspielerinnen waren mein engster Freundeskreis. Nach der OP fragte ich als Erstes: »Wann kann ich wieder Tennis spielen?« Die Antwort lautete: »Sobald Sie wollen«, aber so sollte es nicht sein. Ich konnte mit meinen Armen monatelang noch nicht mal meine Handtasche halten, Auto fahren oder sonst irgendwas anfangen. Nach einem aufwendigen Therapieprozess mit einer wunderbar fürsorglichen Yogalehrerin habe ich inzwischen wieder Freude am Tennis, spiele aber bei Weitem nicht mehr auf dem alten Niveau. Was mir im Alltag hilft, ist regelmäßiges, behutsames Yoga.

Sechs Jahre nach meiner Gesundung wurde mir klar, dass mein Leben nur aus Arbeit bestand. Spontan versuchte ich es mit dem Trommeln und landete bei der Marimba. Das Marimbaspielen brachte mich innerlich zum Klingen, aber um größere Schlägel für bestimmte Instrumente handhaben zu können, musste ich Kraft aufbauen und bestimmte Dehnübungen machen, die ich vom Yoga kannte. Meine Leidenschaft für die Musik veranlasste mich, mein Berufsleben so umzuorganisieren, dass ich mehr Zeit für das hatte, was mir wichtig war.

Brustkrebs war ein Riesengeschenk für mich. Es war der Arschtritt, der mir beibrachte, für mich selbst einzustehen. Ich habe noch rechtzeitig gelernt, Anwalt meiner eigenen Interessen zu sein und die richtigen Entscheidungen für meinen Körper zu treffen. Diese Einstellung habe ich auch nach der Krankheit bewahren können. Ich verstehe es jetzt, das mir Gegebene zu akzeptieren, das mir Wichtige zu achten und das Mich-glücklich-Machende zu verfolgen. Ja, mein Körperbild hat einen schweren Schlag erfahren, aber mein Leben ist jetzt reicher als zuvor – und stellt euch vor: Ich spiele in einer Marimba-Band, hol mich der Teufel!

EIN ANTIOXIDATIVES PULVERFASS

Würden Sie etwas trinken, das wie eine hochgezüchtete Grüntee-Elitetruppe wirkt? Aber klar doch, denken Sie jetzt, her damit! Am besten ließe sich das Potenzial von Grüntee doch ausschöpfen, indem man das ganze Blatt isst. Aber wer möchte schon Teeblätter kauen wie ein bambusfressender Pandabär? Zum Glück gibt es eine elegantere Lösung.

Matcha ist reines Grüntee-Pulver, zwischen Mühlsteinen zerriebene Teeblätter. Wer Matcha trinkt, nimmt nicht nur die wasserlöslichen Moleküle auf, die beim Aufbrühen aus dem Teeblatt gelöst werden. Matcha ist keine Infusion, sondern eine Diffusion aus Wasser und Teeblatt, also verzehrt man damit ganze Teeblätter. Man nippt sie aus einer Schale. Genau, Matcha wird traditionell in einer Schale zubereitet und auch daraus getrunken. Und mit traditionell meine ich in den letzten 1000 Jahren. Die Chinesen waren die Ersten, die grünen Tee trockneten und zu einem feinen Pulver zerrieben. Sie verquirlten das Teepulver in einer Schale mit Wasser und nannten es Teeschlamm. Irgendwann wurde dieses Verfahren in China fallen gelassen, aber erst nachdem reisende Zen-Mönche aus Japan es aufgegriffen hatten. Die Teesamen, die sie nach Japan mitbrachten und anpflanzten, wurden dort nach ganz neuen und anderen Methoden gehegt und verarbeitet und mit der Zeit erblühte in Japan eine der bedeutendsten Teekulturen aller Zeiten. Pulverisierter Matcha-Grüntee ist seit dem 13. Jahrhundert ein unumstößlicher Teil der japanischen Kultur und noch heute in Japan ein hochgeschätztes Getränk.

Zen-Mönche haben sich wahrscheinlich sehr wenig um Krebsvorsorge gekümmert, aber sie wussten, wie man lange und stressfrei lebt. Eines ihrer Geheimnisse war der Matcha, der ihnen während stundenlanger Meditationen Wachheit, aber auch Ruhe schenkte. Aus dem mönchischen Teetrinken entwickelte sich die japanische Teezeremonie, *Cha-do* genannt, der »Tee-Weg«. Der Weg des Tees, wie wir ihn nennen, ist das zeremonielle Zubereiten und Anrichten von Matcha und wurde vom großen Tee-Meister des 16. Jahrhunderts, Sen no Rikyū, unter dem Einfluss zenbuddhistischer und taoistischer Prinzipien begründet. Nach schönem altem Brauch wird das Teepulver in einer Rühr- und Trinkschale weihevoll zu einem schaumigen, süß-herzhaften Trunk verquirlt. Die japanische Teezeremonie ist ein Erlebnis harmonischer und besinnlicher Achtsamkeit, bei dem Gast wie Gastgeber einander im Geiste der Anmut, der Schönheit und der Höflichkeit begegnen. Ein Zitat von Okakura Kakuzo, einem Tee-Meister des frühen 20. Jahrhunderts, bringt meines Erachtens den Sinn der Zeremonie auf den Punkt: »Perfektion ist überall, wenn wir uns nur entschließen, sie zu erkennen.«

Die Geschichte dieser Teezeremonie hat auch ein makabres Kapitel. Im Zweiten Weltkrieg nahmen japanische Kamikaze-Piloten an einer Teezeremonie teil, wenn sie zu ihrem Todesflug beordert worden waren. Eine Schale mit perfekt aufgeschäumtem grünen Tee war ihr letztes Getränk. Zum Kamikaze-Geschwader gehörte ein Großmeister in fünfzehnter Generation, Soshitsu Sen, der die Zeremonien abhielt. Bemerkenswert ist, dass der Krieg endete, bevor seine Nummer gezogen wurde.

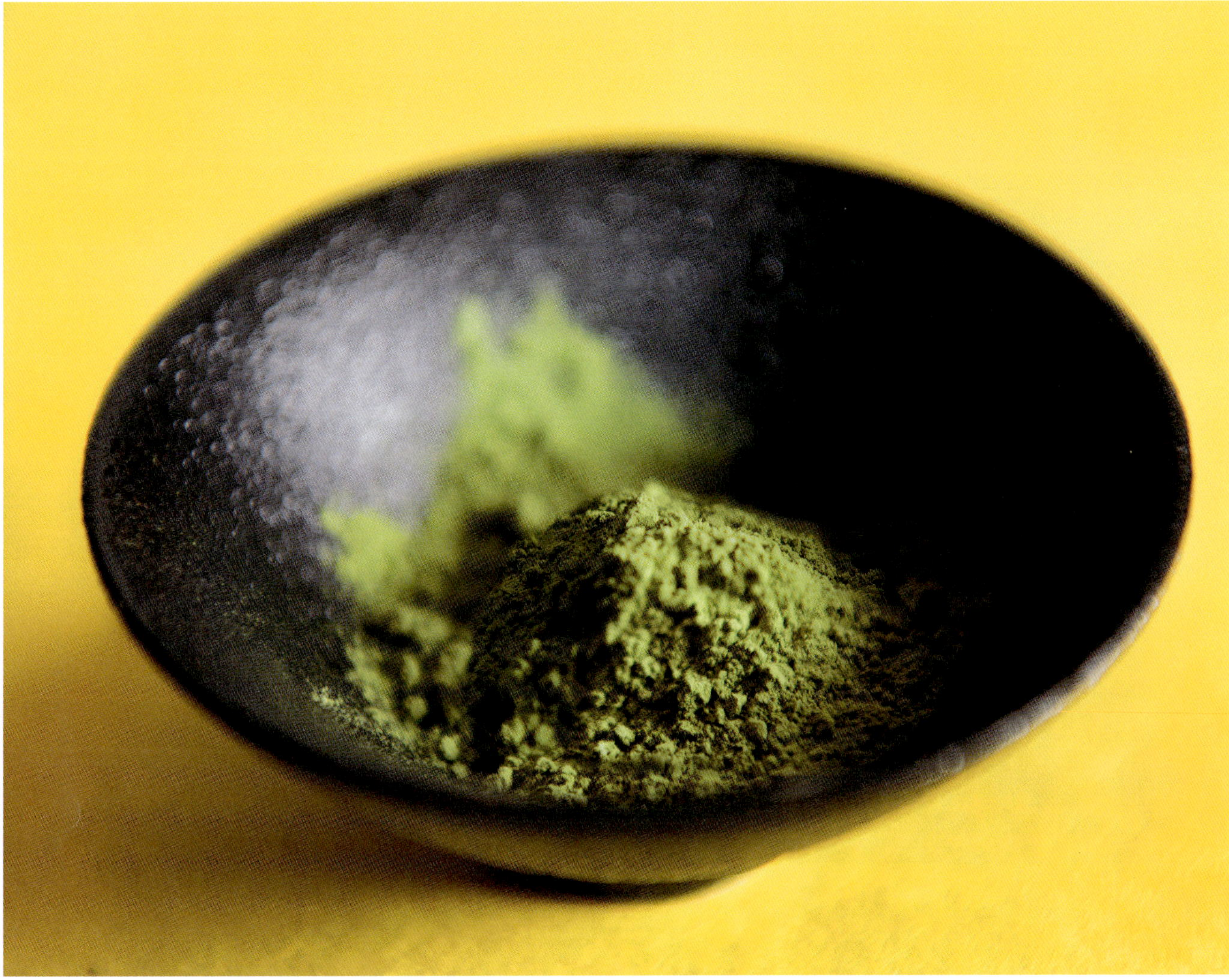

WOZU MATCHA?

Wozu geben wir uns eigentlich mit der japanischen Teezeremonie ab? Der Punkt ist, dass eine Portion Matcha eine mehrfache Menge an Antioxidantien liefert als ein Becher aufgebrühter loser Tee. Und das ist die Abkürzung, von der ich bereits gesprochen habe: Wer sich in der kürzestmöglichen Zeit seine täglichen Tee-Polyphenole einverleiben will oder muss, schlürft seine Fünfbecherdosis einfach als kalt gemixten Matcha aus der Flasche, zubereitet in zehn Sekunden. Ist das nicht praktisch? Damit ist man quasi auf der Catechin-Überholspur. Der Gewichtsanteil von EGCG ist bei Matcha etwa doppelt so hoch wie bei loseblättrigem grünen Tee. Matcha liefert zudem 30-mal so viel Vitamin C wie normaler Grüntee. Protein- und Kalziumgehalt von Matcha lassen grünen Tee alt aussehen – sie sind etwa 200-mal so hoch und der Eisenanteil beträgt mehr als das 50-Fache. So betrachtet ist Matcha trinken wie Gemüse essen. Da bekommt man was fürs Geld.

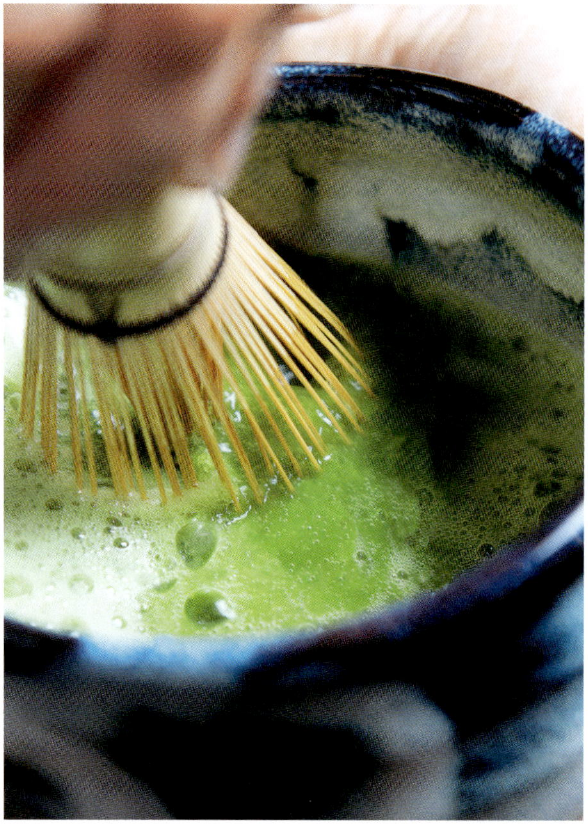

HINTERGRUND

Der Urvater des japanischen Teeanbaus und Zen-Priester Eisai verfasste 1211 ein zweibändiges Buch mit dem Titel *Wie man durch Teetrinken gesund bleibt*. Es beginnt mit dem Satz: »Tee ist die vollendete Arznei für Körper und Geist und besitzt die Fähigkeit, das Leben vollkommener und erfüllter zu machen.« Mag sein, dass die Zen-Mönche des 13. Jahrhunderts nicht viel über Krebs nachdachten, aber sie wussten eine ganze Menge mehr als wir über die gesundheitlichen Wirkungen von Tee. Welches Verfahren extrahiert wohl die meisten Antioxidantien aus dem Teeblatt: das Aufbrühen mit kochendem oder fast kochendem Wasser mit anschließendem Wegwerfen der Blätter und Trinken des Absuds oder der schlichte Verzehr der reinen, gemahlenen Blätter?

Matcha wird aus Tee allererster Qualität hergestellt, der unter strengstens geregelten Bedingungen angebaut wird. Das ist kaum überraschend – der Hauptdarsteller der japanischen Teezeremonie wächst wohl kaum auf irgendeinem Gestrüpp. Die für den Matcha bestimmten Teeblätter verbringen einen Teil ihrer Wachstumsperiode im Schatten. Zur Erntezeit werden die beschatteten Blätter von Hand gepflückt. Danach werden sie so lange gedämpft, bis sie durchgetrocknet sind, und dieser Arbeitsschritt trägt zur fast neongrünen Farbe des Matchas bei. Matcha-Blätter werden nie gewalzt oder geknetet – ihre Stängel werden entfernt, sodass nur der zarteste Teil des Blattes übrig bleibt. Zuletzt werden die Blätter mit einem Granitstein (ähnlich einem riesigen Mörser) zu feinem grünem Pulver vermahlen. Die sparsame Besonnung sorgt für eine maximale Chlorophyllbildung in den Blättern und damit für die tiefgrüne Farbe. Derartige Tees schmecken grasiger als chinesische Grüntees, die unter sonnigeren Bedingungen wachsen. Der Schatten verleiht japanischen Grüntees auch ihren herzhaften, gemüsigen, fast schon algigen Geschmack.

WIE MAN PERFEKTEN MATCHA MACHT

Reines Matcha-Pulver und echtes, traditionelles Teezeremonie-Zubehör sind die besten Voraussetzungen, um die Zubereitung von frischem, leckerem Matcha zu erlernen. Alles Nötige findet man in den meisten Asia-Märkten, Teeläden oder auch online. Matcha ist in vielen Qualitäts- und Preisstufen erhältlich. Beim ersten Mal habe ich minderwertigen (aber günstigen) Matcha gekauft und mit der Gabel in wahrscheinlich zu heißem Wasser verkleppert. Als ich ihn probierte, kam er mir fast wieder zur Nase heraus. Mit besserem Matcha und etwas Übung werden Sie Ihre Technik bald perfektionieren und Ihren Gästen eine süße, schaumige Schale dieser antioxidantienreichen Teespezialität vorsetzen können. Wer dieses Kunststück meistert, kann sich Tee-Sommelier nennen und seinesgleichen in diesem Land an einer Hand abzählen.

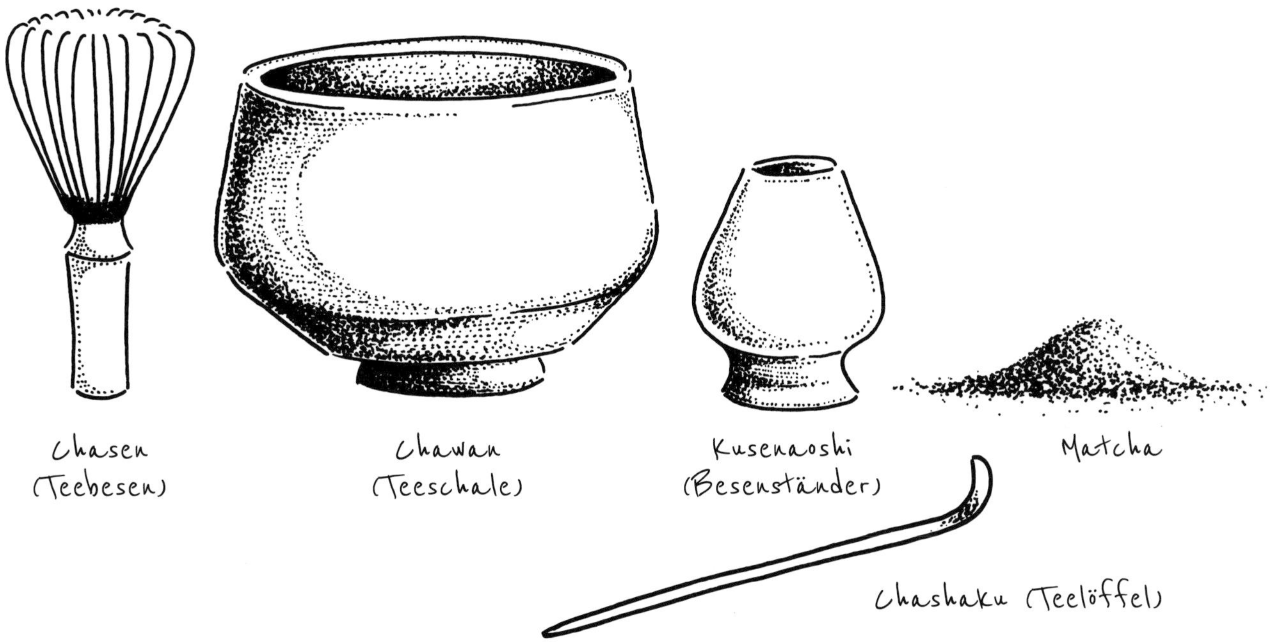

Unverzichtbare Tools für die Zubereitung einer echten Matcha-Bowl: eine Teeschale (Chawan), ein Teelöffel (Chashaku) und ein Teebesen (Chasen).

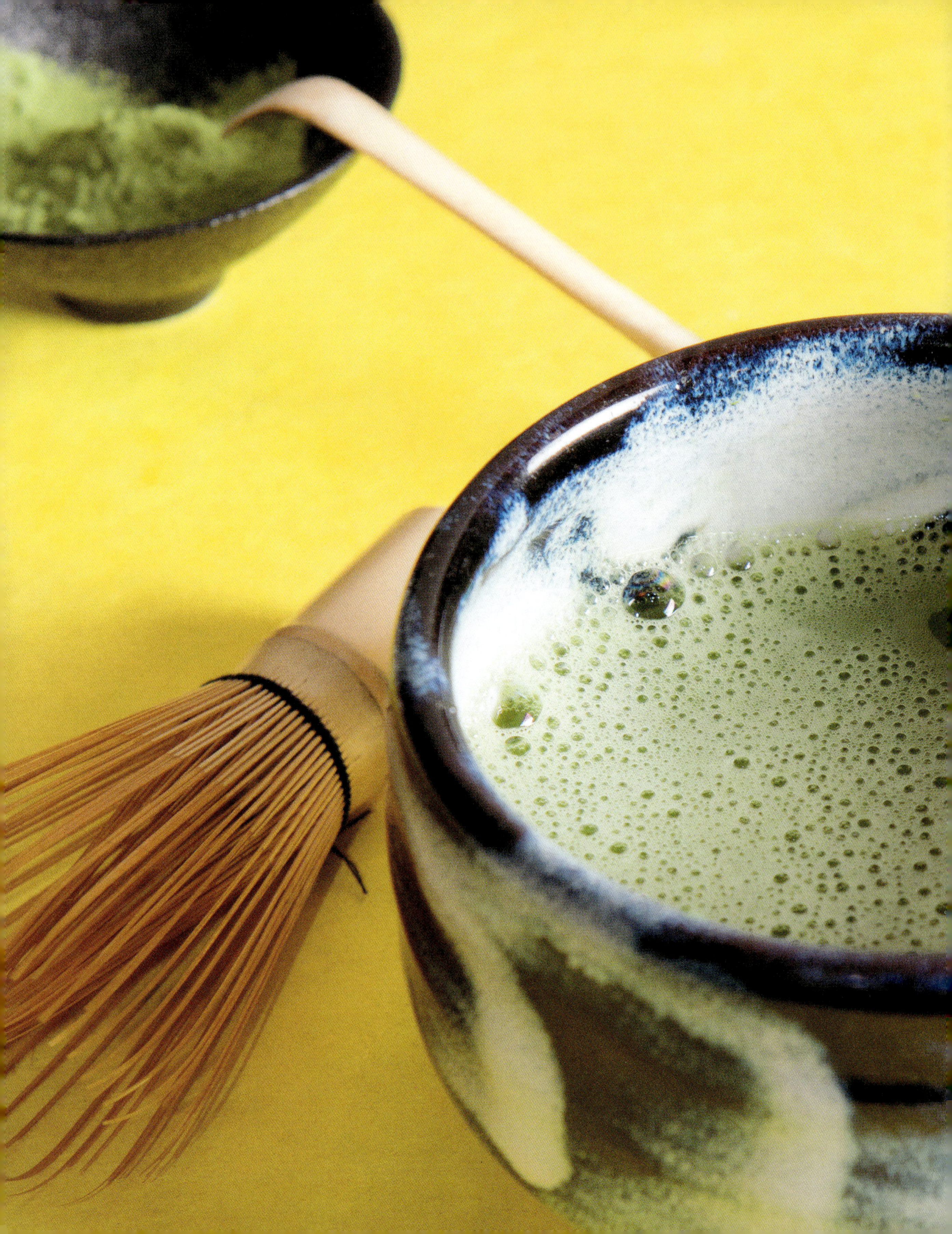

Mit dem traditionellen Teebesen aus Bambus lässt sich das Grüntee-Pulver vollständig im Wasser auflösen, sodass eine aufgeschäumte, glatt gerührte, wohlschmeckende Schale Matcha entsteht. Wer zum ersten Mal in der eigenen Küche nach althergebrachtem Zeremoniell eine Schale Matcha zustande bringt, den muss dieses grüne Elixier, das für Harmonie, Respekt, Reinheit und Gelassenheit steht, einfach bezaubern. Ein doppeltes Geschenk, wenn man bedenkt, dass wir uns für Matcha eigentlich nur aus gesundheitlichen Gründen interessiert haben.

Ein wichtiger Punkt ist, bei der Qualität des Pulvers keine falschen Kompromisse zu machen. Das ist kein Tee-Snobismus. Matcha ist ohnehin schon teuer. Er ist zudem die Teesorte, die bei Portionierung, Wassertemperatur und -qualität die höchste Präzision erfordert, wenn man ein schmackhaftes Ergebnis will. Es lohnt sich, ein paar Cent mehr für jede Tasse auszugeben, denn sie können darüber entscheiden, ob man an diesem gesunden Getränk Geschmack findet. Pro Tasse braucht man im Vergleich zu losem Tee nur die Hälfte des Gewichts. Ein Teelöffel Grünteeblätter wiegt ungefähr zwei Gramm, während eine Dosis Matcha nur einen halben Teelöffel beträgt und rund ein Gramm schwer ist.

TIPPS, WIE DER MATCHA GELINGT

Achten Sie darauf, ob die Farbe des Pulvers eher grün (frisch) oder oliv (zu lange gelagert) ist.

Kaufen Sie keinen klumpig wirkenden Matcha. Und wenn doch, dann sieben Sie ihn. Glauben Sie mir, beim Verquirlen werden Sie sich dafür danken.

Kaufen Sie wenn möglich Bio-Matcha. Sie wollen ihn ja eigentlich essen.

Achten Sie darauf, dass Ihr Matcha aus Japan stammt. Nach 1000 Jahren wissen die Japaner besser als sonst jemand, wie es geht. Wenn nicht Japan draufsteht, können Sie davon ausgehen, dass er auch nicht von dort kommt, da sich Matcha japanischer Herkunft teurer verkaufen lässt.

Wichtig ist, dass das Matcha-Pulver frisch bleibt. Bewahren Sie es daher kühl, luftdicht verschlossen, geschützt vor Feuchtigkeit und direktem Licht und nicht neben stark riechenden Lebensmitteln auf.

Auf die Dosis kommt es an: ½ Teelöffel (1 g) auf 1 Tasse (120 ml) frisches Wasser.

Mischen Sie in zwei Schritten. Zuerst eine Paste anrühren, dann das restliche Wasser hinzugeben.

Die Wassertemperatur sollte zwischen 70 und 75 Grad Celsius liegen.

Beim Verquirlen den Matcha locker aus dem Handgelenk heraus schlagen.

PERFEKTER MATCHA – SCHRITT FÜR SCHRITT

1. Mit dem Messbecher 120 Milliliter siedendes Wasser abmessen und 3 bis 4 Minuten abkühlen lassen, bis es fast berührbar ist – das müsste bei 70 bis 75 Grad Celsius sein. Das ist ganz wichtig. Mit zu heißem Wasser zubereiteter Matcha ist nicht nur bitter, sondern enthält auch weniger Vitamin C. Während das Wasser abkühlt, die Matcha-Schale zur Hälfte mit heißem Wasser füllen, um sie vorzuwärmen. Die Schale vor Schritt 2 leeren.

2. ½ Teelöffel (1 g) Matcha-Pulver in die Schale geben und 1 Esslöffel Wasser aus dem Messbecher zugeben. Das Pulver energisch in das Wasser einrühren, bis eine weiche, glatte Mischung entsteht.

3. Den Rest des Wassers aus dem Messbecher hinzufügen und den Matcha mit einer Zickzackbewegung des Handgelenks schön schaumig aufschlagen. Dabei mit jedem Schlag die Mitte der Schale durchqueren. Den Quirl oder Besen locker in der Hand halten, damit das Handgelenk entspannt und frei beweglich bleibt. Mit der anderen Hand die Schale immerzu drehen oder aber die Richtung der Schlagbewegung verändern, sodass der ganze Inhalt der Schüssel vermengt und durchlüftet wird. Dazu sind etwa 100 Schläge hin und her nötig. Durchhalten – Sie schaffen es. (PS: Matcha lässt sich auch mit einem Milchschäumer verquirlen. Gibt's für unter 10 Euro.) Und jetzt: Trinken, solange er schön schaumig ist.

Gönnen Sie sich die Chance, sich an den Geschmack von Matcha zu gewöhnen. Ihre Geschmacksnerven brauchen womöglich ein paar Versuche, bis sie Appetit bekommen. Matcha ist von Natur aus süßer als loseblättriger Grüntee und auch wenn sein Geschmack den meisten von uns Westlern beim ersten Mal sehr eigenartig vorkommen mag, müssen die meisten zugeben, dass er einen fremdartigen Reiz hat.

DICKER ODER DÜNNER MATCHA?

Wer regelmäßig Matcha trinkt, wird je nach Stimmung und Geschmack entscheiden, wie viel Wasser hineinkommt. Die steifere Variante mit weniger Wasser nennt man dicken Tee (*koicha*), die feinere heißt dünner Tee (*usucha*). Je nach Tageszeit, Energielevel und Laune hat man womöglich Lust auf mal dünneren, mal dickeren Matcha. Ich bekomme morgens auf nüchternen Magen keinen starken Matcha runter, aber da ich gerne mit einem Matcha in den Tag starte, mache ich mir einen ziemlich dünnen. Am Nachmittag ist mir dann ein dickerer lieber. Jeder nach seinem Bauchgefühl! Wie antioxidativ und gesund er auch sein mag, Matcha kann man als Teespezialität erster Güte genießen, man muss ihn nicht wie Medizin schlucken. Aber wer das Gefühl hat, das Zeug nur mit einem »Zückerchen« runterzukriegen, sollte als Sprungbrett zum Aufgeschäumten lieber einen Matcha Latte oder Matcha-Smoothie probieren, um den Gaumen sanft an die intensive Wirkung der grünen Wundermischung zu gewöhnen.

AHA-ERLEBNIS MIT DER JAPANISCHEN TEEZEREMONIE

Als Besucher fühlt man sich in Tokio zu Besuch leicht von Technologie-, Mode- und Konsumterror erschlagen. Aber mitten in der ganzen verrückten Popkultur-Hektik, die sich mehr nach Presslufthammer anfühlt als nach Zen, wird die traditionelle Kultur sehr geachtet und viel praktiziert. Das Kabuki-Theater floriert, alte Architektur, die den Weltkrieg überstanden hat, wird sorgsam gepflegt und geschätzt und zu den beliebtesten Museen gehört das Tokio-Edo, ein wunderschöner moderner Bau im Sumoringer-Viertel, das die Welt des alten Tokio zeigt.

Einer meiner Besuche in Japan fiel in die Zeit der jährlichen Großen Teezeremonie in Tokio. Man sollte meinen, dass eine solche Tradition in den Zeiten von italienischem Espresso und Pariser Teemoden in dieser Stadt an Aufmerksamkeit verlieren würde. Aber sie ist quicklebendig und wird von vielen eifrigen Lehrlingen bei den älteren Tee-Geishas von Tokio erlernt. Alle drei großen Schulen der japanischen Teezeremonie gehen auf den Begründer des Tee-Weges, Sen no Rikyū, zurück. Die Zahl der Menschen, die zu Hause noch die Teezeremonie vollziehen, ist in den letzten Jahrzehnten drastisch gesunken, da sich das häusliche Leben in Japan sehr verwestlicht hat. Vielen Japanern geht inzwischen sogar die Fähigkeit ab, auf den Knien zu sitzen, so wie es traditionell bei der Teezeremonie üblich ist. Allerdings beginnen sich private wie öffentliche Schulen in den letzten Jahren wieder für die traditionellen Teezeremonien zu interessieren.

Ich freute mich so sehr, an dieser großen öffentlichen Teezeremonie teilnehmen zu können, dass ich als Erste da war. Wer mich kennt, hätte gewiss vermutet, dass ich meine Uhr auf die falsche Zeitzone eingestellt hatte ... aber die Gastgeber fühlten sich durch meinen Enthusiasmus geschmeichelt und gaben mir einen Platz in der ersten Reihe. Ehrlich gesagt war mir dieser exponierte Ehrenplatz gar nicht so lieb. Für die Zeremonie war eine ganze Stunde veranschlagt und ich hatte Sorge, ob meine Aufmerksamkeit das durchhalten würde. Man fragt sich doch wirklich, wie man mit dem Zubereiten und Anrichten einer Schale Tee eine Stunde zubringen kann. Wozu das Brimborium? Wozu die vielen Utensilien, die alles doch nur verkomplizieren? Und wozu macht man das Ganze vor einem so großen Publikum?

Die Veranstaltung fand im Teehaus meines Lieblingsparks Hamarikyū in Tokio statt. Es ist eine Uferanlage am Surigawa, die ein Shogun ehemals zur Entenjagd nutzte. Egal wohin man in diesem Garten blickt, er bietet immer ein perfektes Bild. Für mich ist die japanische Landschaftsarchitektur immer eine Ansammlung perfekt ausgewogener Szenerien gewesen. In diesem Park kann man keine schlechten Fotos machen, die Bildkomposition stimmt immer. Das Prinzip der perfekten Ausgewogenheit übertrug sich auch auf die Teezeremonie, bei der erst der Gastgeber und dann die Teilnehmer mit genau bemessenem Timing die Szene betraten. Selbst im Innehalten war immer noch Bewegung zu spüren. In den Gesten teilten sich Schönheit, Respekt, Demut und Wertschätzung mit. Harmonie durchzog auch das Verhältnis zwischen dem cremigen, aber bitteren Matcha-Schaum und den zarten, saisonalen Süßigkeiten, die zum Tee gereicht wurden. Dieses auf der Zunge zerschmelzende Naschwerk besteht üblicherweise aus Früchten der Region und der Saison in entsprechender Form (unseres war wie Ahornblätter zwischen Waffelblättchen geformt und schmeckte nach herbstlicher Pflaume). Beides allein wäre schon köstlich, aber zusammen ergaben Tee und Nascherei etwas Perfektes. Und wer hätte gedacht, dass diese wunderbar durchchoreografierte Vorstellung scheinbar im Nu vorbeiging? Womöglich war dies eine meiner ersten Meditationserfahrungen. Ich erkannte die Schönheit im Dinglichen und fand Frieden während einer hektischen Reise in die hektischste aller Städte. Auf jeden Fall wird mir diese Teezeremonie immer in Erinnerung bleiben.

MATCHA IST EIN SUPERFOOD

Dass Matcha voller krebsbekämpfender Catechine steckt, wissen wir. Aber gibt es noch andere Inhaltsstoffe, die Matcha zu einem Superfood machen?

Für Matcha spricht schon mal, dass man ihn aufisst. Da Tee eine Pflanze ist, nimmt man damit Phytochemikalien direkt zu sich. Matcha ist in Wirklichkeit eher Nahrung als Getränk. Er enthält Ballaststoffe und Protein, zwei Teelöffel (4 g) enthalten schon ein Gramm davon. Sie müssen deswegen nicht gleich auf Ihr Eiweißpulver verzichten, aber Matcha reichert Ihre Smoothies mit Protein und schnell verwertbaren Ballaststoffen an. Lösliche Ballaststoffe verbessern die Gesundheit des Verdauungstrakts und stabilisieren den Blutzuckerspiegel. Das grüne Pulver hält also alles im grünen Bereich, deshalb schwören ja auch Topmodels darauf.

Eine Portion Matcha liefert etwa 30-mal so viel Vitamin C wie grüner Tee. Kombiniert mit den anderen in Grüntee enthaltenen natürlichen Antioxidantien ergibt dies ein gutes Mittel gegen aufkeimende Infekte. Matcha enthält ebenso viel Vitamin C wie Zitronensaft.

Sie wissen ja, dass der für Matcha bestimmte Tee zeitweilig im Schatten heranwächst. Dadurch wird nicht nur die Chlorophyllkonzentration erhöht, sondern auch die der teespezifischen Aminosäure Theanin. Matcha enthält je Portion viermal so viel Theanin wie aufgebrühter grüner Tee. Dies mag der Grund dafür sein, dass die Koffeinwirkung bei Matcha nicht so stark ist wie bei sonstigem grünen Tee.

Chlorophyll verleiht dem Matcha nicht nur seine hübsche Knallfarbe, es ist auch richtig gesund (quasi flüssiger Sonnenschein). Es wirkt stark entgiftend, hat antibakterielle Eigenschaften und ein eigenes Arsenal an Antioxidantien. Chlorophyll ist hoch alkalisch und steigert aufgrund seines hohen Sauerstoffgehalts die Sauerstoffversorgung des Blutes. In der traditionellen Medizin wird es eingesetzt, um den Körper zu entgiften und den pH-Wert des Blutes zu regulieren. Es ist der Grund, warum manche Leute fünf Dollar für ein Glas Weizengrassaft hinblättern. Da ist Matcha doch die angenehmere und edlere Alternative – Schüssel und Quirl geschnappt und los!

Bei aller Begeisterung für Matcha muss man unglaubwürdigen Behauptungen zum Antioxidantiengehalt mit gehörigem Misstrauen begegnen. Matcha ist ein tolles und tatsächlich wirksames Produkt, aber manche Zahlen, die bezüglich seiner antioxidativen Wirkung herumposaunt werden, sind schlichtweg Unsinn. Händler und Zeitschriften verbreiten mitunter die Behauptung, Matcha enthalte 100-mal so viel EGCG wie normaler Grüntee. Das stimmt einfach nicht und gibt die Ergebnisse der im Zusammenhang zitierten Untersuchung völlig falsch wieder: Der EGCG-Wert von Matcha lag darin um das Hundertfache über dem eines billigen Beuteltees mit nicht mehr als Spuren von EGCG.

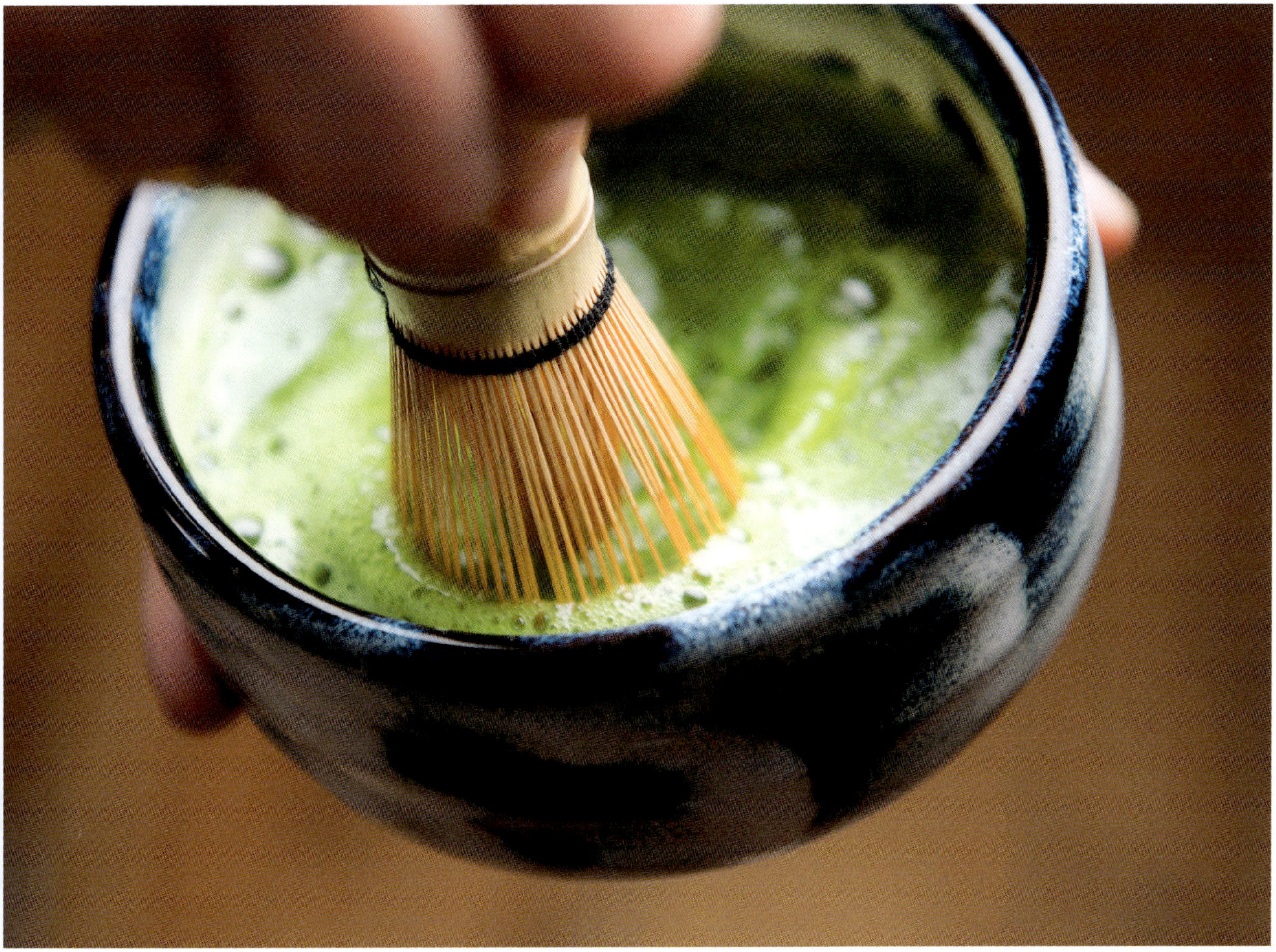

3 WEGE ZU EINEM SCHUB GRÜNTEE-CATECHINE

Eine Ihrer täglichen Teeportionen können Sie abhaken, wenn Sie einfach einen halben Teelöffel Matcha in Ihre Wasserflasche oder Ihren Kaffee kippen. Matcha ist Cold Brew ohne Ziehenlassen. Hier sind ein paar Tricks für alle, die zu faul für ein Minimum an Teezubereitung sind.

- ½ Teelöffel Matcha in eine Flasche Wasser geben und schütteln. Nach Belieben mit etwas Zitrone und Limone verfeinern.
- ½ Teelöffel Matcha in eine Flasche Kokoswasser geben und schütteln.
- ½ Teelöffel Matcha in einem Glas mit Milch (von der Kuh oder vegan) verrühren.

-3. TEIL-

Was noch gegen KREBS hilft

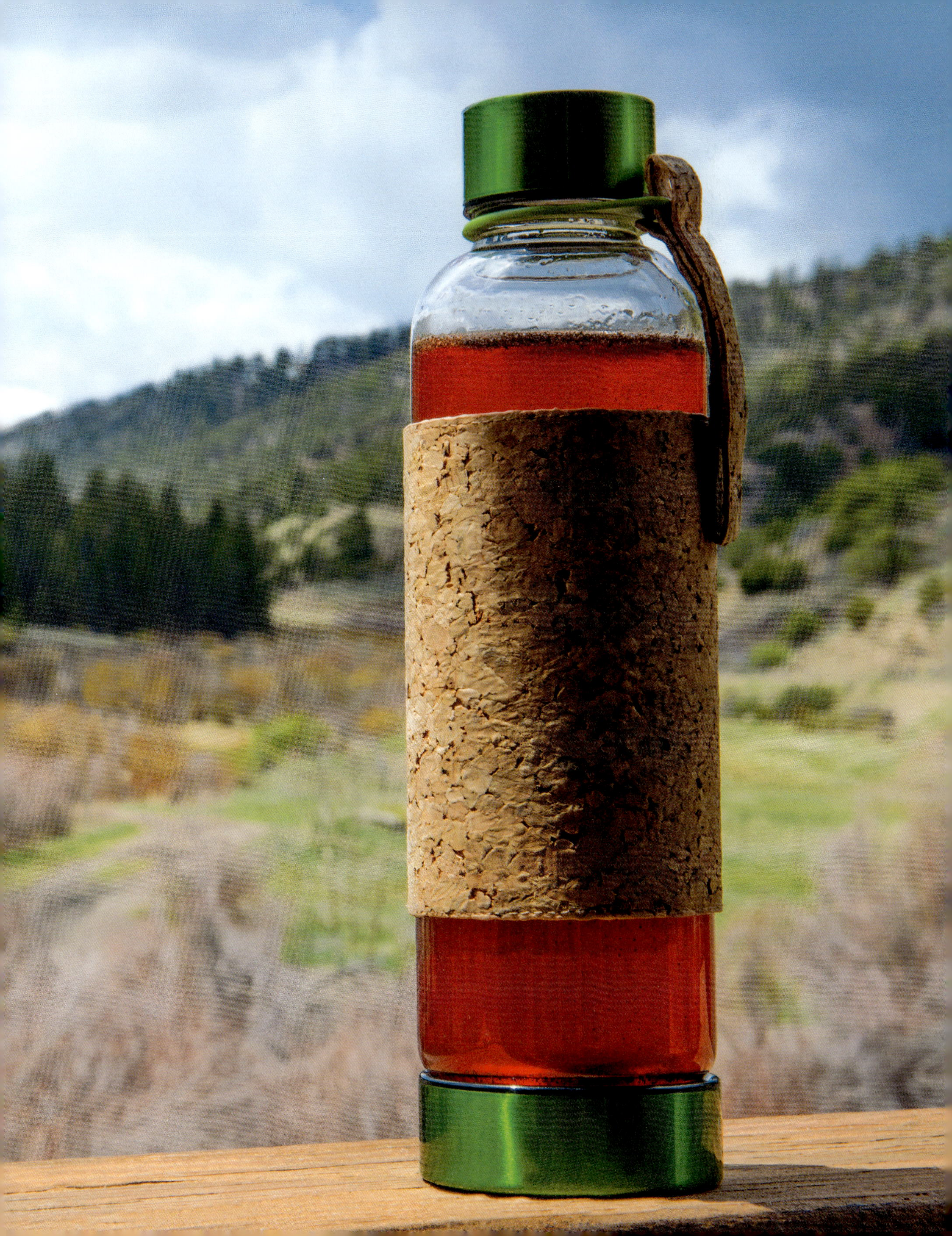

5. Kapitel

KREBS MAG KEINE GESUNDEN HERZEN

FOLGEN SIE IHREM HERZEN

Die Geschichte von Colorado Heartcycle

Colorado HeartCycle kam in den 1970ern auf, als eine Gruppe von Kardiologen im Selbstversuch die Wirkung von aggressivem Radfahren in großer Höhenlage auf die Herzgesundheit untersuchen wollte (ihr Befund war, dass es nicht schadet). Mit der Zeit verwandelte sich die Gruppe in einen gemeinnützigen Radlerverein, der geführte Touren durch die Region und sogar auf der ganzen Welt anbietet. Colorado HeartCycle veranstaltet jedes Jahr über ein Dutzend Touren, beispielsweise die Fireworks of Fall entlang des Hudson Rivers, die Heart of Holland Bike & Barge und die Love, Sweat & Gears für Mütter, Töchter und Schwestern zu den herrlichen Canyons und Thermalquellen von Colorado.

Dr. Eugenia Miller, Kardiologin und HeartCycle-Mitglied, äußert sich zu den gesundheitlichen Vorteilen von Sport so: »Wir wissen aus vielen langjährigen Forschungen, dass sich regelmäßige, moderate sportliche Tätigkeit positiv auf die Herzgesundheit, auf Bluthochdruck und Diabetes auswirkt, und zwar sowohl vorbeugend als auch bei schon bestehenden Beschwerden. Laut American College of Sports Medicine und American College of Cardiology sind 30 Minuten moderates Training am Tag oder 75 Minuten intensiveres Training pro Woche gut für die Gesundheit. Dadurch werden Blutzucker- und Blutfettwerte verbessert und Depressionen nachweislich gelindert. Für unterschiedliche Menschen eignen sich unterschiedliche Sportarten. Manch einer geht gern ins Fitnessstudio, um dort Geselligkeit und Motivation durch andere zu finden. Gemeinsam zu trainieren hat Vorteile – es macht mehr Spaß und sorgt dafür, dass man den Vorsatz, regelmäßig zu trainieren, auch ernst nimmt.«

LAND DER GEBROCHENEN HERZEN

Herzkrankheiten stehen auf der Rangliste der Todesursachen noch vor dem Krebs auf Platz eins. Nun fragen Sie sich vielleicht: »Was hat Krebs denn mit Herzkrankheit zu tun?« Aber kranke Herzen und Krebsgeschwüre haben mehr gemeinsam, als man meint, und **ein gesundes Herz senkt das Krebserkrankungsrisiko**. Der Krebs kann gesunde Herzen einfach nicht leiden.

Im Rahmen einer groß angelegten Studie, die das *Duke University Medical Center* an mehr als 6000 Männern durchführte, fanden Forscher heraus, dass diejenigen, die an Herzkrankheit litten, ein um 35 Prozent erhöhtes Risiko hatten, an Prostatakrebs zu erkranken. Und das Risiko stieg mit der Zeit sogar an. Nach Ablauf von vier Jahren lag das Prostatakrebserkrankungsrisiko in derselben Gruppe um 74 höher als bei den Männern mit gesunden Herzkranzgefäßen. Prostatakrebs ist in den USA nach Lungenkrebs die zweitgefährlichste Tumorerkrankung bei Männern.

Eine weitere groß angelegte Studie der *Northwestern University School of Medicine* in Chicago stellte fest, dass Menschen, die die von der *American Heart Association* (AHA) ausgegebenen sieben Richtlinien zur Herzgesundheit befolgten, ein um 51 Prozent niedrigeres Risiko hatten, an Krebs zu erkranken, als diejenigen, die sich nicht an diese Richtlinien hielten. Die Studie dokumentierte die Lebensweise von 13.000 gesunden Teilnehmern über eine Zeitspanne von 13 Jahren. Daneben wurden Messwerte zur Herzgesundheit festgehalten und die Teilnehmer wurden regelmäßig auf Krebserkrankungen untersucht. Wie sich herausstellte, erkrankten die Teilnehmer umso weniger an Krebs, je mehr der sieben Ratschläge sie befolgten. Wer sich an eine Richtlinie hielt, senkte sein Krebsrisiko um 20 Prozent. Wer fünf Punkte abhakte, war um 38 Prozent sicherer vor Krebs. Menschen, die sich sechs der sieben Tipps zu Herzen nahmen, hatten ein um 51 Prozent niedrigeres Risiko, an Krebs zu erkranken, als diejenigen, die keine der Vorgaben erfüllten. **Diese Studie zeigt, dass wir Kontrolle über unsere Gesundheit haben.**

20 Jahre nachdem die Untersuchungen 1987 begonnen wurden, konsultierten die Forscher Krankenakten und Krebsdatenbanken und stellten fest, dass bei 22 Prozent der Teilnehmer Lungen-, Brust-, Prostata- oder Darmkrebs diagnostiziert worden war. Und tatsächlich hatten diejenigen mit Krebsdiagnose tendenziell weniger von den AHA-Empfehlungen befolgt als die Teilnehmer ohne Krebs. Dass eine gesunde Lebens- und Ernährungsweise zu mehr Wohlbefinden und einem längeren Leben führt, wussten wir ja, aber die Nachricht, dass es einen Zusammenhang zwischen den Risikofaktoren für Herzkrankheit und Krebs gibt, ist schon ein Hammer. Kleine Änderungen der Lebensgewohnheiten machen unheimlich viel aus. Das sollte uns motivieren, aber nicht verrückt machen. Auf der nächsten Seite finden Sie eine Checkliste, mit der Sie eine Selbsteinschätzung vornehmen und feststellen können, welche der sieben guten Gewohnheiten Sie bereits draufhaben. Und die Punkte, die Ihnen noch fehlen, sollten Sie einen nach dem anderen angehen. Ihre Abscheu vor Krebs kann Ihnen helfen, Ihrem Leben eine wunderbare Wendung zu geben.

Ich habe mir ein Prinzip zu eigen gemacht, das es mir sehr erleichtert, dauerhaft ein gesundes Leben zu führen: die 80/20-Regel. Sie verhindert, dass ich mir Vorwürfe mache, wenn ich dann und wann etwas Falsches esse oder trinke. Sie hat mein Verhältnis zum Essen völlig verändert. Ich habe keine Versagensängste oder Verzweiflungsanfälle mehr, die sowieso nur das Denken vergiften. Nach der 80/20-Regel darf ich in 20 Prozent der Fälle auf die Gesundheit pfeifen. Ich kümmere mich nur um die 80 Prozent und lasse die 20 Prozent einfach machen. Das gilt immer dann, wenn ich unterwegs, auswärts oder mit Freunden esse oder schlicht und einfach einen leckeren Nachtisch möchte, der nicht auf der Liste mit gesunden Schlemmereien steht. Alles kein Problem, solange ich mir diese Eskapaden nur in 20 Prozent der Fälle erlaube. Für mich wird dadurch ein gesundes Leben absolut machbar.

EIN HERZ FÜR DAS HERZ

Hier sind die sieben Gefallen, die Sie Ihrem Herzen tun können. Und nur dass Sie es wissen: Ein gesundes Herz ist ein Arschtritt für den Krebs.

1. **Runter vom Sofa**
   Machen Sie mindestens fünfmal in der Woche 30 Minuten moderate körperliche Betätigung. Oder seien Sie ein gutes Herrchen oder Frauchen und gehen Sie mit dem Hund raus, wenn Sie von der Arbeit kommen. Und trinken Sie eine halbe Stunde vorher einen Tee, das regt die Fettverbrennung an.

2. **Weg mit dem Bauch**
   Rund zwei Drittel der US-amerikanischen Erwachsenen sind übergewichtig oder fettleibig. Überschüssiges Fett, besonders das um die Körpermitte herum, ist ein Gesundheitsrisiko. Tun Sie was, damit Ihr Gewicht ein gesundes Maß erreicht und einhält. Crunches sind nicht Ihr Ding? Dann machen Sie Kniebeugen und Planking. Trinken Sie Tee, wenn Sie geschwitzt haben.

3. **Bewusst essen**
   Eine Ernährungsweise, die auf Vollkorn-Ballaststoffe, mageres Protein, Obst und Gemüse (und Tee!) in allen Farben setzt und gesättigte Fette und Transfette, Cholesterin, Natrium und raffinierten Zucker meidet, kann sehr gesundheitsfördernd wirken.

4. **Hände weg von süßen Getränken**
   Behalten Sie Ihren Blutzuckerspiegel unter Kontrolle. Machen Sie sich lieber einen Tee und trinken Sie ihn ungesüßt.

5. **Vorsicht vor Cholesterin**
   Wenn zu viel LDL-Cholesterin im Blut ist, kann sich arterielle und venöse Plaque bilden. Das ist schlecht fürs Herz. Grüner Tee hilft dagegen. Lassen Sie Ihre Werte checken.

6. **Runterkommen**
   Achten Sie auf Ihren Blutdruck. Bluthochdruck ist der wichtigste Risikofaktor für Herzerkrankungen. Hibiskustee kann dagegen helfen.

7. **Nicht rauchen**
   Punkt. Lassen Sie das sein, um jeden Preis. Entwickeln Sie lieber eine Sucht nach Tee.

Herzerkrankungen sind fies. Jeder vierte Erwachsene in den USA stirbt daran. Auch in Deutschland sind Herz-Kreislauf-Erkrankungen die Todesursache Nummer 1. Von der Krebsvorbeugung mal ganz abgesehen, sollte Sie allein diese Tatsache dazu bringen, Ihr Herz mit maximaler Liebe und Fürsorge zu behandeln.

TEE IN PARIS

Wer in Paris Tee bestellt, wird entweder für prätentiös gehalten (Snob-Faktor) oder für krank (verträgt keinen Kaffee). Meiner Meinung nach sollte man diese Reaktionen mit Humor nehmen. Immerhin gibt es in Paris einige ziemlich spektakuläre Tee-Etablissements, die zum Teil schicker sind als die stereotypen, romantischen Straßencafés. Und es gibt irrsinnig fantastische Tees und Gebäcke zu kaufen, denn alles Kulinarische wird hier sehr ernst genommen. Das merkt man an der Qualität des Tees. Richtig schlechter Tee ist in Paris nur schwer aufzutreiben. Jenseits von Asien mag dies der einzige Ort sein, wo das der Fall ist. Ironischerweise ist auf der anderen Seite des Kanals, in England, wo der Pro-Kopf-Verbrauch weit höher ist, die Qualität meist nur mittelmäßig. Die Franzosen haben sich ihren Tee zu eigen gemacht. Ihre Teeläden riechen zwar wie Parfümerien, führen aber hochwertige Tees, die das Herz jedes Kenners frohlocken lassen. Auch wer keinen aromatisierten Tee mag, findet hier gute Ware. Aber ich lasse mich immer gerne von den heißesten Tee-Trends der Stadt verführen. Und noch was: In Paris darf man so tun, als könne einem Gebäck nichts anhaben. Frankreich kann das weltweit niedrigste Vorkommen von Herzerkrankungen aufweisen. PS: Beim Abendessen unter dem funkelnden Eiffelturm bloß nicht den Rotwein und die Zartbitterschokolade vergessen ...

HERZGESUND MIT TEE

Die moderne medizinische Forschung hat viele positive Wirkungen von Tee entdeckt, darunter auch die Tatsache, dass es gesund für das Herz ist, wenn man viel Tee trinkt. Ich wiederhole: Wer Tee trinkt, um es dem Krebs zu zeigen, tut gleichzeitig was für sein Herz.

Die *Seven Countries Study* war eine Langzeituntersuchung, bei der die Ernährungs- und Lebensweisen in sieben unterschiedlichen Ländern über ein halbes Jahrhundert hinweg verglichen wurden. Die Ergebnisse zeigten, dass Herzerkrankungen vermeidbar sind. Nach jahrzehntelangen Datenerhebungen ergab die Studie, dass bei Menschen mit überdurchschnittlich hoher Flavonoidzufuhr seltener Herzerkrankungen auftraten. Ältere Männer, die mehr als 960 Milliliter Tee am Tag tranken, starben mit 60 Prozent niedrigerer Wahrscheinlichkeit an Erkrankungen der Herzkranzgefäße als solche, die weniger als 480 Milliliter konsumierten. Männer mittleren Alters, die täglich mindestens 1,2 Liter Tee genossen, hatten, verglichen mit denjenigen, die weniger als 600 Milliliter tranken, ein um den Faktor drei gesenktes Schlaganfallrisiko. Na, wenn das nicht Durst auf Tee macht! Nebenbei: Die *Seven Countries Study* war nicht sexistisch gedacht – als die Forschungen in den 1950ern aufgenommen wurden, starben erst wenige Frauen an Herzerkrankungen.

Bei manchen Menschen reicht es nicht, die Cholesterinzufuhr einzuschränken, um den Cholesterinspiegel im Blut deutlich zu senken. Aber grüner Tee trägt nachweislich dazu bei, den Cholesterinspiegel niedrig zu halten. Außerdem haben Forschungen ergeben, dass die in Grüntee enthaltenen Antioxidantien, die freie Radikale fangen, möglicherweise zur Vorbeugung von Arteriosklerose beitragen, besonders in den Herzkranzgefäßen. Studien zufolge kann grüner Tee die Funktionsfähigkeit der Blutgefäße rasch verbessern. Bei Testpersonen wurde schon 30 Minuten nach dem Teetrinken eine deutliche Erweiterung der Arterien festgestellt. Daher sollten Sie gleich morgens Tee aufbrühen und den ganzen Tag lang trinken. Auf diese Weise haben Sie immer reichlich Antioxidantien im Blut. Timing ist alles.

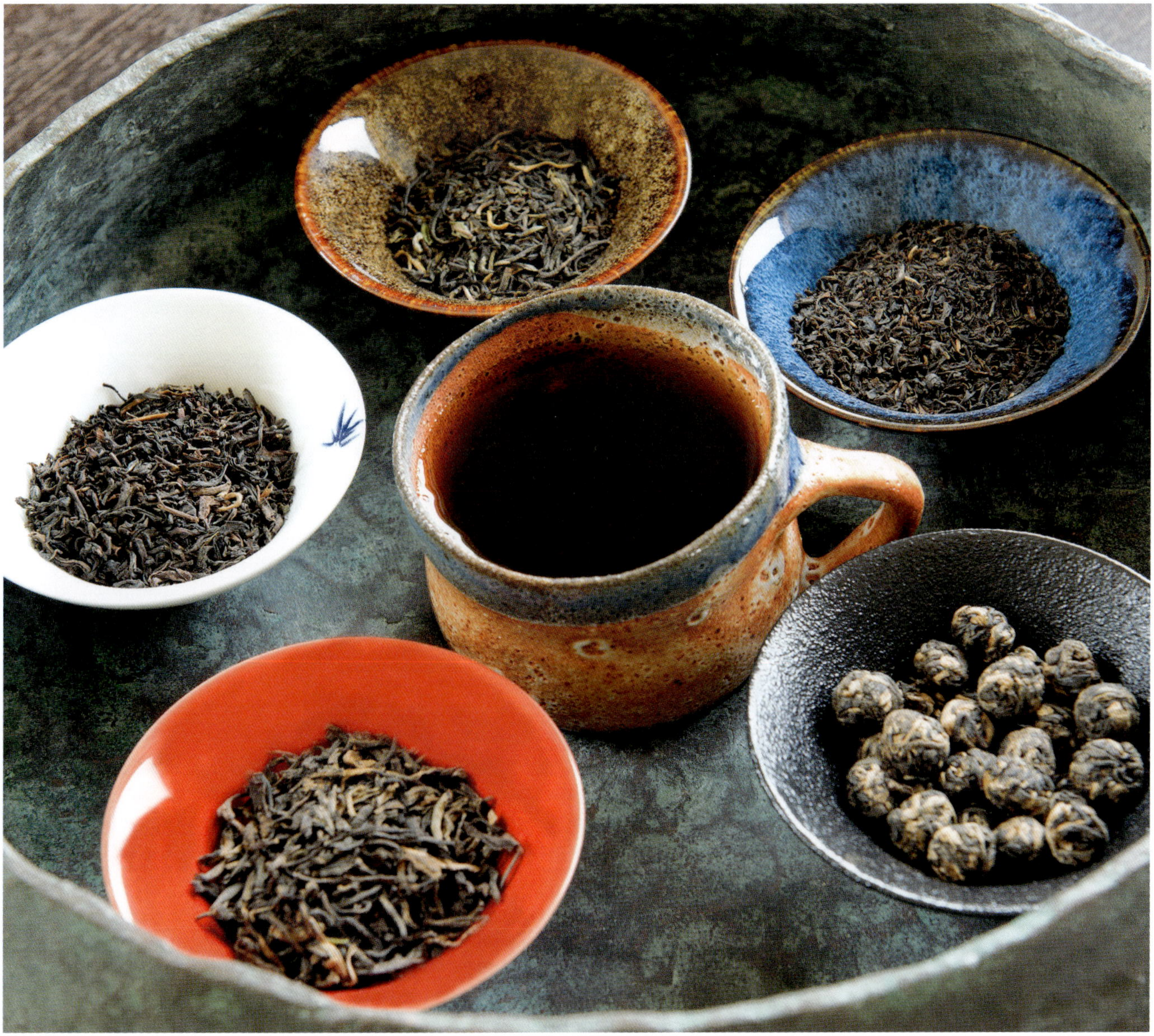

Täglich Schwarztee zu trinken kann auch Herzerkrankungen vermeiden helfen. Forschungen zufolge kann schwarzer Tee die Kreislauftätigkeit bei gesunden Menschen verbessern. Positive Effekte zeigen sich schon bei einem Becher Tee (240 ml) am Tag und steigern sich mit zunehmendem Teegenuss (die Studie untersuchte Teetrinkgewohnheiten von bis zu 960 Milliliter pro Tag). Die in schwarzem Tee enthaltene Mischung von Polyphenol-Antioxidantien und anderen Stoffen hat ganz eigene positive Wirkungen auf die Herzgesundheit. Bei schwarzem Tee sollte man sich jedoch bewusst machen, dass er drei- bis viermal so viel Koffein enthält wie grüner. Bei 40 bis 60 Milligramm pro Portion kommt nach fünf Bechern (1,2 l) einiges zusammen. Denken Sie dran, die Grenze von 300 Milligramm pro Tag im Auge zu behalten. Die Nebenwirkungen von übermäßigem Koffeinkonsum können letzten Endes dem Herzen mehr schaden als nutzen.

SCHWARZER TEE

Schwarzer Tee ist das, was auf der Welt am häufigsten getrunken wird, wenn man von China und Japan absieht. Er füllt die noblen Tässchen des englischen Königshauses und der Bewohner von Downton Abbey und ist ebenso im *sweet tea* der Südstaaten zu finden. Von hohem Wiedererkennungswert ist auch der Gewürz-Chai, der gern mit Milch getrunken wird. Hunderte verschiedener Teesorten werden weltweit in über 30 Ländern angebaut. Sie alle sind in vielen Qualitätsstufen erhältlich, von maschinell verarbeiteten Krümeln bis hin zu handverlesenen ganzen Blättern. Die meisten Schwarzteesorten werden mehrmals im Jahr geerntet. In China wird schwarzer Tee aufgrund seiner Burgunderfarbe roter Tee (*hong cha*) genannt.

Grüner Tee wird in China als Getränk bevorzugt, und der Großteil der chinesischen Schwarzteeproduktion ist für den Export bestimmt. Es war der Westen, der dem schwarzen Tee überhaupt erst seine Bedeutung gab. In der Frühzeit des chinesisch-europäischen Teehandels per Karawane oder Überseeschiff büßte grüner Tee unterwegs viel an Geschmack und Aussehen ein. Also ließen die chinesischen Teebauern den Tee bei der Verarbeitung absichtlich welken, damit auf dem Weg nach Westen weniger davon verderben konnte. Die geernteten Blätter ließ man zunächst natürlich welken, bevor sie von Hand gedreht, gerollt und zerkleinert wurden. Danach wurden sie noch einmal gelüftet und schließlich im heißen Wok durchgetrocknet. Das Endergebnis war eine dunklere Version des klassischen chinesischen Grüntees. Indem man die Teeblätter oxidieren und schwarz werden ließ, löste man das Frischeproblem und machte den Tee länger haltbar.

Ungefähr seit der Gründung der Ming-Dynastie 1368 wird chinesischer Schwarztee aromatisiert und in den letzten Jahrzehnten wird er in Amerika und Europa immer beliebter. Der Zusatz von natürlichen Essenzen und Aromen macht den Tee zu einem sinnlichen kulinarischen Erlebnis, denn Tee und Duftzusatz verstärken einander oft im Zusammenspiel. Tee wird aromatisiert, indem den fertig verarbeiteten Teeblättern Früchte, Blütenauszüge oder andere Geschmacksstoffe zugegeben werden. Teeblätter jeder Art absorbieren Duftstoffe sehr gut. Zu den beliebten aromatisierten Schwarztees gehörten der Earl Grey, dem Bergamotte zugesetzt ist, Lapsang Souchong, der nach Nadelholzrauch duftet, Rosentee, Karamelltee und diverse Schwarztees mit Früchten.

Indien ist der zweitgrößte Tee-Exporteur der Welt. Wie in China wird aber der Großteil der Produktion inländisch verbraucht. Zwar ist die gleiche Teepflanze, die die kräftigen Schwarztees des südwestlichen Chinas hervorbringt, auch im Nordwesten Indiens heimisch, aber Tee spielte im indischen Alltag keine große Rolle, bis die Briten ihn Mitte des 19. Jahrhunderts im Land anzupflanzen begannen. Die dünne, zuckrige englische Zubereitung konnte indische Gaumen allerdings nicht zufriedenstellen. Aus dem Fundus der indischen Küche wurde daher das Getränk kreiert, das wir als Chai kennen. Jede Hausfrau und jeder Chai-Wallah hat sein eigenes Rezept für den sogenannten *masala chai* – »Gewürztee«. Richtiger indischer Chai ist ein scharfer, stark duftender Sud auf Schwarzteegrundlage, in dem Ingwer, Kardamom, Zimt, Piment, Pfeffer und Nelken köcheln.

JETZT KOMMT DER HAMMER!

Diese Superpflanze lässt das Herz-Kreislauf-System brummen wie ein menschlicher Ferrari:

Hibiskus

Mit diesem von Natur aus koffeinfreien Kraut kann man sich zu jeder Tageszeit auf gesunde Weise hydrieren. Hibiskustee ist eine natürliche Vitamin-C-Quelle, liefert jede Menge Antioxidantien, die das Immunsystem auf Trab bringen, und kann sogar als das Herz stärkender Nahrungszusatz gelten. Medizinische Forschungen sehen im Hibiskus ein vielversprechendes Mittel gegen Bluthochdruck, möglicherweise auch gegen einen erhöhten Cholesterinspiegel. Forscher haben herausgefunden, dass tägliches Trinken von Hibiskustee bei Erwachsenen mit leichtem Hochdruck blutdrucksenkend wirken kann.

Auf dem amerikanischen Markt ist Hibiskus die häufigste Zutat in Früchtetees. Die Blüten werden in den Tropen und Subtropen der ganzen Welt geerntet und ergeben nach dem Aufbrühen einen kühlenden, wohltuenden Trunk von kräftigem Rot. Auch kalt aufgesetzt schmeckt Hibiskus köstlich. In weniger als zehn Minuten hat man so eine köstliche Erfrischung trinkfertig. Die heiß aufgebrühten Blütenblätter ergeben einen exotisch-säuerlichen Geschmack, der an frische Cranberrys erinnert. Hibiskus ist ein Kräutertee, der Auge und Gaumen erfrischt und das ganze Jahr über als Durstlöscher taugt.

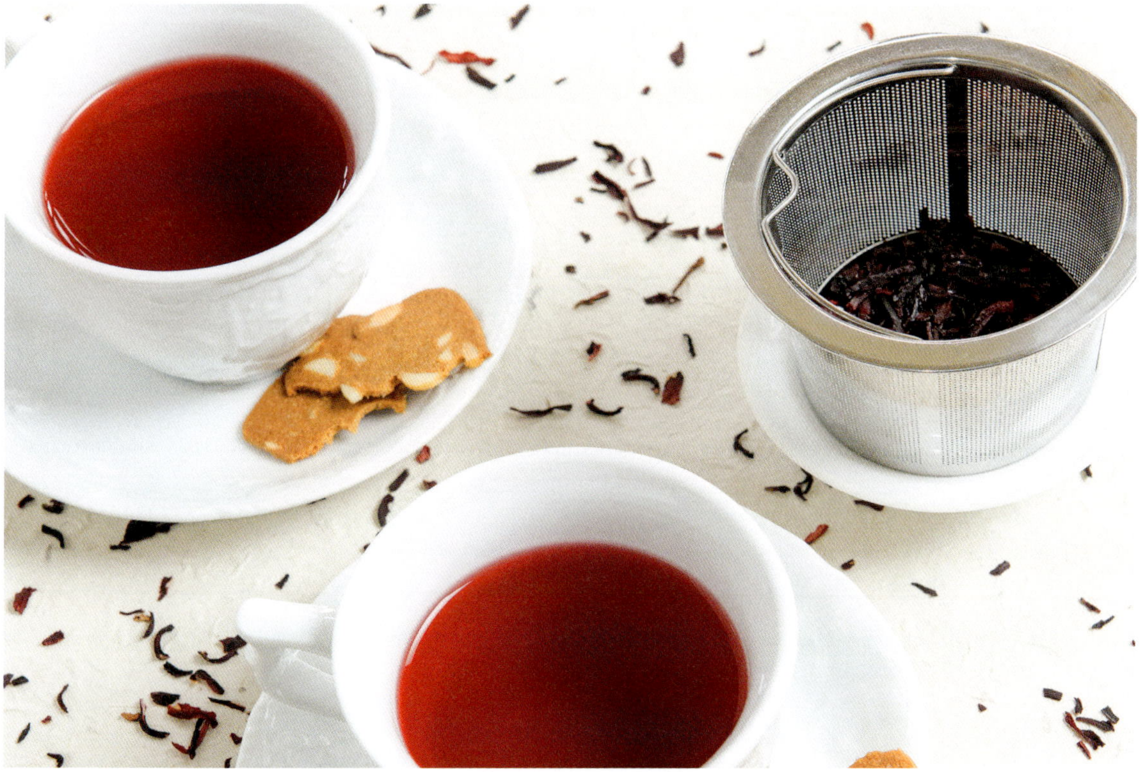

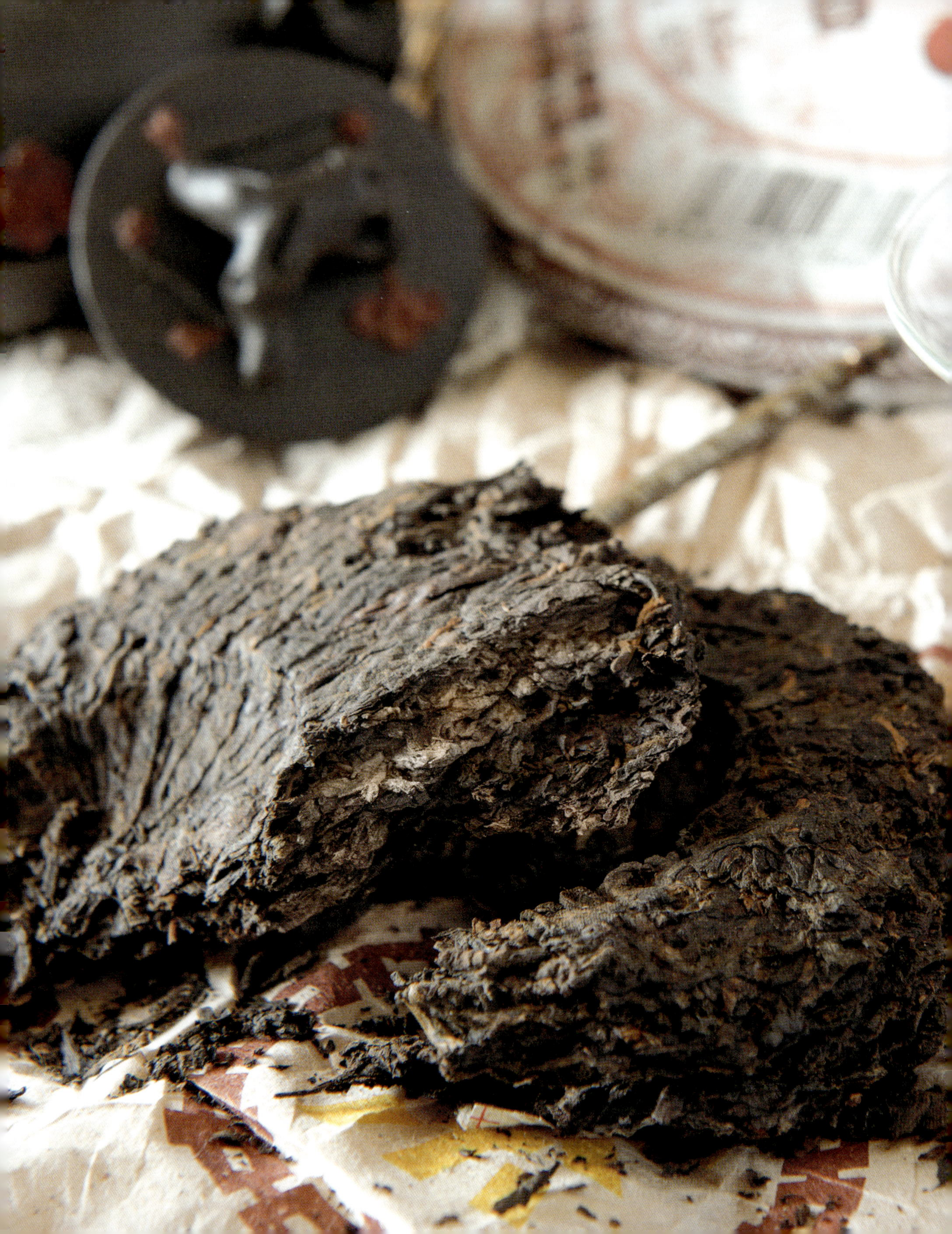

WIE ICH MICH IN PU-ERH VERLIEBTE

Als meine Affäre mit Pu-Erh-Tee vor 15 Jahren beim *Rocky Mountain Tea Festival* in meiner Heimatstadt Boulder ihren Anfang nahm, war es Liebe auf den ersten Schluck! Für mich war dies das luxuriöseste Heißgetränk, das ich je gekostet hatte: erdig, kräftig, robust und weich, als kuschele man sich in eine exotische, gemütliche Decke ein. Aber die meisten anderen Seminarteilnehmer, darunter auch meine halbwüchsigen Töchter, waren nicht meiner Meinung. Eine meiner Töchter spuckte den Tee in den nächsten Bach und sagte: »Alles, was man für diesen Geschmack braucht, könnte ich auch auf dem Komposthaufen bei uns im Garten finden.« Es wunderte mich, wie man vor diesem Sud, in dem das Trinkbare mit dem Denkbaren zusammenfloss und der aus Teeblöcken mit Namen wie »Kamel-Atem« entstand, nicht in die Knie gehen konnte.

Was Pu-Erh so einzigartig und bemerkenswert macht, ist der Umstand, dass bei seiner Verarbeitung der Oxidationsprozess nach dem Trocknen der Blätter nicht ganz gestoppt wird. Da die mikrobielle Fermentation noch weitergeht, reift Pu-Erh-Tee dynamischer als jede andere Teesorte. Das Ergebnis dieser Reifung ist mild und süß und seidig auf der Zunge. Pu-Erh-Tee wird oft wie Wein nach Jahrgang und Anbauregion eingeteilt. Die exklusivsten Pu-Erh-Tees werden aus Teeblättern hergestellt, die mit der Hand von uralten (100 Jahre und älter) wilden und halbwilden Teesträuchern gepflückt werden. Da ihr Wert mit dem Alter steigt, gelten sie in der Fachwelt als Investition. Während einer meiner ersten Chinareisen zu Teekaufszwecken sah ich, wie japanische Geschäftsleute ihre Pu-Erh-Blöcke bei einem spezialisierten Teehandel abholten, wo sie eigene, abschließbare Fächer hatten. Es war, als holten sie Juwelen aus einem Schließfach. Verglichen mit anderen Tees wird Pu-Erh von manchen Teekennern fast schon kultisch verehrt und manche sehen in ihm ein Relikt vergangener Teekulturen und -traditionen. Erst in jüngerer Zeit findet hochwertiger Pu-Erh-Tee seinen Weg in amerikanische Teehäuser und -läden. Ich trinke loseblättrigen Bio-Pu-Erh und auf Reisen nehme ich am liebsten die *tuocha* genannten Teeklötzchen mit. Außerdem gibt es hervorragende Frühstücksmischungen auf Pu-Erh-Basis. Bei besonderen Anlässen hole ich meine sorgsam gehüteten großen Pu-Erh-Blöcke hervor und schnitze meinen Gästen etwas davon ab. Das sorgt immer wieder für Gesprächsstoff.

Übrigens hält die Tochter, die damals beim Seminar im *Dushanbe Teahouse* ihren ersten Schluck in den Boulder Creek ausspuckte, heute keinen Tag mehr ohne Pu-Erh-Tee aus. Wenn Sie also noch nie Pu-Erh probiert haben und Ihnen der Sinn nach Abenteuer steht, dann trauen Sie sich. Auch wenn Sie ihm nicht beim ersten Schluck verfallen, könnte sich daraus doch nach und nach eine Langzeitbeziehung ergeben.

Pu-Erh-Tee

Jeder Pu-Erh-Tee entsteht aus sonnengetrockneten, breiten Blättern aus der südchinesischen Provinz Yunnan, wo sich die Erntesaison über acht oder neun Monate erstrecken kann. Pu-Erh kann viele Jahre lang reifen. Da er mit der Reifung oxidiert, entwickelt und verfeinert er sich mit zunehmendem Alter wie ein guter Wein. Oft wird er aufgrund seiner tiefroten Färbung als Schwarzteesorte dargestellt, aber tatsächlich handelt es sich um eine eigenständige Teesorte. Pu-Erh enthält mehr Koffein als schwarzer Tee, etwa 60 Milligramm pro 240-Milliliter-Portion. Auch bei vollendetem Reifungs- und Oxidationsgrad gehen noch sekundäre Oxidationsprozesse darin vor, da weiterhin Mikroorganismen im Tee leben, die ihm starke antibakterielle Eigenschaften verleihen (ähnlich dem Blauschimmelkäse). Je älter Pu-Erh ist, desto teurer kann er werden. Pu-Erh wird in allen möglichen Formen gehandelt – in losen kleinen oder großen Blättern, ziegelgroßen Blöcken oder winzigen Küchlein in Münzengröße.

Laut traditioneller chinesischer Medizin besitzt Pu-Erh-Tee wärmende und verdauungsfördernde Eigenschaften. Pu-Erh wird oft als Mittel eingenommen, um den Körper von Fetten und Giftstoffen zu entschlacken, die aus Fleisch und öligem Essen zurückbleiben. In Asien, wo er auch zur Entgiftung getrunken wird, halten ihn viele für das beste Mittel gegen Kater. Auch in Frankreich ist Pu-Erh bekannt und beliebt und wird von Frauen als Schönheitskur und Schlankmacher geschätzt. In den USA ist man ganz versessen auf Pu-Erh-Tee als Abnehmhilfe, da er nachweislich den Fettstoffwechsel anregt. Genau diese fettabbauende Wirkung macht ihn auch gesund für das Herz. Pu-Erh verbindet sich mit Cholesterin und verhindert so dessen Absorbierung im Verdauungstrakt. Das Fett gelangt daher nicht in den Körper und die Arterien und Venen bleiben sauber.

BULLETPROOF

Fitness-Gurus und Anhänger der Paleo-Ernährung schwören auf den sogenannten Bulletproof-Kaffee oder -Tee als Sattmacher und Energiespender. Der Ursprung dieser stimulierenden Getränke liegt im tibetanischen Buttertee, *po cha* genannt, einer reichhaltigen Brühe aus Pu-Erh-Tee, Salz und Yakbutter. Buttertee ist seit mehr als 1000 Jahren in vielen Regionen des Himalajas zu Hause, wo er wegen seiner wärmenden und Energie spendenden Qualitäten tagein, tagaus getrunken wird. Er spendet Kraft für das Alltagsleben unter den widrigen, kalten und trockenen Bedingungen großer Höhenlagen. Viele Westler haben diesen Brauch auf Reisen nach Tibet, Nepal, Bhutan oder Indien kennengelernt.

Wer dieses faszinierende Gebräu probieren möchte, ohne dafür um die halbe Welt zu reisen, kann es mit ein paar Ersatzzutaten selber zubereiten. Da frisch gebutterte Yakbutter im Supermarkt kaum aufzutreiben ist, ersetzt man sie durch Bio-Butter von Weidekühen und kalt gepresstes Kokosöl, um die richtige Konsistenz (und eine köstliche Kokosnote) hinzukriegen. Man muss das Ganze auch nicht traditionsgemäß in einem hohen hölzernen Gefäß namens cha dong verrühren, ein einfacher Mixer oder Pürierstab führt in einem Bruchteil der Zeit zu hervorragenden Ergebnissen und ist auch im Tibet von heute oft das Mittel der Wahl. Das folgende Rezept ist eine moderne Buttertee-Variante für den Hausgebrauch:

Moderner Buttertee

Ergibt 1 Portion

240 ml kräftiger Pu-Erh-Tee oder Pu-Erh-Tee-Mischung (5 Minuten Ziehzeit)

1 TL (5 g) ungesalzene Bio-Butter

1 EL (15 g) kalt gepresstes Bio-Kokosöl

Ein bisschen Honig

Alle Zutaten in den Mixer geben. Eine Minute lang auf hoher Stufe schaumig mixen. (Vorsicht beim Öffnen des heißen Mixers.)

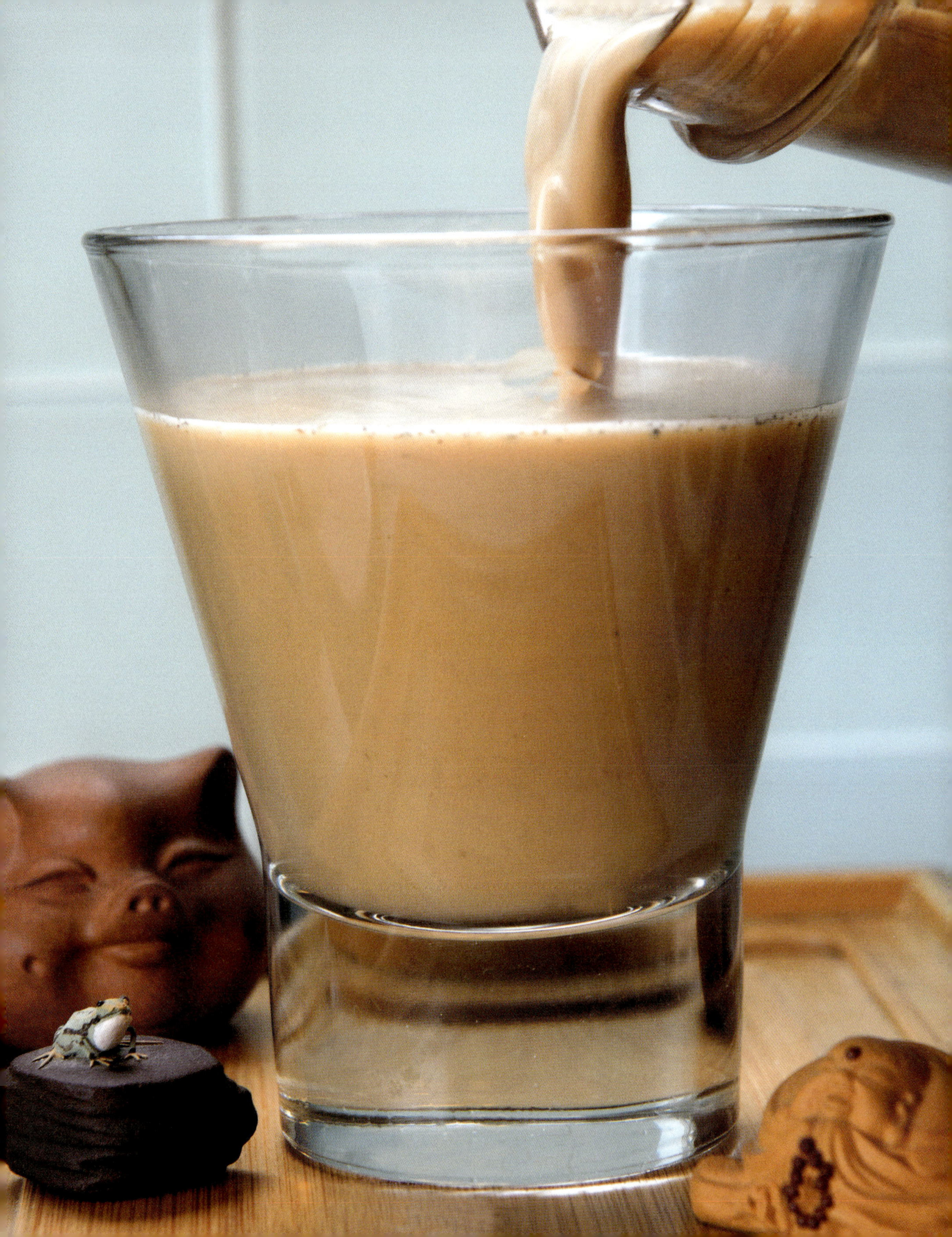

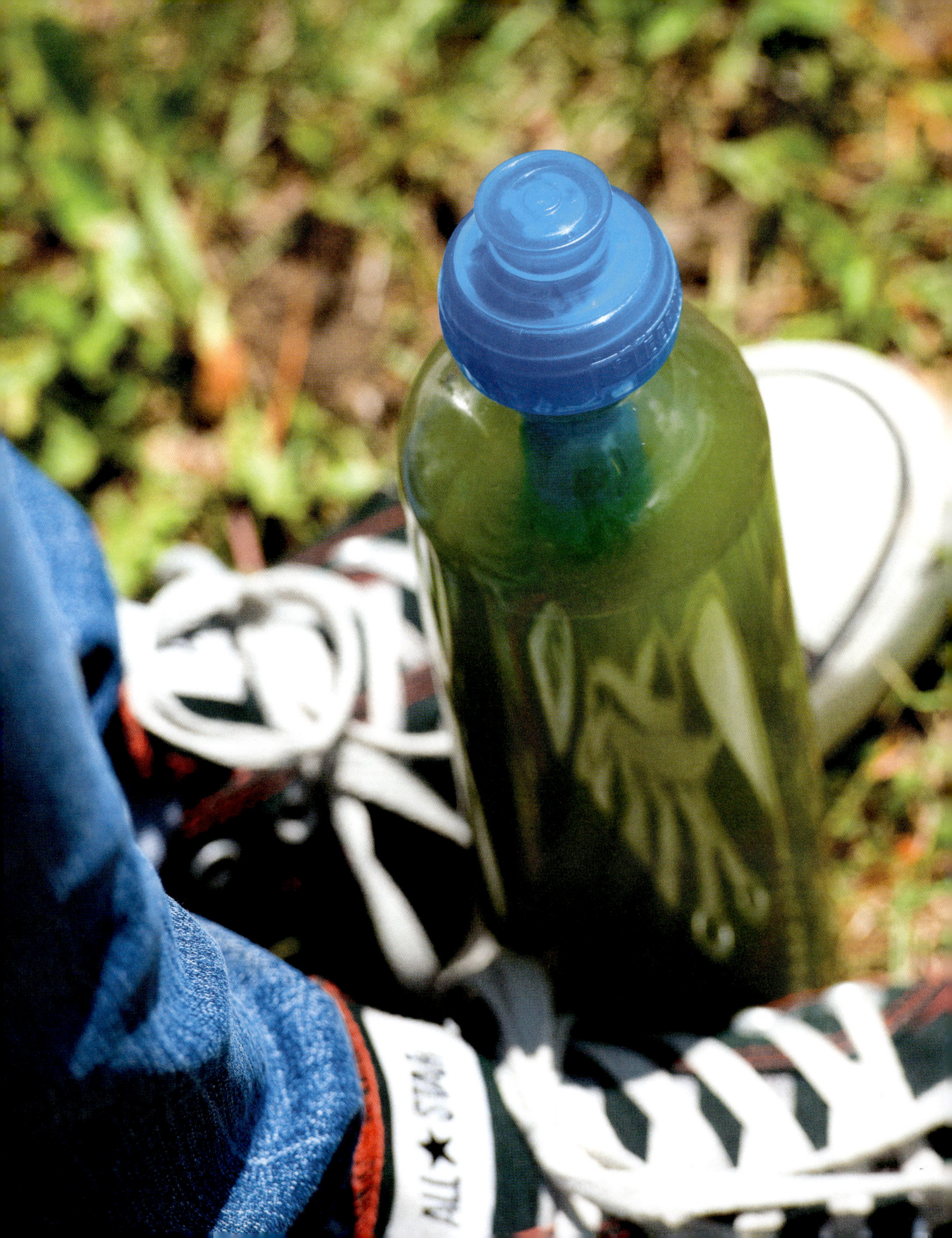
ALL ★ STAR

6. Kapitel

KREBS MAG KEINE FITNESS

NICHT EIN RIESENSCHRITT – VIELE KLEINE SCHRITTE

über den Berg

»Du musst nicht der Beste sein, sondern der Beste, der du sein kannst.« Sean Swarner ist der erste Krebsüberlebende, der je den Mount Everest bestieg. In seiner Jugend wurden bei ihm zwei unterschiedliche Arten von Krebs diagnostiziert, die er der Prognose nach nicht überleben sollte. Aber er tat es und überwand beide Tumore. Dass er nur noch einen Lungenflügel hatte, hielt diesen inspirierenden Sportler nicht davon ab, erfolgreich bei den Ironman-Weltmeisterschaften in Hawaii teilzunehmen und den jeweils höchsten Berg aller sieben Erdteile zu erklimmen. Er wurde zum Buchautor und Vortragsreisenden und gründete die Cancer Climber Association, die Klettertouren und abenteuerliche Herausforderungen dazu nutzt, Betroffenen in aller Welt Seans Botschaft der Heilung, der Hoffnung und des Triumphes zu vermitteln.

»Von Krebs ist jeder Mensch irgendwann direkt oder indirekt betroffen«, sagt Swarner. »Man hat nur ein Leben, also sollte man sich rechtzeitig damit beschäftigen.« Swarner sagt, dass er seine Gesundheit und seine Immunabwehr auf mikroskopischer Ebene sieht: »Man muss vorbeugen, sonst verfällt der Körper durch die Giftstoffe in Nahrung und Umwelt.« Er sagt, dass er alles in Maßen isst und glücklicherweise immer schon Gemüse mochte, was er als den wichtigsten Bestandteil einer gesunden Ernährung ansieht. Training ist ein weiteres Grundelement seines Wohlbefindens, es ist seines Erachtens aus mehreren Gründen wichtig. Vor allem hält es ihn fit – der Abenteurer trainiert gerade für eine Besteigung des Mount Rainier, für seine jährliche Benefiz-Tour auf den Kilimandscharo und für eine Wanderung zum Nordpol. »Training hält auch Körper und Seele zusammen«, sagt Swarner. »Ich fühle mich danach besser. Selbst wenn ich superviel zu tun habe, verordne ich mir eine Pause von der Bildschirmarbeit und gehe laufen. Die Zeit nehme ich mir, ich weiß ja, was ich damit erreiche, und ich nutze sie auch, um meinen Tag zu visualisieren oder mir vorzustellen, wo ich in einem Jahr stehen möchte. Wer den Blick aufs Endergebnis richtet und diese Vorstellung für sich selbst und im Geiste wirklich werden lässt, ist durch nichts aufzuhalten.«

DAS SIEHT NICHT GUT AUS

Nach Schätzungen der *American Cancer Society* hängt jeder fünfte Todesfall durch Krebs in den USA mit Übergewicht zusammen und das *National Cancer Institute* schätzt, dass dieser Anteil bei bestimmten Krebsarten sogar 40 Prozent beträgt. Das Fettgewebe speichert nicht nur Fett, sondern ist auch ein hormonell und metabolisch äußerst aktives Organ. Dehnt sich das Fettgewebe aus, gibt es chemische Reize ab, die die Ausschüttung bestimmter Hormone steigern, welche den Energiehaushalt steuern. Dadurch können wiederum chronische Entzündungen entstehen, die das Krebszellenwachstum direkt befeuern. Diese Fehlfunktion des Fettgewebes tritt ein, wenn es zu groß wird, und das gilt es zu vermeiden. Dazu kommt, dass Fettleibigkeit mit einer verminderten Produktion entzündungshemmender Hormone einhergeht. Doppelt doof.

Der *Body-Mass-Index* (BMI) spiegelt das Verhältnis von Gewicht und Körpergröße. Dazu wird das Gewicht in Kilogramm durch die zum Quadrat genommene Körpergröße in Metern geteilt. Mehr Gewicht bei geringerer Größe ergibt also einen höheren BMI. Ein BMI über 30 gilt als Adipositas. Das *National Institute of Health* hat die aktuellen Gewichtstrends in die Zukunft projiziert und schätzt, dass bis 2030 in den USA 500.000 zusätzliche Krebserkrankungen durch Körperfett entstehen werden. Die gleiche Analyse kam zu dem Schluss, dass jeder amerikanische Erwachsene seinen BMI um nur ein Prozent senken müsste, um den Trend umzukehren und schätzungsweise 100.000 neue Krebsfälle zu verhindern. Und aufgepasst: Dieses eine Prozent des BMI macht bei einem durchschnittlichen Erwachsenen noch nicht mal ein Kilo aus.

FORTSCHRITT?

Die amerikanische Ernährungsweise, die inzwischen zur Ernährungsweise der Welt geworden ist, macht den Menschen hungrig, mangelernährt und überfüttert, und zwar alles gleichzeitig. Menschen, die im 21. Jahrhundert in wirtschaftlich erfolgreichen Ländern leben, fehlt es tragischerweise an richtigem Essen. Aber wie ist das möglich? Den allermeisten in diesem Land mangelt es nicht an Nahrung. Verglichen mit dem Rest der Welt gehört noch der ärmste Amerikaner zu den reichsten 20 Prozent. Aber leider ist unsere Nationalkost nicht nahrhaft und einen großen Teil unserer täglichen Kalorienaufnahme machen suchterzeugende Industrieprodukte aus, reich an Zucker, Fett und unaussprechlichen Chemikalien. Ein Drittel der US-amerikanischen Bevölkerung ist chronisch fettleibig und jeder vierte Erwachsene ist vom metabolischen Syndrom betroffen, bei dem üble Risikofaktoren wie Taillenweite, Blutzucker, Triglyceridspiegel und Blutdruck erhöht sind. Soll das alles Zufall sein? Eher nicht.

Als Sammler und Jäger wussten unsere Vorfahren nie, wo sie ihre nächste Mahlzeit herbekommen sollten. Dass der Weg von der Hand in den Mund so viel Mühe kostete, machte jeden Bissen zwangsläufig zum Leckerbissen. Aber als die Zivilisation später die Landwirtschaft hervorbrachte, konnte sich der Mensch ein sesshafteres Leben leisten. Die heutigen Supermärkte und Einkaufszentren haben es zusammen mit der Autokultur und ihren Drive-throughs, Take-outs und Lieferdiensten auf die unglaubliche Spitze getrieben: **Um zu essen, muss der Mensch sich nicht mehr bewegen.** Und er muss auch mit den Pflanzen und Tieren, die seinen Teller füllen, nicht mehr in Berührung kommen. Eric Schlosser, der Autor von *Fast Food Nation*, berichtet, dass mehr als 90 Prozent der Lebensmittelausgaben eines Durchschnittsamerikaners für verarbeitete Lebensmittel anfallen. Der überintensive Geschmack der Industrieprodukte hat unsere Geschmacksnerven überrumpelt und uns süchtig gemacht nach Fett, Zucker, Aromastoffen und Salz. Wer sein Essen nicht selbst zubereitet, weiß eigentlich nicht, was auf seinem Teller und in seinem Mund landet. Und je künstlicher und suchterzeugender unser Essen ist, desto mehr wird die Auswahl unserer Nahrung von unseren Gewohnheiten diktiert.

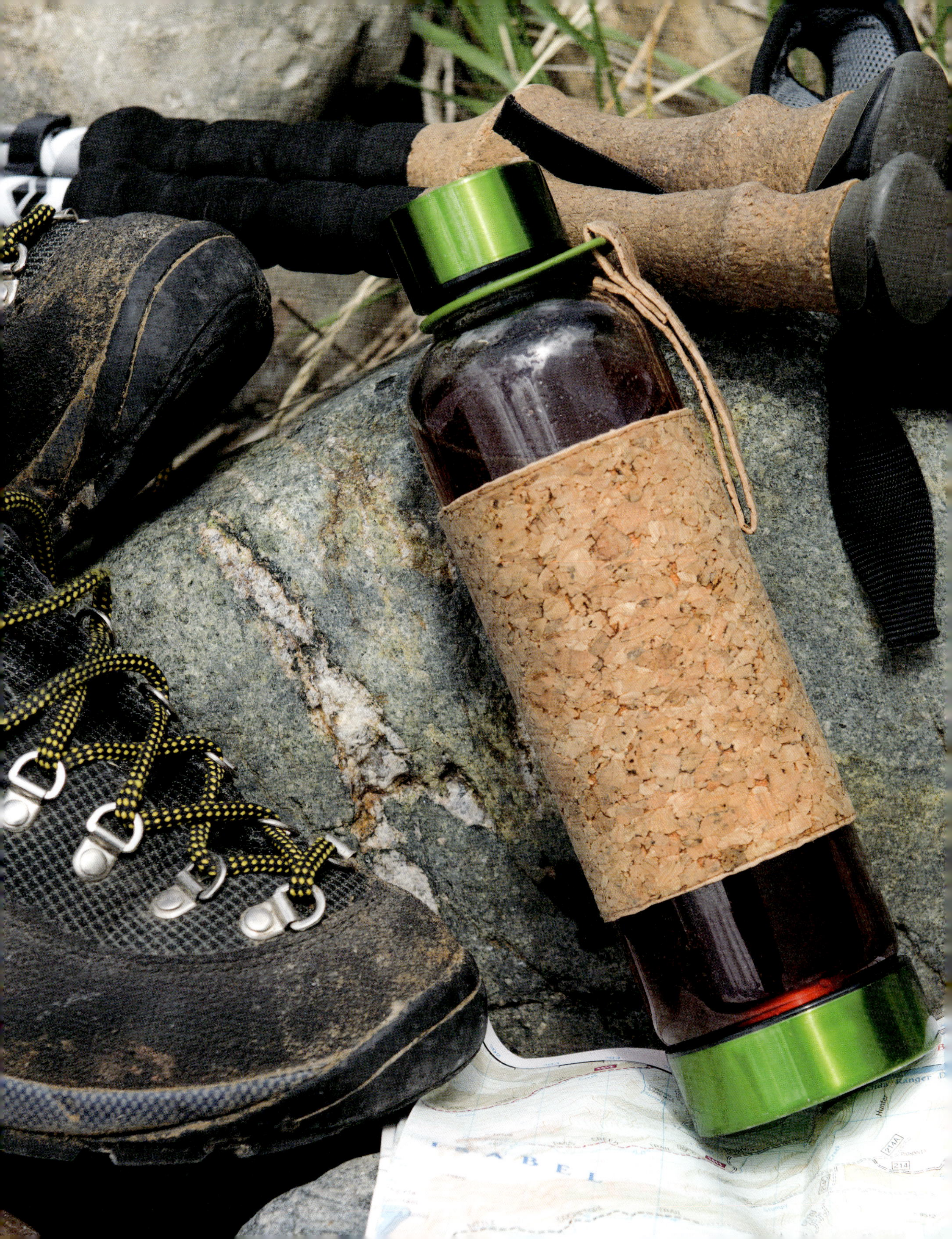

TEE HILFT IHNEN, RICHTIG ZU ESSEN

Wenn man sich beim Essen und Trinken von Gewohnheiten leiten lässt, kommt der Genuss wahrscheinlich zu kurz. Hektisches Essen unterwegs, im Auto oder am Schreibtisch sind gute Beispiele für lustlose Energiezufuhr ohne Wertschätzung für das Gegessene. Leider ist es leicht, unter Zeitdruck solchen Gewohnheiten zu verfallen. Die Lösung, so unmöglich sie scheinen mag, liegt darin, ein neues Verhältnis zum Essen zu finden und bewusst zu essen. Nahrhafte, selbst zubereitete Mahlzeiten müssen nicht mehr Geld kosten, brauchen aber mehr Zeit. Ähnlich wie die Zeit, die man sich für das Aufbrühen einer Tasse Tee nehmen muss. **Teetrinken kann das perfekte Sprungbrett zum bewussten Essen sein.**

Seit über 1000 Jahren wird Teetrinken dazu eingesetzt, das Gewicht in den Griff zu bekommen. Dies wird sogar im chinesischen Arzneibuch *Bencao Shiyi*, einer Anleitung für die klinische Diagnose und Medikation, beschrieben. Und heute, 1300 Jahre später, wird diese Praxis durch wissenschaftliche Studien gestützt, die Tee-Catechinen eine unterstützende Wirkung beim Abbau von Körperfett zuschreiben, soweit zu viel davon vorhanden ist. Die Ergebnisse besagen insbesondere, dass der Rückgang des Körperfettüberschusses bei Testpersonen mit hohem BMI am deutlichsten ist. Sie werden also dank grünem Tee nicht von Kleidergröße 36 auf 34 wechseln, und das ist gut so. Körperfettabbau bei ohnehin niedrigem BMI würde niemandem guttun. Tee hilft Ihnen nur, Ihre körperliche Bestform zu erreichen.

SCHLANK DURCH TEE

100 Extra-Kalorien verbrennen, ohne einen Finger zu rühren oder ins Schwitzen zu kommen? Die meisten Menschen greifen hierzulande nicht wegen der Aussicht auf Krebsvorbeugung zu grünem Tee, sondern um hoffentlich abzunehmen. Die Ärmsten, sie haben wahrscheinlich das Kapitel über die fragwürdige Wirksamkeit von Fertigtee übersprungen. Aber in dem Trend steckt ein Fünkchen Wahrheit – Tee trägt wirklich zur Ankurbelung des Stoffwechsels und der Kalorienverbrennung bei. **Tee ist ein heimlicher Schlankmacher.**

EINFACH NUR TEE TRINKEN UND ABNEHMEN? FALSCH!

Forschungen kommen zu dem Schluss, dass Tee eine stoffwechselsteigernde Wirkung besitzt. Tee-Catechine erhöhen den Energieumsatz, indem sie zur Umwandlung von Fett zu Energie beitragen. Wenn Sie also Ihre Ernährungsweise um grünen Tee ohne Zusätze und mit null Kalorien ergänzen und alles Übrige beim Alten lassen, beeinflussen Sie Ihre Kalorienbilanz zu Ihren Gunsten. Aber selbst die Zufuhr von zwei Litern Grüntee richtet nichts gegen eine ständige Fütterung mit Pizza und Burgern aus. Tee hilft zwar, aber Sie müssen schon selber was tun! Wenn Sie überschüssiges Fett loswerden wollen, dann probieren Sie mal nur drei Tage lang Folgendes: Trinken Sie fünf Becher (1,2 l) Tee am Tag, probieren Sie neue, gesunde Lebensmittel aus, die Sie mit Bedacht auswählen und essen. Abwechslung ist dabei wichtig, sowohl beim Tee als auch bei der Ernährung, denn Essen muss interessant sein, um Lust auf mehr bewusste Ernährung zu machen. Und natürlich kommt die Gewichtsreduktion besser in Gang, wenn Sie Ihren Tee ungesüßt trinken.

TEE WIRKT DER VERMEHRUNG VON FETTZELLEN ENTGEGEN? RICHTIG!

Tee trägt nachweislich zum Abbau von Bauchfett bei, indem er, nochmals dank seiner Catechine, die Aufnahme von Nahrungsfetten im Darm hemmt. Richtig gelesen, Tee-Catechine greifen vor allem die Fettschicht rund um die Körpermitte herum an, die Eingeweidefett genannt wird. Klinische Studien kommen zu dem Schluss, dass eine Tagesdosis von 400 Milligramm an Tee-Catechinen den Körperfettanteil deutlich senkt. Das entspricht fünf frisch aufgebrühten Bechern (1,2 l) Weißtee, Grüntee oder Oolong. Hier treffen wir das EGCG wieder - das dafür zuständige Polyphenol. Trinkt man catechinreichen Tee, gerät das EGCG in die Zellen des Verdauungstrakts, wo es die Verdauungsprozesse stört, die zur Bildung von Fettgewebe im Bauch führen. Auch dies bewirkt es mithilfe seiner antioxidativen Eigenschaften, in diesem Fall geht es chemische Verbindungen mit Lipiden und Enzymen ein und macht dadurch wichtige Zwischenschritte in der Fettaufnahme des Körpers zunichte.

TEE UNTERSTÜTZT DEN FETTABBAU DURCH SPORT? RICHTIG!

Eines der besten Mittel zur Befeuerung der Fettverbrennung beim Training ist die Einnahme von zwei bis vier Bechern (480 - 960 ml) Tee eine halbe Stunde vor Trainingsbeginn. Forschungen legen nahe, dass der Körper dadurch bis zu drei Stunden lang bei moderater Bewegungstätigkeit bis zu 17 Prozent mehr Kalorien verbrennen kann. Die Einnahme von Tee-Catechinen kann mit regelmäßigem Training kombiniert den Energieumsatz stärker steigern als das Training allein. Darüber hinaus bewirkt eine regelmäßige Zufuhr von Tee-Catechinen nachweislich einen dauerhaft erhöhten Grundumsatz und steigert den Kalorienverbrauch um vier Prozent. Auch wenn das nicht nach viel klingt, summiert es sich doch möglicherweise auf mehr als fünf Kilogramm bei Erwachsenen. Machen Sie sich also einen catechinreichen Tee (Weißtee, Grüntee oder Oolong), gehen Sie ordentlich spazieren und freuen Sie sich darüber, dass Sie sich was Gutes tun.

TEE IST EIN NATÜRLICHER APPETITZÜGLER? RICHTIG!

Schwedische Forscher haben in einer Studie festgestellt, dass ungesüßter, koffeinhaltiger grüner Tee äußerst wirkungsvoll Hunger stillt. Richtig geraten, das EGCG ist es, das im Darm Überstunden macht und die Ausschüttung von Cholecystokinin anregt, einem Verdauungshormon, das das Zentralnervensystem anweist, »basta« zur Pasta zu sagen. Es ist quasi ein selbst gemachter Appetitzügler, der ein Sättigungsgefühl herbeiführt. Testpersonen, denen im Versuch statt Wasser grüner Tee zu trinken gegeben wurde, hatten noch zwei Stunden danach tendenziell weniger Verlangen nach Essen, selbst wenn es ihr Lieblingsessen war.

UNTERM STRICH

Tee ist ein subtiles, aber effektives Hilfsmittel zur Stärkung der Willenskraft und kann Sie Ihrem Abnehmziel ein bisschen näher bringen. Wer zwischendurch immer wieder eine heiße Tasse oder ein kühles Glas davon trinkt, wird nicht nach drei Tagen eine Konfektionsgröße kleiner sein, aber dafür die langfristigen Erfolge ernten, die auch nachhaltig sind. Wenn Sie abnehmen wollen, müssen Sie unterm Strich ein ständiges Kaloriendefizit schaffen, indem Sie weniger essen, als Sie verbrennen. Denken Sie dran, dass es ohne Freude kein Wohlbefinden gibt. Halten Sie sich an die 80/20-Regel aus dem 5. Kapitel (Seite 82). Hauen Sie rein, wenn Sie meinen, sich verwöhnen zu müssen, aber das Wichtigste ist: Kochen, essen und trinken Sie Tee mit einem Gefühl der Liebe und Fürsorge für sich selbst.

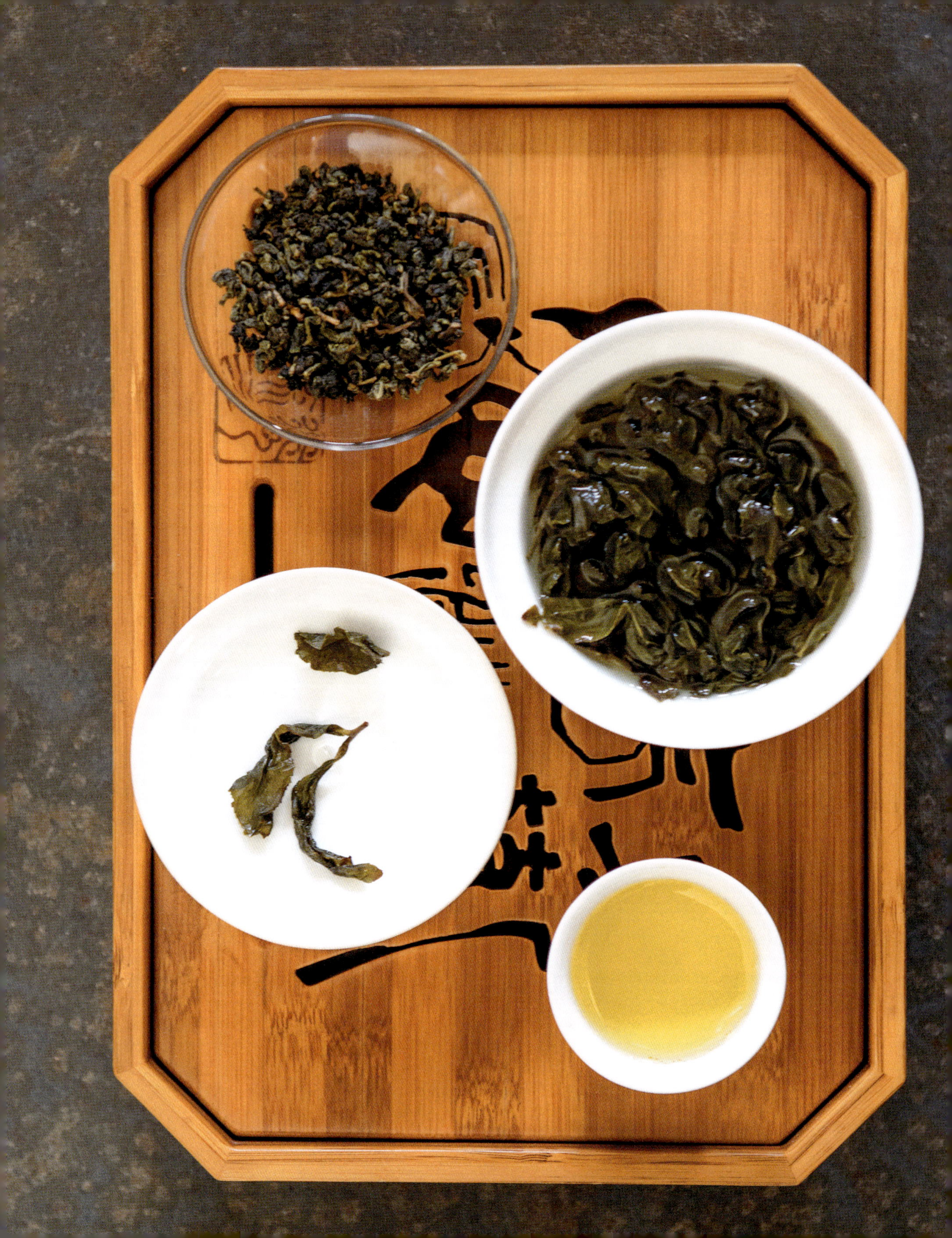

OOLONG-TEE

Laut mehreren Studien fördert Oolong-Tee den Grundumsatz um noch ein paar Prozent mehr als grüner Tee. Die Forschung macht dafür ein bestimmtes polymerisiertes Polyphenol verantwortlich, das in Oolong-Tee enthalten ist und zusammen mit EGCG einen Anstieg des Energieumsatzes verursacht. Und einen köstlicheren Schlankmacher gibt es nicht. Oolong-Tees beeindrucken mit ihren zarten und doch komplexen Aromen und Düften, die von Flieder und Orangenblüte bis hin zu weichem oder rauchigem Honig reichen. Die Geschmacksprofile von Oolong-Tees sind vielfältig und facettenreich. Sie haben den Körper und die Komplexität von schwarzem Tee, aber auch die Helle und Frische von grünem.

Oolong-Tee wird von Kennern sehr geschätzt und begehrt und kommt aus den Wuyi-Bergen im chinesischen Fujian und aus Taiwan. Es gibt leicht oxidierte und dunkel geröstete Sorten, blumig duftende und vollmundige. Taiwan ist zu Recht für seine vielen großartigen Oolongs bekannt. Zu den berühmtesten Oolong-Tees in China gehört Tieguanyin (eiserne Göttin der Barmherzigkeit), der seinen charakteristischen Geschmack durch die Trocknung über Holzkohlenglut erhält. Ihren Namen hat diese Teesorte von der buddhistischen Göttin des Erbarmens. Eine in unterschiedlichen Versionen aus dem 18. Jahrhundert überlieferte Legende besagt, dass die weichherzige Göttin Guanyin einem armen Teebauern dabei half, die außergewöhnliche Teepflanze und die Methoden zu entdecken, die noch heute bei der Herstellung dieses Tees eingesetzt werden.

Ich habe lange gebraucht, um die von Aufguss zu Aufguss verschiedenen Geschmacksprofile von Oolong schätzen zu lernen. Ich glaube, wir Amerikaner mögen beim Essen und Trinken lieber das Vertraute, Gleichbleibende als das Unbekannte, auch wenn Letzteres wunderbare Überraschungen birgt. Von Anfang an aber wusste ich die vollendete Qualität der Blätter zu schätzen und die Sorgfalt und Kunstfertigkeit, mit der diese Tees hergestellt werden. Oolong-Tees werden mühe- und liebevoll von Hand gefertigt, was sich in ihrem angemessen hohen Preis spiegelt. Allerdings macht sich die Investition bezahlt, denn Oolong-Blätter lassen sich viele Male aufbrühen. Jeder Aufguss enthüllt eine neue Facette ihres Geschmacksprofils. Mir schmeckt meistens der zweite und dritte Aufguss am besten, aber manche der komplexeren Oolongs nehmen noch beim vierten und fünften Mal an Geschmack zu. Man erhält eine Zweiliterkanne Oolong-Eistee, indem man einen einzigen Teelöffel Oolong achtmal aufgießt – kaum ein Gast wird je einen besseren Tee getrunken haben!

ABNEHM-TEES AUF EINEN BLICK

Oolong-Tee ist halb oxidiert und steht damit zwischen grünem und schwarzem Tee, was Oxidationsgrad und Antioxidantiengehalt angeht. Letzterer bewegt sich zwischen knapp 20 und 80 Prozent. Viele leicht oxidierte Oolong-Sorten sind ähnlich catechinreich wie Grüntee. Sie gelten oft als optimaler Tee zum Abnehmen. Der Koffeingehalt ist moderat.

Pu-Erh-Tee gilt in China seit Langem als Gesundheitstee. Nach der traditionellen chinesischen Medizin soll Pu-Erh die Milz anregen, Alkoholgiften entgegenwirken (Kater lindern), den Magen von Hitze befreien und das Magen-Chi senken (Verdauung fördern). Pu-Erh wird auch deshalb als Abnehm-Tee bezeichnet, weil er den Fettstoffwechsel unterstützen kann. Damit dieser Tee seine schlank machende Wunderwirkung entfalten kann, trinken Sie ihn am besten eine Stunde nach dem Essen. Der Koffeingehalt ist hoch.

Grüner Tee hat den Rummel um Abnehm-Tees überhaupt erst angestoßen und in den letzten zehn Jahren Hunderte von Produkten hervorgebracht, ob in Flaschen, in Dosen, als Pulver oder sonst wie. Auf der sicheren Seite, was Fettverbrennung und Preis-Leistungs-Verhältnis angeht, sind Sie naturgemäß mit Selbstaufgebrühtem. Mit einem Spritzer Zitrone schmeckt Ihnen Ihr Abnehm-Tee womöglich angenehmer. Außerdem wirkt Zitronensaft als natürlicher Appetitzügler. Der Koffeingehalt ist niedrig.

Weißer Tee kann als Avantgarde der catechinreichen Abnehm-Tees gelten. Er ist subtil und zart im Geschmack und sehr leicht zu trinken. Ergibt auch herrlichen Cold Brew. Der Koffeingehalt ist niedrig.

Ingwer ist eine Wurzel, die oft zur Durchblutungsförderung empfohlen wird. Die scharfe und verdauungsberuhigende Ingwerwurzel wird seit Urzeiten als natürliche Verdauungshilfe gegen Übelkeit, Völlegefühl, Blähungen und Menstruationskrämpfe eingesetzt. Koffeinfrei.

Hibiskus ist für seine entschlackende Wirkung bekannt und bringt den Kreislauf auf Trab. Da er von Natur aus koffeinfrei ist, eignet er sich zu jeder Tageszeit als gesunder Durstlöscher. Zudem ist er eine natürliche Quelle von Vitamin C. Knallt auch kalt aufgesetzt.

Fenchel gilt als reinigend und findet sich häufig als Wirkstoff in Entschlackungstees. Die natürliche Süße der Samen wirkt Hungerattacken entgegen. Fencheltee ist bekanntlich harntreibend und lindert Blähungen. Koffeinfrei.

Kamille hat möglicherweise einen positiven Einfluss auf den Abnehmprozess. Dies könnte direkt damit zusammenhängen, dass Kamillentee Stress lindert und zu einem Gefühl der Entspannung beitragen kann, was beides für ein erfolgreiches Gewichtsmanagement wichtig ist. Daneben stimuliert er auch noch die Produktion der Verdauungssäfte. Koffeinfrei.

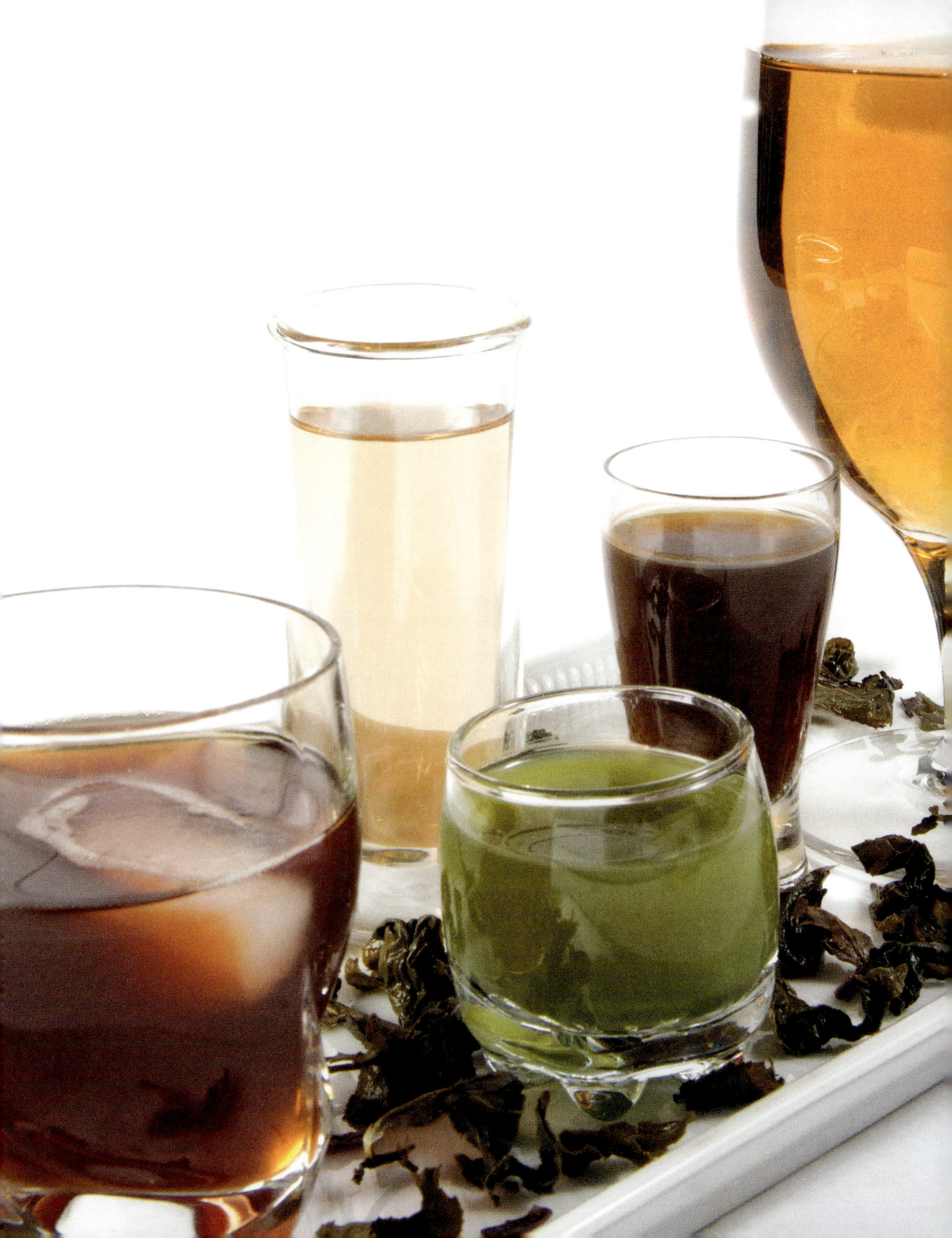

WIE ICH WIEDER FIT WURDE

Viele von uns haben irgendeinen eigenartigen Weckruf erlebt – sei es auf der Waage in der Arztpraxis oder beim Anprobieren eines alten Lieblingskleids. In so einem Augenblick kommt die Frage auf, wo denn diese fünf oder zehn Extra-Kilos hergekommen sind. Das Komische daran ist, dass – wie alle anderen schlechten Angewohnheiten auch – das Zunehmen unmerklich passieren kann.

Eines Frühlingstages setzte ich mich zum ersten Mal im Jahr auf mein Fahrrad und fragte mich, was wohl mit der Rahmengeometrie passiert war, da meine Knie ständig gegen meinen Bauch stießen. Es war dasselbe Rad, das ich schon seit Jahren fuhr, und es hatte mir immer gepasst. Was war da los? Beim Weiterfahren wurde mir klar, dass mein Bauch tatsächlich bei der Pedalbewegung im Weg war. Im Ernst??? Ich begann also über alle Änderungen meiner Lebensweise Inventur zu halten. Meine beiden Töchter gingen jetzt zur Uni, daher lebte ich allein. Ich hatte viel zu tun und blieb deshalb oft bis halb sieben oder sieben im Büro. Wenn mir gegen halb sechs, sechs Uhr flau wurde, zu der Zeit, zu der ich früher zu Hause Abendessen gemacht hätte, schnappte ich mir nun irgendetwas, um die nächste Stunde zu überstehen, bevor ich nach Hause kam und kochte. Was nahm ich als Snack? Nicht immer etwas Ungesundes, entweder Nüsse oder Trockenfrüchte, manchmal auch Chips, und das ergab im Durchschnitt wahrscheinlich 300 bis 350 Kalorien. Das machte im Monat 7000 Kalorien und summierte sich in den neun Monaten dieser Praxis auf insgesamt 63.000 Kalorien. Vorausgesetzt, dass ich sonst nichts an meiner Kalorienaufnahme (Ernährung) und -verbrennung (Bewegungstätigkeit) geändert hatte, ergab dies acht Kilogramm. Nach meiner Spazierfahrt ging ich sogleich in unser Warenlager und stellte mich auf die Postwaage. Sieben Kilo mehr. Wow. Ich war entweder ahnungslos gewesen oder hatte tüchtig verdrängt. Wie konnte ich sieben Kilo übersehen?! Das war eine Gewichtszunahme von mehr als zwölf Prozent. Wie dem auch sei, ich war stinkwütend und fest entschlossen, etwas zu unternehmen.

Mit einer Angewohnheit zu brechen ist immer schwierig, aber eine drei Tage währende Neuordnung meines Verhältnisses zum Essen hilft mir immer sehr dabei, vom stumpfen Mampfen zum bewussten Essen zu finden. Ich bin zu dem Ergebnis gelangt, dass Brot und Chips bei mir die schlimmsten Übeltäter sind. Um das Verlangen danach zu ersticken, muss ich nur sämtliche verarbeiteten Lebensmittel weglassen: Brot, Pizzaboden, Gebäck und Chips. Und das Gleiche gilt für jeglichen Zuckerzusatz. Das hört sich vielleicht extrem an, ist aber in Wirklichkeit gar nicht so nervig, wie es klingt. Ich esse weiterhin morgens Haferflocken und zum Abendessen Vollkornnudeln oder -reis, ganz ohne Kohlenhydrate mache ich es also nicht. Aber ich weiß, dass in Brot gerade genug Zucker steckt, um meinen Appetit aufzuputschen. Und nach drei Tagen, in denen ich mich wieder mit einfacheren Gerichten ohne meine Übeltäter angefreundet habe, atme ich auf und esse wieder, was ich will und nicht, was mein Körper mich aus Angewohnheit runterschlingen lässt.

Mein persönlicher kleiner Geheimtrick zum Anstoßen dieses Prozesses besteht darin, dass ich mir einen ganz besonderen grünen Tee zum Verwöhnen kaufe. Ich suche nach Möglichkeit immer einen aus, den ich noch nicht kenne. An jedem Morgen meines Neuanfangs mache ich mir eine große Thermoskanne damit voll und nippe halbstündlich an einem Tässchen mit exzellentem Grüntee. Das hält meinen Körper davon ab, durchzudrehen. Nach drei Tagen habe ich mich wieder unter Kontrolle und kann bei der Nahrungsauswahl durchweg bewusste Entscheidungen treffen. Ich muss mir weder das Glas Wein zum Abendessen verkneifen noch das gelegentliche Stück Bitterschokolade. Und die Moral von der Geschicht? Nach drei Monaten bewusster Ernährung und täglichem Fahrradfahren waren die sieben Kilo WEG und ich wieder DA.

FITNESS-TEES AUF EINEN BLICK

Körperliche Fitness bringt eine erfreuliche Nebenwirkung mit sich, nämlich die Kontrolle über das Körpergewicht. Sie können also die Besteigung des Mount Everest wieder auf die Liste Ihrer Lebensziele setzen, denn Tee lässt Sie nicht nur Ihr tägliches Work-out leichter bezwingen, sondern auch Ihre ganz großen Träume. Übrigens: Stark ist das neue Schön. Intensives oder andauerndes Training kann ein gehöriges Maß an oxidativem Stress hervorrufen und manchmal ist die natürliche antioxidative Abwehr des Körpers aufgrund von Erschöpfung oder übermäßigem Training nicht in der Lage, die Schäden zu beheben. Ist Tee also ein fast perfektes Sportgetränk? Wenn etwa eine Stunde vor dem Training einige Tassen Tee getrunken werden, sorgt das darin enthaltene Koffein wahrscheinlich für eine Leistungssteigerung bei hochintensiver sportlicher Beanspruchung. Nach dem Training eingenommen kann Tee mit seinen Antioxidantien der Regeneration Antrieb geben und den oxidativen Stress in den Muskeln lindern. Gewiss sind auf diesem Gebiet weitere Forschungen vonnöten, aber nach heutigem Wissensstand kann man davon ausgehen, dass sich jede Art von Tee für Ausdauersportler wie auch für Sprinter eignet.

Schwarzer Tee wirkt durch sein Koffein energetisierend. Aber noch interessanter ist, dass die in Schwarztee enthaltenen Theaflavine nachweislich zu einem besseren Regenerationsprozess und zu einer Abnahme des oxidativen Stresses nach intensivem Training führen, was häufigere Trainingseinheiten ermöglicht. Moderater bis hoher Koffeingehalt, 40 bis 60 Milligramm pro Becher (240 ml).

Grüner Tee wird immer mehr zum Getränk der Wahl unter Ausdauersportlern. Neben vielen anderen gesundheitlichen Vorteilen werden grünem Tee eine Steigerung der Konzentrationsfähigkeit und eine Verbesserung der Ausdauer zugeschrieben. Niedriger bis moderater Koffeingehalt, 15 bis 30 Milligramm pro Becher (240 ml).

Gerösteter grüner Tee ist extrem arm an Tanninen, reich an Antioxidantien und sehr magenfreundlich. Er hat einen tollen Geschmack und sättigt ordentlich. Niedriger Koffeingehalt, 10 bis 20 Milligramm pro Becher (240 ml).

CHAI

Ihr erster Schluck Chai wird in Ihnen Bilder von warmen, bunten Gewürzmärkten heraufbeschwören. Während sich das Masala (die Gewürzmischung) vor Ihren Sinnen entfaltet, breitet sich wohlige Wärme in Ihnen aus. Der duftende Becher enthält eine Mischung aus verschiedenen ayurvedischen Gewürzen und schwarzem Tee. Chai entstand vor 5000 Jahren in Südasien als ayurvedischer wärmender Heiltrunk und Verdauungsmittel, ursprünglich aber ohne Tee. Als sich die britischen Teeplantagen im 19. Jahrhundert in Indien ausbreiteten, wurde dem scharfen Gebräu Tee beigegeben. Die Schwarztee-Grundlage von Chai besteht meistens aus Assam. Jede indische Familie hat ihr eigenes Rezept für das Masala aus grünem Kardamom, Zimt, Ingwer, Pfeffer und Fenchel. In den Bergregionen trinken Sherpa-Familien den Masala-Chai nicht nur, um warm und wach zu werden, sondern auch, um dank einiger die Höhenanpassung fördernder Zutaten in den Hochlagen des Himalaja körperlich leistungsfähig zu bleiben. Diese Höhen-Chais enthalten etwa Kräuter wie Tulsi, Ginseng, Ginkgo und Schisandra. Chai wird traditionell als gesüßter Schwarztee mit Milch und Masala serviert.

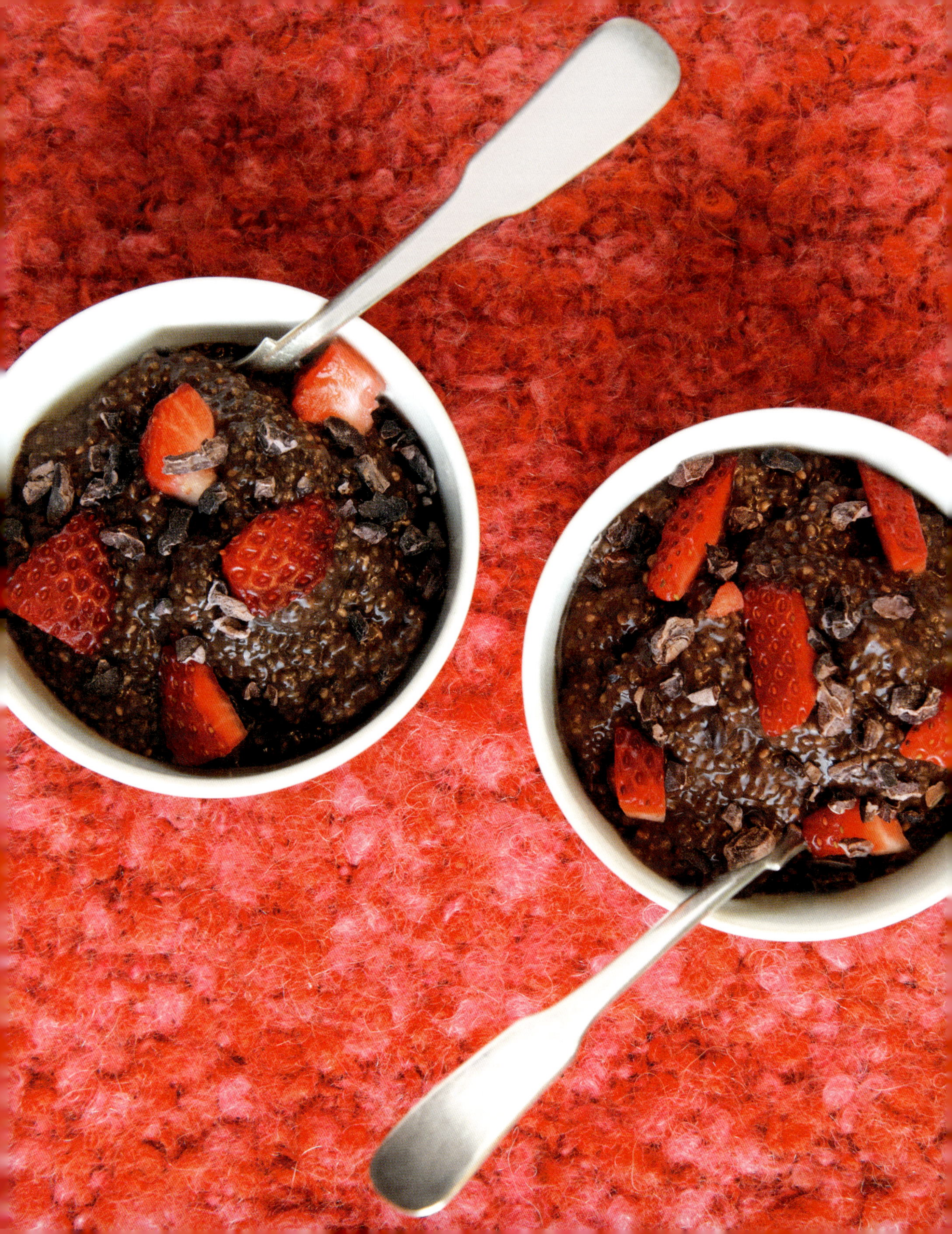

Schoko-Chai-Chia-Bowl

Starten Sie mit einem Fitnesskick in den Morgen und probieren Sie diesen kinderleichten Frühstückspudding.

Ergibt 2 Portionen

1 Becher (240 ml) starker Chai

4 EL (40 g) Chiasamen

1 EL (11 g) Kakaonibs

1 EL (7 g) Kakaopulver

6 EL (90 ml) Mandelmilch (oder andere Milchalternative nach Wahl)

1–2 TL (5–10 ml) Ahornsirup oder anderes Süßungsmittel

Obstscheiben und/oder Beeren als Topping

Alle Zutaten vermengen und zugedeckt über Nacht kühl stellen und quellen lassen. Auf zwei Schüsseln verteilen. Mit Obst und Beeren servieren.

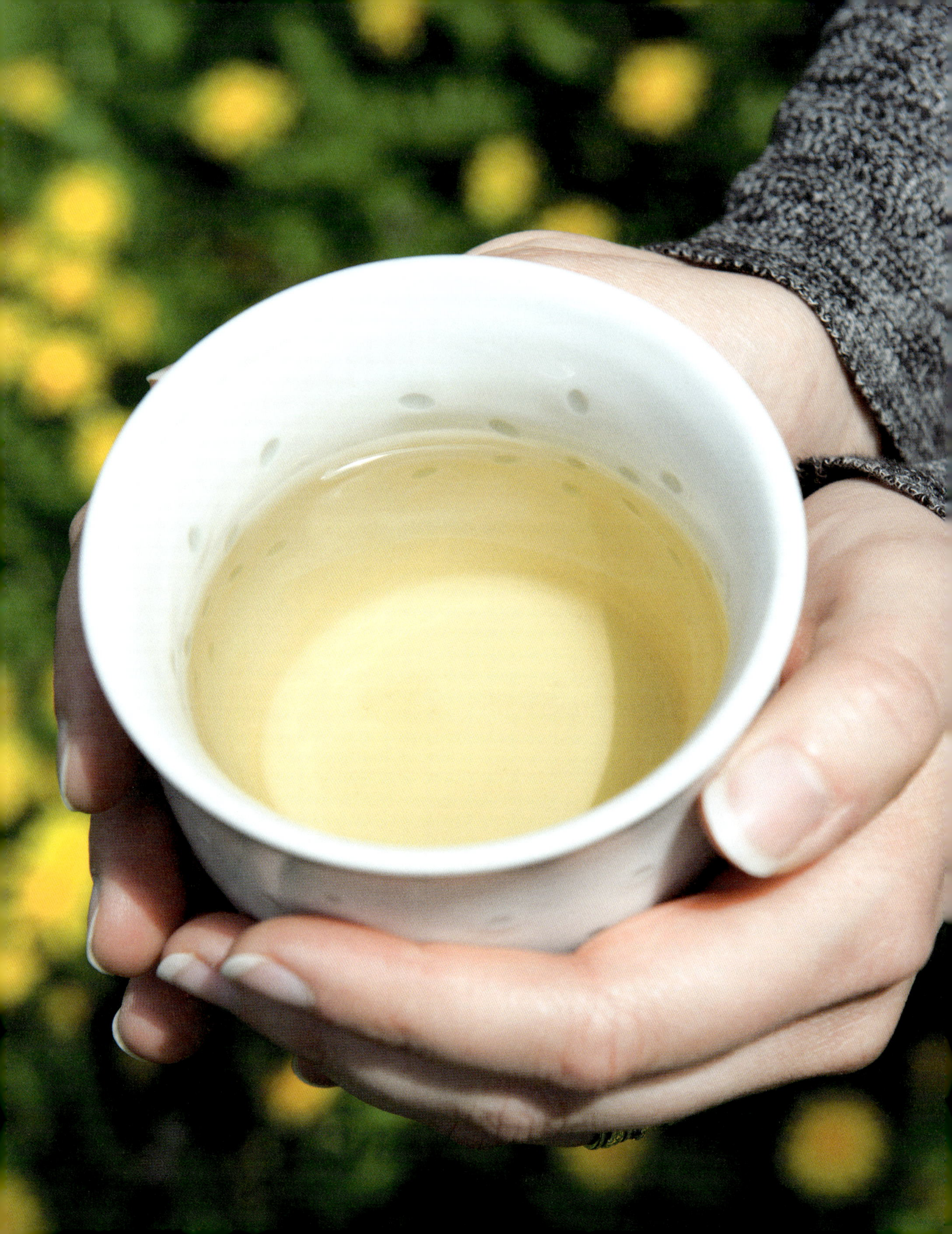

7. Kapitel

KREBS MAG KEINE ACHTSAMKEIT

NEHMEN SIE SICH MEHR ZEIT FÜR SICH SELBST

Cowgirls versus Cancer

»Selbstfürsorge ist nicht verhandelbar«, beharrt Margaret Burns Vap, Gründerin von Big Sky Yoga Retreats. »Wir haben die Chance, jeden Tag etwas Neues für unsere Gesundheit und unser Wohlbefinden zu lernen und dadurch allen, die mit uns in Berührung kommen, zu helfen. Das ist nicht egoistisch. Und viele Frauen tun es wegen ihrer Schuldgefühle nicht!« Die ehemalige Führungskraft in der Kosmetikindustrie und heutige Yoga-Unternehmerin bringt Frauen bei, dass Selbstfürsorge kein Luxus ist. »Sie müssen es tun. Sie müssen jede Gelegenheit nutzen, Ihre Lage und Ihre Gesundheit zu verbessern und Ihre Zeit auf diesem Planeten mehr zu genießen.« Ich erfuhr dies am eigenen Leibe während eines ihrer Winter Wellness genannten Yoga-Retreats, bei dem ich meine erste, von Margaret selbst geleitete Tee-Meditation erlebte. Für mich bedeutete die Kombination aus Tee, Meditation und Yoga in der wunderschönen Natur von Montana, weit weg von Heim und Büro das pure Glück. All dies ist die Quintessenz ihres Mantras »Yeehaw and Namaste«.

2010 erweiterte Margaret ihr international renommiertes Yoga-Retreat-Angebot um Anti-Krebs-Stipendien. »Mir kam es vor, als tauchten überall im Verwandten- oder Bekanntenkreis neue Krebsfälle auf, wohin man auch blickte, und ich fragte mich, wie ich einen positiven Impuls dagegensetzen könnte.« Sie sammelte Spenden und sponserte Brustkrebs-Kämpferinnen die Teilnahme an ihren Retreats nur für Frauen. Inzwischen versammeln sich jährlich acht bis zehn Frauen unter dem Titel Cowgirls versus Cancer zu gemeinsamer Einkehr. Die Teilnehmerinnen absolvieren einen durchdachten Auswahlprozess, bei dem sie darlegen müssen, was ihnen Pferde, Yoga und »Yeehaw and Namaste« bedeuten. Vielen von ihnen ist Yoga als Hilfsmittel im Genesungsprozess nichts Neues. Burns-Vap selbst staunt über die Rückhalt gebenden Bindungen, die zwischen Frauen mit ähnlichem Erfahrungshintergrund entstehen können. »Dieser Retreat vermittelt die Botschaft, wie wichtig Selbstfürsorge ist. Bei Cowgirls versus Cancer entsteht aus der Mischung von Pferden und Yoga eine unglaublich heilende Alchemie.«

WENIGER DENKEN, MEHR LEBEN

Tief atmen, Tee ziehen lassen und trinken, kleinen Finger abspreizen und hoch mit dem Hintern. Tee, Meditation und Yoga sind die Zauberformel. Der Krebs hasst alle drei. Richtig gelesen, der Krebs wird richtig eingeschüchtert, wenn Sie mit 30 Yoginis in einem Raum glückselig »Om« summen.

Ich muss zugeben, ich habe Jahre gebraucht, um Yoga zu verstehen. Es geht gar nicht um die Haltungen. Es geht darum, aus dem Hirn raus- und ins Herz reinzukommen. Ihre Yogalehrerin lässt Sie scheinbar alberne Verrenkungen machen, nur damit Sie dorthin gelangen. Aber wenn Sie sich hundertprozentig auf die Entspannung konzentrieren, während Sie den Po in die Höhe strecken, den Rücken nach vorn gebeugt und den Kopf zwischen den Beinen baumelnd, dann ist gar kein Raum mehr für irgendetwas anderes als den gegenwärtigen Augenblick – Sie sind nirgendwo anders als hier. So umständlich es auch erscheinen mag, ein perfekter »nach unten schauender Hund«, ein Ritt über einen tückischen Abhang auf dem Mountainbike, das Musizieren mit Freunden und ähnliche Tätigkeiten sind allesamt legitime Wege zum persönlichen Om-Moment, da Ihr gesamtes Wesen dabei die Zeit vergisst und nichts bleibt als der gegenwärtige Augenblick. Und was ist an der Gegenwart eigentlich so besonders? Dass Sie sie erst dann erreichen, wenn Sie all Ihren Stress abschütteln.

HOUSTON, WIR HABEN EIN PROBLEM

Geben Sie es zu. Unsere sogenannte moderne Gesellschaft ist ein einziger beschissener Dampfdrucktopf. **Stress ist ein berüchtigter Killer und ein großartiger Wegbereiter für den Krebs.** Der Zusammenhang zwischen chronischem Stress und Krebserkrankung ist überzeugend belegt. Wo die Ursachen im Einzelnen liegen, ist in den letzten Jahrzehnten in Hunderten von Studien erforscht worden. Sie erinnern sich doch an die freien Radikale oder? Stress veranlasst den Körper, mehr freie Radikale auszuschütten, manchmal mehr, als das Immunsystem Tag für Tag beseitigen kann. Die sogenannte Kampf-oder-Flucht-Reaktion aktiviert Signalbahnen und löst die Produktion verschiedener Chemikalien aus, zu denen auch das Stresshormon Cortisol gehört, das die Immunfunktion hemmt und so die Gesundheit gefährdet.

Aber es gibt einen Unterschied zwischen kurzzeitigem Stress, wie ihn ein Knöllchen wegen zu schnellen Fahrens auslöst, und wiederholtem oder andauerndem chronischen Stress, dem man nicht so leicht entgeht: ein verhasster Job etwa oder das Leiden unter einer Krankheit, einem Todesfall oder einer Scheidung. Chronischer Stress hat komplexe Auswirkungen. Er löst einen Dominoeffekt von Signalen im Zentralnervensystem aus, die die Immunzellen derart übermannen, dass sie die Waffen strecken und den Körper ungeschützt seinen Feinden überlassen. Eine weitere fiese Auswirkung von Stress ist die Aktivierung eines ATF3 (Activating Transcription Factor 3) genannten Gens, das den Zellen eigentlich bei der Anpassung an chronischen Stress hilft. Diesem Gen wurde nachgewiesen, dass es die Bewegung von Krebszellen im Körper entscheidend ermöglicht. Insgesamt ist die Reaktion des Körpers auf Stress ziemlich krebsfreundlich.

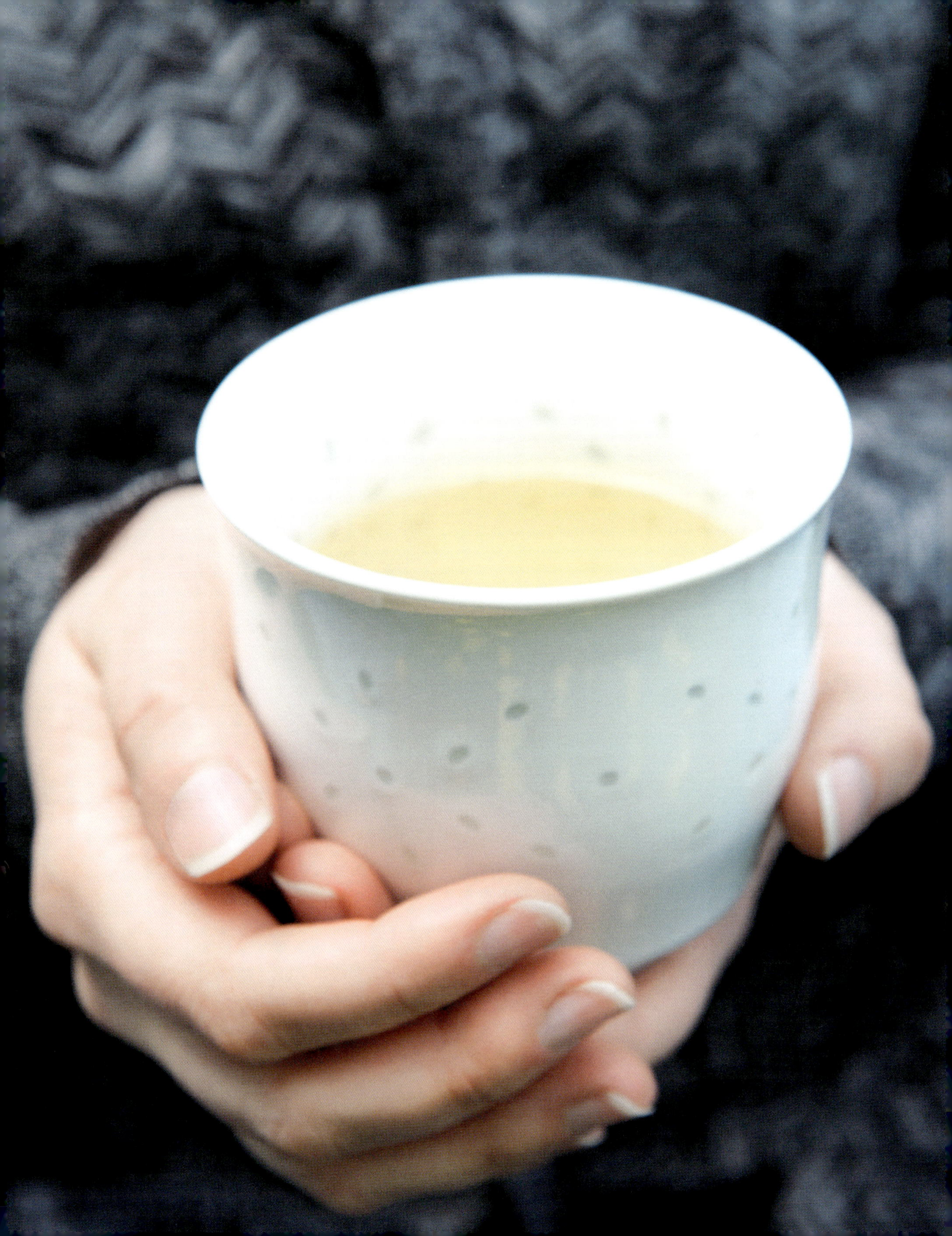

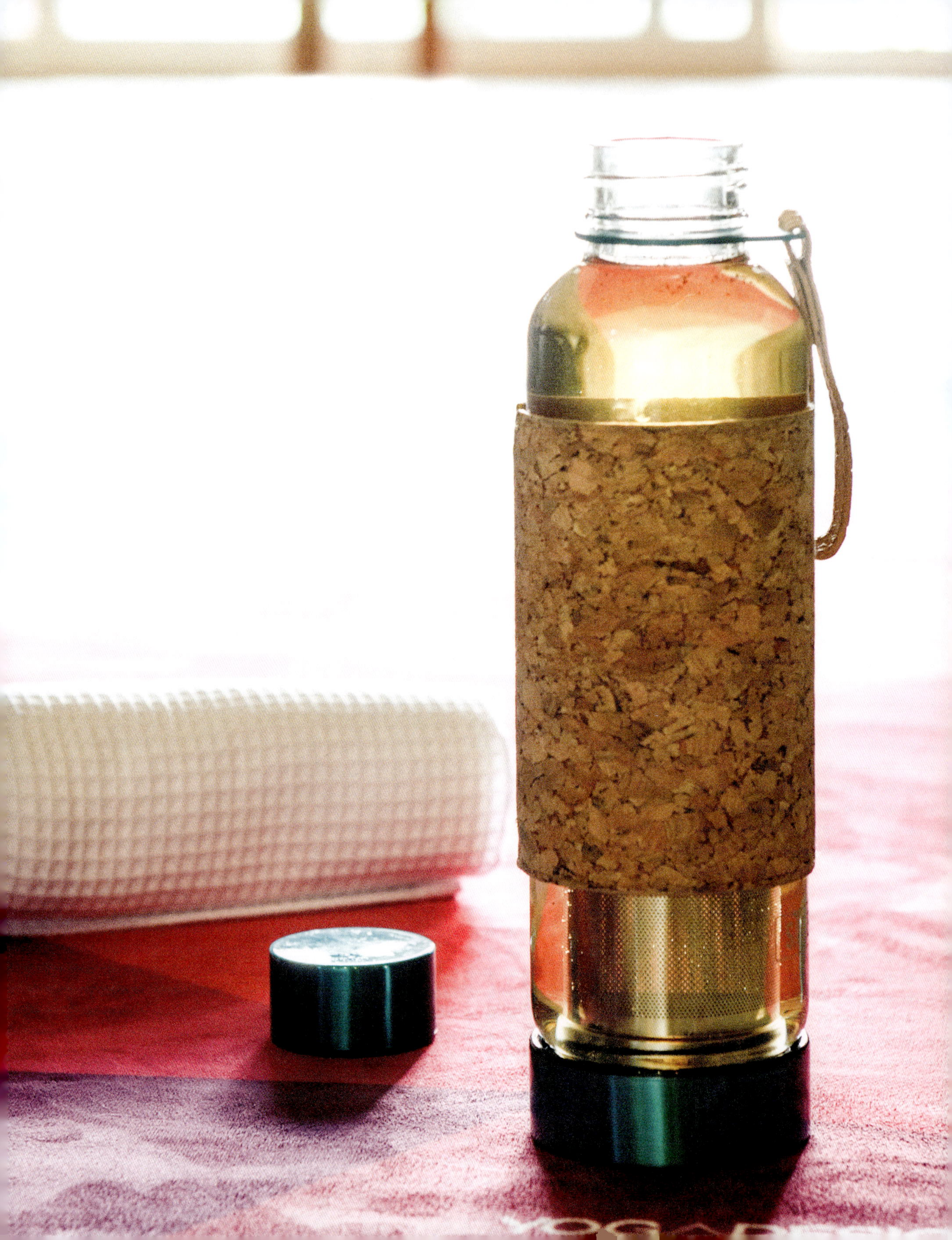

IM HIER UND JETZT

Yoga und Meditation sind eine Entschlackungskur für das Hirn. Wer sie betreibt, findet den Mut und die Verletzlichkeit, die es braucht, um tief ins eigene Innere vorzudringen, wo die Vergangenheit nur Erinnerung, die Zukunft nur ein Gedanke und das einzig Wahre das JETZT ist. Yoga und Meditation sind zwei Wege, um dorthin zu gelangen, in den gegenwärtigen Augenblick. Der Weg ist nicht immer einfach und manche von uns mögen den Stress-Nullpunkt nie erreichen. Aber egal wie weit Sie es in Yoga oder Meditation gebracht haben, Sie können stressfreier werden, indem Sie besser auf Ihren Körper hören. Am einfachsten ist es, zunächst einmal nur auf den Atem zu achten. Wenn Ihnen das gelingt, einfach nur zu atmen, dann werden Sie womöglich staunen, wie toll es sich anfühlt, an nichts anderes denken zu müssen. Wenn es Ihnen gelingt, ganz im gegenwärtigen Augenblick zu sein, dann verschwindet der Abstand zwischen Ihnen und Ihrem Innersten. Und wenn Sie alles andere nach und nach loslassen können und mit Ihrer innersten Wildnis in Berührung kommen, kann es durchaus sein, dass Sie dort reine, unbändige Freude vorfinden.

Klingt komisch? Versuchen Sie es mal mit bewusstem Atmen:

- Setzen Sie sich irgendwo hin – zum Beispiel an den Schreibtisch, ins Auto oder auf den Boden.
- Atmen Sie langsam und tief durch die Nase.
- Beginnen Sie damit, die Atemzüge zu zählen.
- Achten Sie zehn Atemzüge lang auf die Einatmung.
- Achten Sie die nächsten zehn Atemzüge lang auf die Ausatmung.
- Achten Sie die nächsten zehn Atemzüge lang darauf, durchs rechte Nasenloch einzuatmen.
- Achten Sie die nächsten zehn Atemzüge lang darauf, durchs linke Nasenloch einzuatmen.
- Achten Sie die nächsten zehn Atemzüge lang darauf, mit dem Atem den Brustkorb zu füllen.
- Achten Sie die nächsten zehn Atemzüge lang darauf, mit dem Atem die Arme bis in die Fingerspitzen zu füllen.
- Achten Sie die nächsten zehn Atemzüge lang darauf, mit dem Atem die Beine bis in die Zehen zu füllen.
- Achten Sie die nächsten zehn Atemzüge lang darauf, sich mit dem Atem bis in die Fingerspitzen zu füllen.
- Achten Sie die nächsten zehn Atemzüge lang darauf, mit dem Atem den Kopf zu füllen. Stellen Sie sich beim Einatmen weiße und goldene Farben vor.
- Achten Sie die letzten zehn Atemzüge lang darauf, den Atem langsamer werden und ihn Ihr Herz umhüllen zu lassen.
- Namaste. Sie haben hiermit eine Achtsamkeitsmeditation vollbracht.

TEE ALS STRESSKILLER

Einer Gruppe von Erwachsenen, die zuvor nicht meditiert hatten, wurde für eine Studie beigebracht, zu Hause täglich 45 Minuten Achtsamkeitsmeditation zu betreiben. Nach acht Wochen waren die Krankentage wegen Erkältung und Grippe um 76 Prozent gesunken. Konnte es sein, dass ihr Immunsystem nun aufgrund der Stressreduktion viel besser mit der Arbeitsbelastung zurechtkam? Sich mit dem eigenen Atem zu verbinden ist eines der wenigen gesunden Dinge, die noch billiger sind als Teetrinken.

Wissen Sie bereits, worauf ich hinauswill? **Tee kann ebenfalls Stress lindern.** Das wird niemanden überraschen, bekommen doch entspannungsbedürftige Menschen schon seit Jahrhunderten ein Tässchen Tee gereicht. Schließlich ist allgemein bekannt, dass Tee die Erholung von Alltagsbelastungen fördert.

TIEFENENTSPANNT

Eine Studie fand heraus, dass Personen, die schwarzen Tee tranken, besser runterkommen konnten als solche, die einen gefälschten Tee-Ersatz tranken. Alle 75 Studienteilnehmer waren erwachsene Männer. Sie mussten auf alle anderen koffeinhaltigen Getränke verzichten. Einer Gruppe wurde normaler schwarzer Tee gegeben, die andere Gruppe bekam ein teefreies Getränk, das wie Schwarztee aussah, roch und schmeckte. Alle Teilnehmer tranken ihren Tee sechs Wochen lang viermal am Tag und wurden in dieser Zeit beobachtet. Es zeigte sich, dass die Teetrinker eine Stunde nach stressigen Aufgaben niedrigere Werte beim Stresshormon Cortisol aufwiesen. Die Aufgaben bestanden darin, sich vor einer Videokamera verbal zu verteidigen, nachdem ihnen die Kündigung ihrer Arbeitsstelle angedroht wurde oder sie des Ladendiebstahls bezichtigt wurden. Das Interessante an der Studie ist, dass bei beiden Gruppen während der unangenehmen Situation die gleichen Spitzenwerte bei Pulsschlag, Blutdruck und Hormonspiegel gemessen wurden. Die Teetrinker kehrten jedoch schneller zu ihren Ausgangswerten zurück und fühlten sich subjektiv entspannter. Der Cortisolspiegel fiel bei ihnen in den 50 Minuten nach der Stressbelastung doppelt so schnell. Auch die Aktivierung von Blutplättchen, die ein Marker für das Herzanfallrisiko ist, war bei den Schwarzteetrinkern geringer.

Erinnern Sie sich an die Aminosäure Theanin? Sie ist eine Mischung aus Beruhigungspille und Leistungssteigerer. Theanin fördert gleichzeitig Entspannung und Konzentration. Es kommt natürlicherweise in Tee vor und ist ein Beruhigungsmittel, das nicht schläfrig macht. Zum einen unterstützt diese Aminosäure die Entstehung von Alphawellen im Gehirn, was einen Zustand tiefer Entspannung bei mentaler Wachheit herbeiführt, ähnlich dem, der durch Meditation erreicht wird. Zusammen mit Koffein hat es eine raffinierte Wirkung auf entscheidende Nervenbahnen im Gehirn. Das Theanin-Molekül neutralisiert den zappelig-nervösen Effekt von Koffein, ohne dessen konzentrationsfördernde Wirkung zu schmälern. Ist Ihnen schon aufgefallen, dass Ihr Körper bei Tee anders auf das Koffein reagiert als bei Kaffee? Theanin steigert den Dopaminspiegel. Dopamin spielt bei vielen komplexen und wichtigen neurologischen Funktionen eine Rolle, etwa bei der Steuerung des Denkens und der Aufmerksamkeit. Zum anderen regt Theanin die Ausschüttung des Neurotransmitters γ-Aminobuttersäure (GABA, aus dem englischen *gamma-Aminobutyric acid*) im Gehirn an. GABA funktioniert wie ein Steuerhebel, der die Aktivität der für Stress, Furcht und Angst zuständigen Nervenzellen herunterregelt. Und als wäre das nicht genug, senkt Theanin laut klinischen Studien auch noch den Blutdruck.

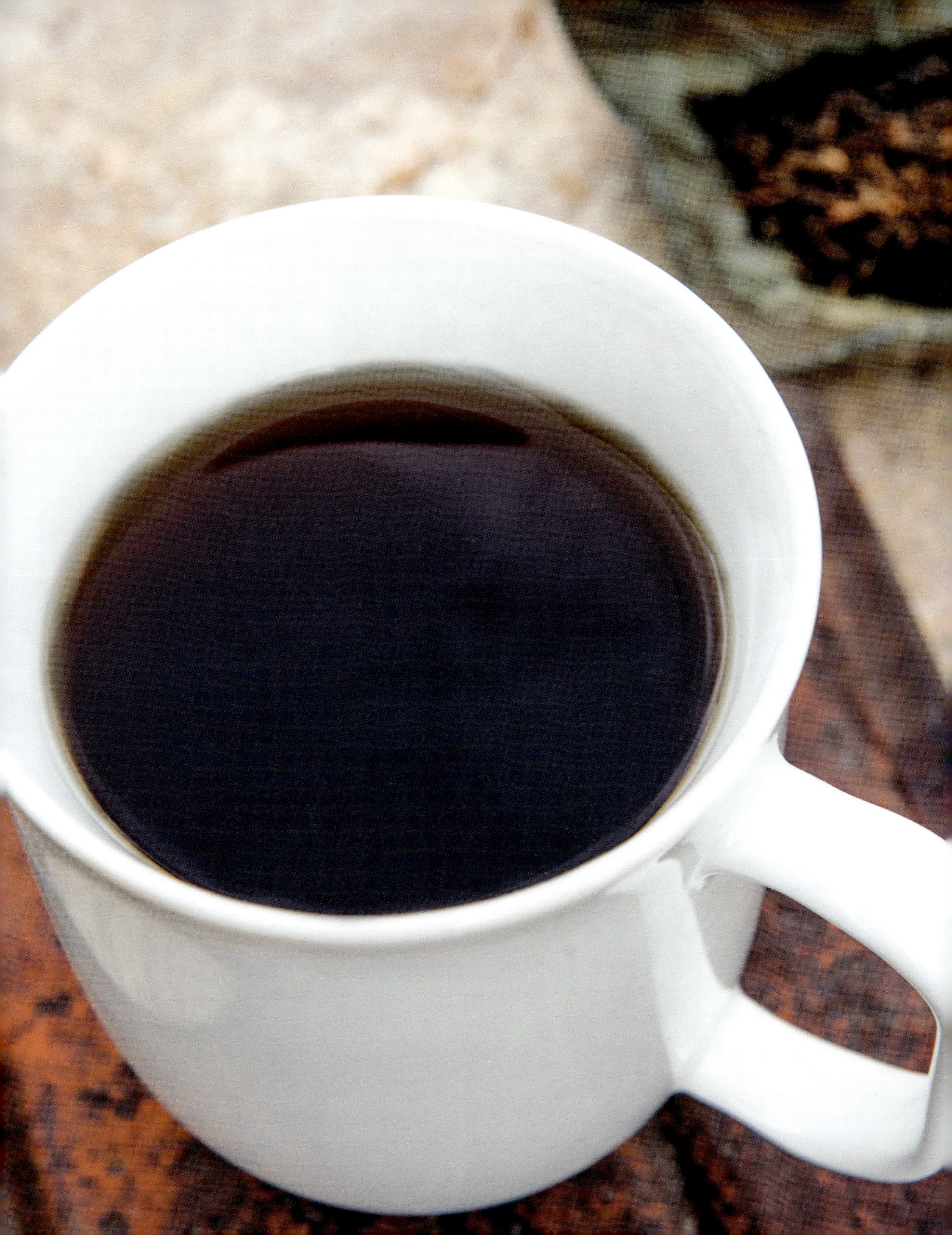

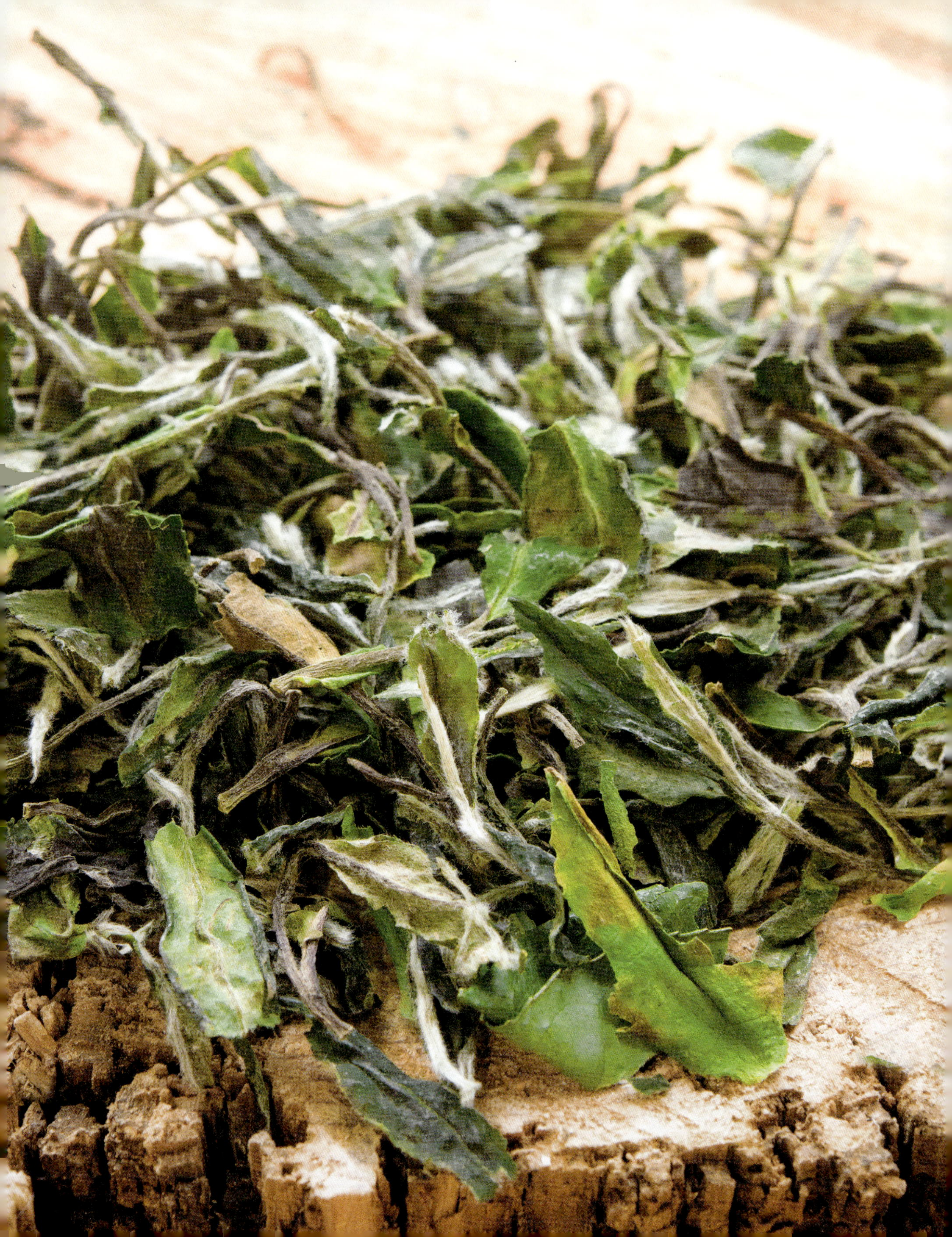

So kompliziert das alles auch klingen mag, bei genauerem Hinsehen wird doch klar, warum Tee so oft zur Unterstützung von Meditation herangezogen wird. **Teetrinken hat einige der gleichen chemischen und neurologischen Wirkungen wie tiefe Meditationszustände.** Das ist ein Geschenk des Himmels oder, in diesem Fall, des Nirvanas. Lassen Sie sich von Stress nicht unterkriegen! Er ist noch leichter in den Griff zu bekommen als Übergewicht. Ein letzter Tipp: Sie kommen auf die Zen-Überholspur, wenn Sie nicht nur Ihre Teezufuhr steigern, sondern auch den Kaffee- und Alkoholkonsum einschränken.

WEISSER TEE

Weißer Tee ist der Tee mit dem zartesten Duft und Geschmack, da die Blätter bei der Verarbeitung nicht gerollt oder zerbröselt werden. Dadurch bleibt ihnen eine seidige, daunige, pelzige Qualität erhalten. Aufgrund der großen, leichten Blätter muss man für die Zubereitung eine geringere Menge abwiegen. Daher hat weißer Tee den geringsten Koffeingehalt aller Teesorten, im Allgemeinen zwischen fünf und zehn Milligramm pro Becher (240 ml). Dies ist einer der Gründe, warum weißer Tee ideal zum Meditieren ist. Er fördert die Entspannung und die ruhige Konzentration auf das, was zu tun ist. Früher benutzten Zen-Mönche diesen Tee, wenn sie für lange Meditationen still und wach bleiben mussten. Weißer Tee gilt in der traditionellen chinesischen Medizin als kühlend oder entzündungshemmend. Er steckt voller Polyphenole.

Weißer Tee war der Lieblingstee des berühmten Teekaisers im 12. Jahrhundert. Dieser war so mit seiner Tee-Leidenschaft und der Suche nach der perfekten Tasse beschäftigt, dass er sein Reich an die einfallenden Mongolen verlor. Weißer Tee wurde seitdem traditionell als Tribut an den Kaiser von China verwendet. Trinkt man zum ersten Mal weißen Tee, wird man ihn fade finden, als tränke man einfach heißes Wasser. Nach einer Weile bemerkt man allerdings eine subtile Veränderung im Atem und im Rachenraum. Es ist, als müsse man die Sinne extra schärfen, um zum Herzen dieses Tees vorzustoßen. Statt eines soliden, dominanten Aromas, wie es andere Teesorten haben, gibt weißer Tee einen subtilen Nachgeschmack ab. Es ist, wie wenn man im Herbst tief einatmet, aber noch einen Hauch Sommer in der Luft spürt; oder wie wenn man beim Musikmachen plötzlich innehält und den Klängen noch lange nachhorcht, als spukten sie noch im Raum. Die Chinesen nennen dieses flüchtige Gefühl den »Geschmack zwischen den Zähnen«.

Ich bin immer wieder begeistert davon, wie wohltuend, beruhigend und erbaulich es ist, diesen subtilsten aller Tees zuzubereiten und zu trinken. Wenn ich merke, dass sich etwas in mir anstaut, atme ich tief durch, bereite mir rituell einen frischen weißen Tee zu, setze mich hin und genieße den herrlich zarten Trunk, bis meine Welt wieder in Ordnung ist. Dieser Tee wirkt gleichzeitig erfrischend und beruhigend. Er ist zum besten Freund meiner Nachmittage geworden – eine Obsession, der ich gerne verfalle!

Die meisten weißen Tees werden in der hügeligen chinesischen Küstenprovinz Fujian angebaut, von wo heutzutage viele exquisite und auch biologische Varianten dieser Teesorte kommen. Zu den bekanntesten gehören *Silver Needle* (*Bai Hao Yin Zhen*) und *Bai Mudan* (*Bai Mu Dan*). Fujian besitzt ein ideales Klima für den Anbau von Tee, der in feuchten Höhenlagen gedeiht. Die Provinz Fujian besteht zu 80 Prozent aus Bergen, zu zehn Prozent aus Gewässern und zu zehn Prozent aus Teeplantagen.

Yoga am Morgen ist wie eine natürliche Dosis Koffein. Es belebt den Körper und kann dabei helfen, die morgendliche Koffeinzufuhr einzuschränken. Nach dem Yoga fühlt man sich körperlich verjüngt und geistig entspannt. Man verspürt Gelassenheit und Energie und keinerlei Verlangen nach einem kräftigen Koffeinschub. Eine Tasse Tee nach dem Yoga oder der Meditation verlängert die Stress lindernden Wirkungen der Achtsamkeitsübungen in den Tag hinein. Der entspannende Effekt des Tees erleichtert darüber hinaus den Übergang zu den chaotischeren Teilen des Alltags.

Auf ähnliche Weise verhilft Yoga zu besserem Schlummer. Dazu werden andere Übungen eingesetzt, wie man sich vorstellen kann. Morgenübungen beinhalten mehr aufwärtsschwingende Bewegungen wie beim Sonnengruß oder Überstreckungen des Rückens, die sich wie ein starker Espresso anfühlen. Morgendliches Yoga hat eher einen vorantreibenden Bewegungsfluss. Abends macht man möglicherweise längere, langsamere Bewegungen, viele davon auf dem Boden, mit wohltuenden Dehnungen und den Rücken entspannenden und dehnenden Haltungen.

Tee und Yoga bieten in der modernen Welt eine rituelle Rückkehr zu uralten Wurzeln. Die Teekultur steht im Gegensatz zum Kaffeekult des 21. Jahrhunderts. Wenn Kaffee das Getränk der Effizienz und Reizüberflutung ist, ist Tee das energetisierende und belebende Elixier, das zum bewussten Innehalten einlädt. Tee ermutigt zur Reflexion und zur Geduld. Manche Tee-Firmen veranstalten Workshops zu Heilung und Spiritualität, andere verwandeln ihre tagsüber als Tee-Lounge genutzten Räume abends in Yogastudios. Auch Yoga ist heute eine Alternative, nämlich zur modernen Fitnesskultur. Wenn der Fitnessboom für die totale Verausgabung steht, bietet Yoga Belebung und Erholung durch ständiges Drücken der Reset-Taste. Es fördert innere Stärke, Konzentration und Achtsamkeit und steht damit im Gegensatz zum »Ohne Schweiß kein Preis« des Fitnessgedankens. Was Tee und Yoga ebenfalls gemeinsam haben, ist ein starkes Element der Selbstfindung.

Die japanische Teezeremonie *cha do* hat ihren Ursprung in einer Form der Zen-Meditation. Die Kunst liegt darin, Schönheit in allen Dingen zu finden, wie klein sie auch sein mögen. Die harmonische und friedvolle Erfahrung der Stille und des Lebendigseins wird von zwei Menschen im Hier und Jetzt geteilt. In gemeinsamem Einverständnis, in Anmut, Schönheit und Höflichkeit wird eine Schale köstlichen grünen Matchas von der einen Person zubereitet und von der anderen empfangen. Die Zeremonie soll Gastgeber wie Gast an die Einzigartigkeit und Unbeständigkeit des gegenwärtigen Augenblicks erinnern. Vor dem Yoga eine Teezeremonie oder eine Tee-Meditation abzuhalten, ist eine schöne und einfache Art, Gesundheit und Wohlbefinden zu hegen. Lassen Sie davon ab, das Wie herausfinden zu wollen, und stürzen Sie sich einfach ins Tun. Konzentrieren Sie sich. Seien Sie ganz im Heute anwesend, nicht im Gestern. Lernen Sie Geduld mit sich selbst. Denken Sie daran, dass Sie in der Meditation, beim Yoga und im Leben mit jedem Ausatmen noch tiefer gehen können. Und verbieten Sie dem Krebs den Zutritt zu Ihrem Innersten.

ACHTSAMKEITS-TEES AUF EINEN BLICK

Weißer Tee ist einer meiner Lieblings-Meditationstees geworden und begleitet mich auch bei meditativen Tätigkeiten wie Tagebuchschreiben oder Auszeiten, in denen ich nachdenke. Je nach Wetter und Laune, kalt oder warm zubereitet, kann weißer Tee als Einstieg in Ihre meditative Zone dienen.

Grüner Tee ist eine hervorragende Wahl für die morgendliche Yoga- oder Meditationspraxis. Angesichts der körperlichen Herausforderungen der Yoga-Haltungen eignet sich Grüntee besonders als idealer Energiespender vor dem Üben oder als Regenerationstrunk danach. Wollen Sie vor dem Yoga Tee auf leeren Magen trinken, sind gerösteter Grüntee oder Genmaicha besonders verträglich. Und als Cold Brew sind sie sogar noch milder. Nach dem Yoga haben Sie eine breite Auswahl an grünem Tee, darunter Longjing, Sencha, Yun Wu und Jasmintee. Kalt aufgesetzte Grünteemischungen oder Kräutertees bieten Abwechslung beim Regenerieren und Rehydrieren nach dem Yoga.

Matcha oder Matcha Latte macht nach dem Meditieren richtig satt. Das Aufschlagen dieser Köstlichkeit ist weit weniger frustrierend, wenn Sie Ihre Mitte gefunden und noch keine Alltagssorgen im Kopf haben.

Pu-Erh-Tee ist Ihre Rettung an Tagen, an denen Sie einen kleinen Schubs brauchen, um zu meditieren oder zum Yoga zu gehen. Das passiert uns allen mal – wenn wir schlecht geschlafen oder am Abend zuvor etwas Falsches gegessen haben. Wie soll der Geist leer werden, wenn man sich nicht danach fühlt? Der Kick, den Ihnen Pu-Erh verschafft, kann dabei helfen. An solchen Tagen halte ich mich an einem großen, heißen Becher fest.

Kräutertee hat oft eine herrlich aromatische Qualität, die Sie nach öffnenden Atemübungen umso mehr zu schätzen wissen. Er unterstützt behutsames Abkühlen nach erhitzenden Übungen. Außerdem eignet er sich hervorragend als Durstlöscher, was besonders nach einem anstrengenden Tag wichtig ist. Nach morgendlichen Achtsamkeitsübungen wirken Kräutermischungen mit Lavendel, Minze und Ginseng belebend. Hibiskus, Rose und Kamille beruhigen dagegen eher. Ingwer und Süßholz sind am Abend die Entgiftungstees der Wahl.

Chai ist der traditionelle Tee der indischen Yogis. Grundlage ist ein belebender Assam-Schwarztee, gewürzt mit Chai-Masala: Zimt, Ingwer, grüner Kardamom, schwarzer Pfeffer, vielleicht auch Nelken, Fenchel und/oder Anis. Chai wird mit heißer Milch angerichtet und üblicherweise gesüßt.

TEE-MEDITATION

Das Aufbrühen von Tee ist an sich schon ein meditativer Akt. Die einfachen, routinierten Arbeitsschritte erfordern Aufmerksamkeit. Mit der Auswahl der Teesorte und des Gefäßes für die Zubereitung, dem Temperieren des Wassers, dem Zusammengießen von Wasser und Teeblättern im richtigen Verhältnis und dem Abwarten der Ziehzeit bis zum Trinken schaffen Sie sich ein ganz persönliches Teeritual. Rikyū, der Urvater des japanischen Tee-Weges, sagt: »Die Kunst des Tee-Weges besteht einfach darin, Wasser zu kochen, den Tee zuzubereiten und ihn zu trinken.« Kinderleicht und in jeder Beziehung nahrhaft. Eine ganz neue Dimension des Teetrinkens erfährt man allerdings, indem man nach dem Aufbrühen eine einfache Tee-Meditation abhält. Dadurch bekommt Tee eine viel tiefere Wertschätzung als gesundheitsförderndes Elixier. Der vietnamesische Zen-Meister Thich Nhat Hanh bringt es auf den Punkt, wenn er sagt: »Frieden, Glück und Freude sind immer dann möglich, wenn ich meinen Tee trinke.«

1. Suchen Sie sich eine Teetasse aus, die Ihnen gefällt und die leicht und bequem in der Hand liegt. Bereiten Sie mit Achtsamkeit Ihren Lieblingstee darin zu. Machen Sie nichts anderes. Kein Multitasking.

2. Suchen Sie sich einen Platz, wo Sie bequem und in Ruhe sitzen können, entweder auf einem Sitzmöbel oder auf dem Boden, sodass Sie Ihre Sitzknochen spüren. Sitzen Sie so gerade wie möglich (dann fällt das Trinken und Atmen leichter).

3. Stellen Sie Ihre Teetasse bewusst und achtsam vor sich ab (nach Belieben auf Untertasse oder Tablett).

4. Nehmen Sie sich einen Augenblick, um den Tee in der Tasse zu betrachten. Achten Sie darauf, wie seine Farbe in der Tasse wirkt. Bewundern Sie es. Stellen Sie sich die Reise des Tees vom Feld bis zu Ihnen vor, durch die Hände der Teepflücker, über den Ozean bis zu Ihrer rituellen Zubereitung. Bedanken Sie sich für diese Tasse Tee und für diesen Augenblick. Bleiben Sie eine Minute mit Ihrem Tee sitzen.

5. Schließen Sie die Augen. Greifen Sie nach der Tasse und spüren Sie ihre Form und Oberfläche. Spüren Sie die Wärme der mit Tee gefüllten Tasse. Stellen Sie sich vor, wie schwer sie ist, wenn Sie sie hochheben.

6. Heben Sie die Tasse an, immer noch mit geschlossenen Augen. Nehmen Sie ihr Gewicht in Ihren Händen wahr. Spüren Sie dem Gewicht in Ihren Armen und in Ihrem Körper nach.

7. Heben Sie die Tasse vor Ihr Gesicht. Spüren Sie die Wärme und das Aroma des Tees mit weiterhin geschlossenen Augen. Bleiben Sie so und genießen Sie ein paar Atemzüge.

8. Führen Sie die Tasse an die Lippen. Sehen Sie sich dabei selbst von außen, von einem Punkt außerhalb Ihres Körpers. Spüren Sie den Rand der Tasse an Ihren Lippen und nehmen Sie seine Form wahr. Atmen Sie den starken Duft des Tees noch tiefer ein. Kippen Sie die Tasse, um den ersten Schluck zu trinken.

9. Nehmen Sie den ersten Schluck ... ganz richtig: ACHTSAM. Trinken Sie LANGSAM. Fahren Sie Schluck für Schluck fort. Achten Sie auf jeden einzelnen und darauf, wie unterschiedlich jeder ist. Wo spüren Sie den Geschmack am deutlichsten? Spüren Sie, wie der Tee den Rachen hinabrinnt. Erspüren Sie, wo genau Ihnen der Tee in Ihrem Körper guttut. Atmen Sie.

10. Stellen Sie die Tasse an ihren anfänglichen Platz zurück. Spüren Sie die Nachwirkungen des Teetrinkens auf dem Gaumen. Atmen Sie langsam. Spüren Sie die Wirkung des Tees in Ihrem Körper. Öffnen Sie die Augen. Spüren Sie der Wirkung des Teetrinkens auf Ihren Körper noch einmal nach. Atmen Sie tief. Namaste.

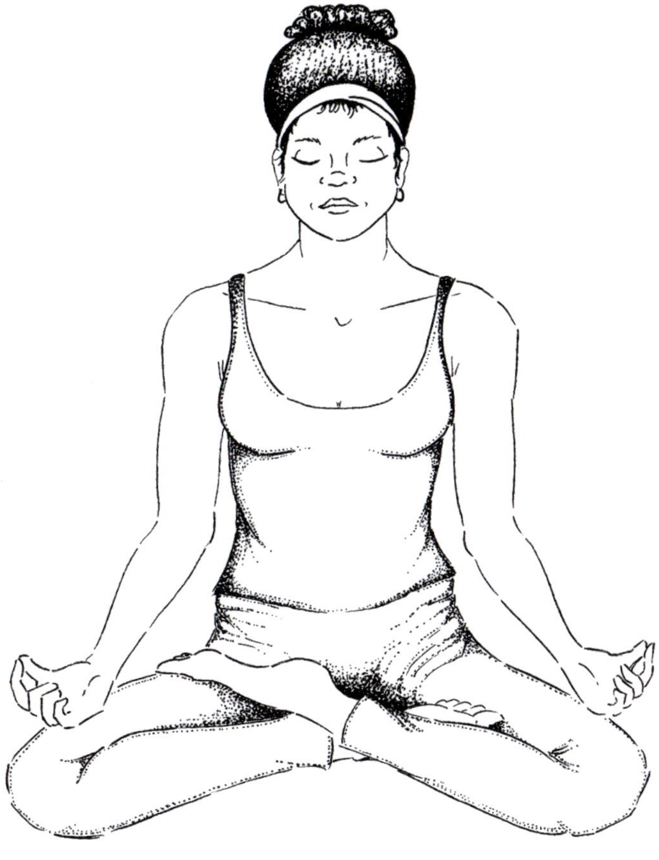

Teemischungen zum Meditieren

Die natürlichen Aromen reinen Tees sind exquisit und eine Tee-Meditation mit Ihrem Lieblingstee wird Sie von seinen Qualitäten noch mehr überzeugen. Manchmal ist es aber auch schön, dem Tee für die Meditation eine noch erbaulichere Qualität zu verleihen. Diese drei Teemischungen sind meine Zauberformel für die Bewusstseinserweiterung.

Ergibt je 1 Becher (240 ml)

1 gehäufter TL (2,5 g) weißer Tee

¼ TL Rosenblüten

Mit 80 °C heißem Wasser 3 Minuten ziehen lassen.

1 gestrichener TL (2 g) grüner Tee

¼ TL getrockneter Lavendel oder ein 2,5 cm langer Zweig frischer Lavendel

Mit 80 °C heißem Wasser 3 Minuten ziehen lassen.

1 gestrichener TL (2 g) schwarzer Tee

¼ TL (5 g) getrocknete Minze oder ein frisches Minzblatt

Mit kochendem Wasser aufbrühen und 5 Minuten ziehen lassen.

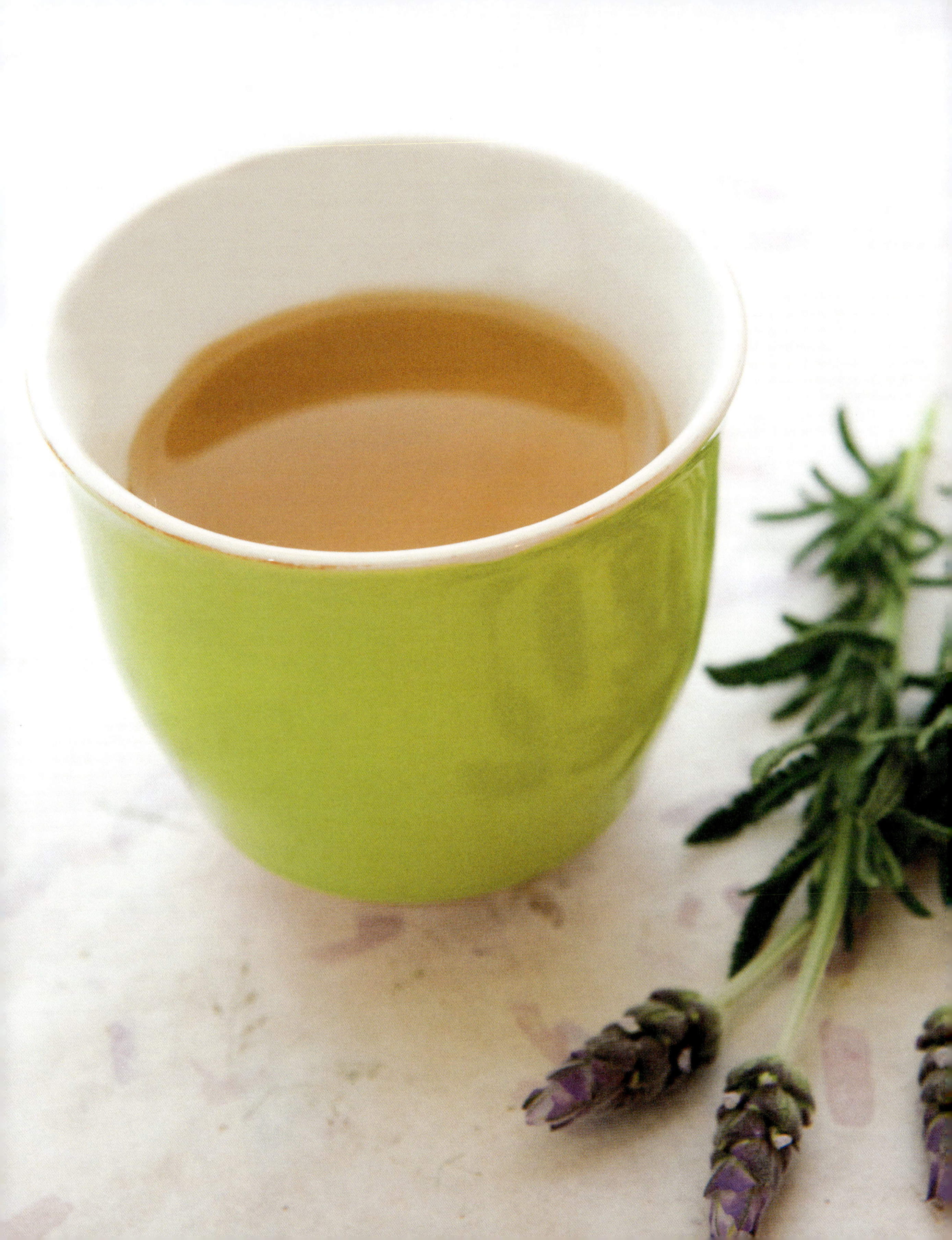

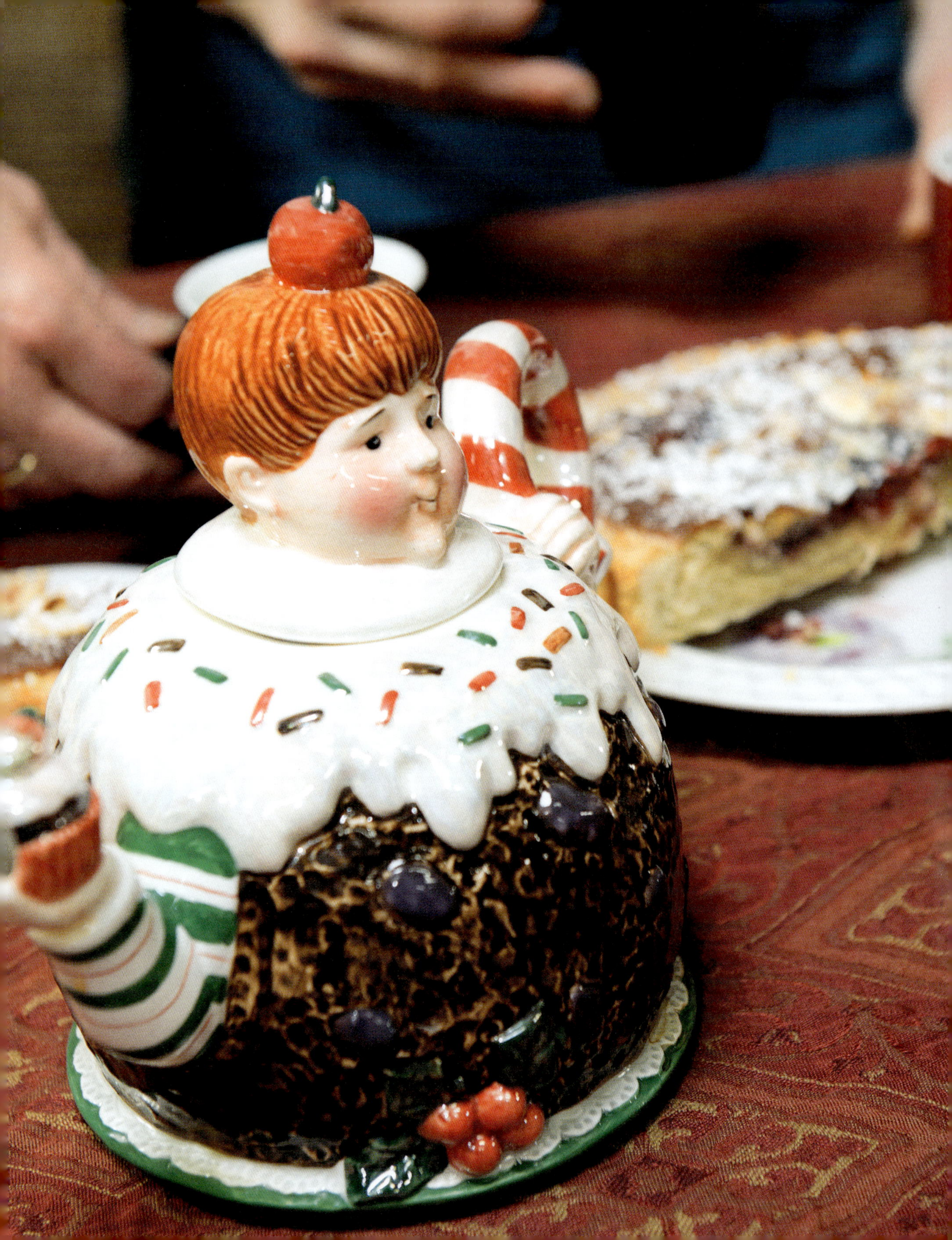

8. Kapitel

KREBS MAG KEINE PARTYS

WAHRER REICHTUM IST MIT GELD NICHT ZU KAUFEN

Living Journeys

Der Verein Living Journeys Community Cancer Support mit Sitz im Gunnison Valley in Colorado bietet Unterstützungs- und Freizeitprogramme für Familien an, die mit der Angst und Verwirrung zu kämpfen haben, die mit einer Krebsdiagnose oft einhergehen. Die Leiterin der Organisation, Darcie Perkins, erklärt, dass sie zu der Gruppe stieß, als sie für ihren Halbmarathon Spenden sammelte. »Ich erkannte sofort, dass eine solche Organisation mir sehr mit meiner Krebserfahrung geholfen hätte«, sagt sie. »Ein großes Problem, das auftaucht, wenn man plötzlich mit den ganzen Implikationen des Kampfes gegen den Krebs konfrontiert wird, sind die finanziellen Lasten. Die Spenden, die wir mit Living Journeys sammeln, werden zur Schließung der Lücken verwendet, die in solche Notlagen entstehen, sodass sich die Patienten ganz auf sich selbst konzentrieren können.«

Patienten, die Unterstützung erfahren und Ruhe finden, haben eine bessere Lebensqualität, und das kann wiederum ihre Heilungschancen verbessern. Krebspatienten bietet Living Journeys emotionale Unterstützung durch mehrmals im Monat stattfindende Gruppentherapiesitzungen, bei Bedarf auch durch die Kostenübernahme von Einzelsitzungen. Zu den Freizeitangeboten zählen Jugendgruppen für Kinder, deren Eltern von Krebs betroffen sind. Perkins erklärt, dass »nur wenige wissen, wie sehr sich der Krebs auf alle Familienmitglieder auswirkt. Kinder verarbeiten so etwas anders. Wir arbeiten mit einem Sportanbieter und mit professionellen Therapeuten zusammen, die die Unternehmungen anleiten und emotionale Unterstützung bieten. Einmal im Monat bieten wir einen Abenteuertag an, bei dem Aktivitäten wie Skifahren, Eisklettern, Reiten und Wandern auf dem Plan stehen. Diese Tage bieten die Gelegenheit, in etwas ganz anderes einzutauchen als die von Angst und Stress geprägte Sphäre des Krebses.«

Living Journeys ist auch in das Wellnessprogramm des örtlichen Krankenhauses eingebunden. »Auch in unserem kleinen, naturnahen Bergstädtchen ist Krebs nichts Ungewöhnliches«, sagt Perkins, »daher ist es wichtig, den Leuten die Rolle der Ernährung bei Krankheitsvorbeugung und -linderung ins Bewusstsein zu rufen.«

WOZU BRAUCHT MAN FREUNDE?

Der Krebs will nicht, dass Sie sich mit netten Menschen treffen. Der Krebs hat es schwerer, wenn Sie Ihre Lieben bei sich haben, denn sie geben Ihnen die Kraft, ihn zu bekämpfen. Sie und Ihre Tee-Polyphenole sind tatsächlich nicht die einzigen Kämpfer auf Ihrer Seite. Mehrere große Studien haben die Wirkung von sozialer Geborgenheit und befriedigenden Beziehungen auf den Krankheitsverlauf untersucht und die Ergebnisse legen nahe, dass ein großes Maß an sozialer Unterstützung mit besseren Behandlungsergebnissen bei Krebspatienten einhergeht. Soziale Unterstützung gibt in diesem Falle die Zufriedenheit einer Person mit ihren persönlichen Beziehungen wieder. Subjektiv empfundenes Glück in engen persönlichen und sozialen Bindungen kann nicht nur die Chance auf einen Sieg über den Krebs erhöhen, sondern auch psychologische Stressfaktoren dämpfen, die als Risikofaktoren für Krebs gelten. Diese Risikofaktoren beeinflussen die Biologie bestimmter zellulärer und molekularer Signalbahnen, die sich Studien zufolge auf das Wachstum und die Metastasierung von Krebs auswirken können.

In einer kürzlich durchgeführten Studie befragten Forscher mehr als 14.000 Patienten in unterschiedlichen Lebensphasen zum Wesen ihrer sozialen Bindungen. Informationen wie die Anzahl der Freunde, der Personenstand, die Religionszugehörigkeit und das soziale Engagement wurden erhoben und Antworten auf die Frage, ob man Freunde und Bekannte eher kritisch, unterstützend, liebevoll, streitsüchtig oder nervend fände, wurden mit Daten zum Gesundheitszustand der Teilnehmer abgeglichen. Die Forscher berücksichtigten dabei vier verschiedene Gesundheitsmarker: Blutdruck, BMI, Taillenumfang und ein bestimmtes Protein, das Entzündungen anzeigt – alles wichtige Indikatoren für chronischen Stress, der bekanntlich Einfluss auf den Verlauf von Krankheiten hat. Aus den reichhaltigen Daten der Studie wurde die Bedeutung eines befriedigenden und aktiven sozialen Lebens für den allgemeinen Gesundheitszustand ersichtlich. In Umkehrung zeigte sich, dass Einsamkeit im Alter die Lebenserwartung negativ beeinflusst.

Der erwiesene Zusammenhang zwischen chronischem Stress, sozialer Isolation, Depression und Erkrankungen, auch an Krebs, stellt alles, was wir über Gesundheitsförderung zu wissen glaubten, vom Kopf auf die Füße. Vermutlich müssen Mediziner im Umgang mit Senioren, denen Herzbeschwerden und Bluthochdruck drohen, nicht nur auf Diabetes schauen, sondern auch auf Einsamkeit. Womöglich müssen sie sich bei sozial isolierten Jugendlichen ebenso um das Entzündungsrisiko kümmern wie bei solchen mit Bewegungsmangel. Die Wirksamkeit von sozialen und psychologischen Faktoren auf die Entstehung und den Verlauf von Krankheiten steht als Hypothese schon seit alters im Raum, aber die Vorstellung, dass die Stärke und Vielfalt unserer sozialen Bindungen unsere Gesundheit ebenso beeinflussen wie Ernährung und Bewegung, ist eine radikale Verschiebung der herkömmlichen Sichtweise.

DANKBARKEIT

Dankbarkeit verbessert nachweislich die körperliche und seelische Gesundheit, macht glücklich und verhindert Depressionen. Sie trägt zur Eindämmung negativer Gefühle bei, die, lässt man ihnen freien Lauf, zu schädlichem körperlichen Stress führen können. Menschen, die Dankbarkeit empfinden, haben nach eigenen Angaben weniger körperliche Beschwerden als andere. Außerdem treiben sie mehr Sport und nehmen eher ärztliche Vorsorgeuntersuchungen wahr, was auch zu ihrer höheren Lebenserwartung beitragen mag. Kein Wunder – glückliche Menschen können leichter eine positive und proaktive Einstellung zu ihrer Gesundheit haben.

Ich gebe zu, dass unter schwierigen Lebensumständen auch Dankbarkeit schwierig ist. Dabei rede ich gar nicht von den großen Herausforderungen des Lebens. Manchmal ist Dankbarkeit einfach schwer aufzubringen. So zu tun, als sei man glücklich, egal wie man sich eigentlich fühlt, kann im Gehirn positive Emotionen hervorrufen. Wer sich auf das Gute konzentriert, fühlt sich besser. Schauen Sie sich nach positiven Dingen um. Schauen Sie überallhin. Gerüche, Farben und Klänge können uns in einen Zustand versetzen, in dem wir innere Dankbarkeit verspüren. Sobald wir sie in uns gefunden haben, können wir auch Liebe aussenden und unseren Dank nach außen weitergeben. Ein Satz meiner Lieblingsdichterin Mary Oliver macht sehr schön deutlich, wie sich das Gute manchmal in schwer erkennbarer Form verbirgt: »Ein geliebter Mensch gab mir einmal ein Paket voller Dunkelheit. Erst nach Jahren erkannte ich, dass auch dies ein Geschenk gewesen war.«

Wenn Sie also den Krebs mal richtig irritieren wollen, dann feiern Sie Ihr Glück zusammen mit Freunden. Jetzt, wo Sie Ihre Zellen in Antioxidantien baden, die Sünden des Alltags und der Ernährung meiden, sich regelmäßig bewegen und vielleicht sogar durch Meditation oder Yoga zu innerem Frieden finden, können Sie sich noch einen letzten Vorteil gegen den Krebs verschaffen, und der besteht in Freude und Liebe. Finden Sie zur Dankbarkeit für den gegenwärtigen Augenblick und gönnen Sie sich gemeinsame Zeit mit Ihren Lieblingsleuten. Sagen Sie einfach: »Weg mit dir, Krebs. Das ist mein Leben.« Und dann laden Sie Ihre Freundinnen zum Tee ein.

TEE ALS SOZIALES SCHMIERMITTEL

Tee ist ein hervorragendes Mittel, um Beziehungen zu knüpfen. Für die Geselligkeit ist er in vielerlei Hinsicht ein weitaus besseres Getränk als Alkohol. Man kann sagen, dass Teelaune mehr soziale Vorteile bietet als ein leichter Schwips. Tee fördert das, was eine meiner liebsten Tee-Musen als perlende Gespräche bezeichnet. Alkohol dagegen fördert lautes Geschwafel. Tee hilft beim Konzentrieren und Erinnern, während beim Alkohol das Gedächtnis den Bach runtergeht. Wenn die Kacke so richtig am Dampfen ist, versammelt man sich meiner Ansicht nach lieber um eine heimelige Kanne Tee. Alkohol kann nach einem harten Arbeitstag beim Runterkommen helfen, aber er bietet nicht den Trost eines Tees. Trost bringt das Theanin.

Die vielen mit Tee verbundenen Rituale und Geschichten aus aller Welt zeigen, dass Teetrinken eine viel stärkere soziale Rolle spielt, als viele von uns denken. Mehr als etwas Durstlöschendes, Wärmendes sehen wir nicht im Tee; viele von uns sind sogar mit der Vorstellung aufgewachsen, Tee sei eine schlappe, fade Kaffeealternative für alte Tanten. Aber ein Drittel der Weltbevölkerung genießt Tee als Teil des Alltags, oft als *das* Getränk jeder angenehmen geselligen Zusammenkunft. Die vielen Formen der Teezubereitung und des Teegenusses sind ebenso faszinierend wie seine Geschmacksvielfalt und reichen von der tief spirituellen japanischen Teezeremonie bis zur Aushandlung von Tauschgeschäften in Marrakesch.

TEE IN DER LIEBE

Allerlei aromatische, essbare, stimulierende, entspannende und halluzinogene Substanzen sind nach Aphrodite, der griechischen Liebesgöttin, benannt und stehen in dem Ruf, das sexuelle Verlangen zu steigern. Das Bergamotte-Öl im Earl-Grey-Tee wird seit Langem als aromatisches Aphrodisiakum zur Linderung von Verspannungen, Nervosität und Stress verwendet. Milder schmeckt es mit etwas Süßholzwurzel, die als hervorragendes essbares und aromatisches Aphrodisiakum gilt. Die traditionelle chinesische Medizin regt die sexuelle Energie tatsächlich mithilfe von Süßholz an und im Kamasutra findet sich die Wurzel in einigen luststeigernden Rezepten. Forschungen an der *Smell and Taste Treatment and Research Foundation* in Chicago haben ergeben, dass der Duft der Süßholzwurzel besonders auf Frauen erregend wirkt.

Der schöne Anblick, den Rosenknospen bieten, macht sie zusammen mit ihrem starken Duft zu einer häufigen Zutat in Beruhigungstees ebenso wie in beruhigenden Badezusätzen, Duftkerzen und Parfüms. Aber die Forschung zeigt, dass Rosenknospen mehr können als nur beruhigen. Rosenknospen sind tatsächlich ein Aphrodisiakum. Ihr Duft stimuliert das Hirn und hält den Geist wach und konzentriert. Außerdem heben sie die Stimmung und verstärken die Libido. Rosenwasser soll angeblich die Durchblutung des Körpers anregen und stimulierende Wärme hervorbringen. Auch Jasmin ist ein aromatisches Aphrodisiakum.

Selbstverständlich liefert auch das im Tee enthaltene Koffein den nötigen Energieschub, um am Ende eines langen Tages in Bestform mit dem Partner in den Abend zu starten. So hektisch und betriebsam, wie die moderne Lebensweise ist, bleibt manchmal keine Zeit oder Energie für ein gemütliches Sechsuhrgetränk. Und manchmal braucht man zu Anfang des Abends auch ein kleines bisschen Wiederbelebung. Legen Sie doch mal eine romantische Teepause ein, wenn Sie das nächste Mal nach Hause kommen. Bei einer Kanne duftendem Earl Grey oder grünem Jasmintee finden Sie am Ende des Tages sicherlich wieder zueinander.

Merken Sie sich den Satz der Reiseschriftstellerin Catherine Donzel: »Jede Tasse Tee steht für eine imaginäre Reise.« Stellen Sie eine kleine Vase mit bunten, köstliche Düfte ausströmenden Blumen hin oder eine Kerze. Ihr Duft wird sich mit dem des ziehenden Tees vermengen und eine herrlich romantische Stimmung verbreiten.

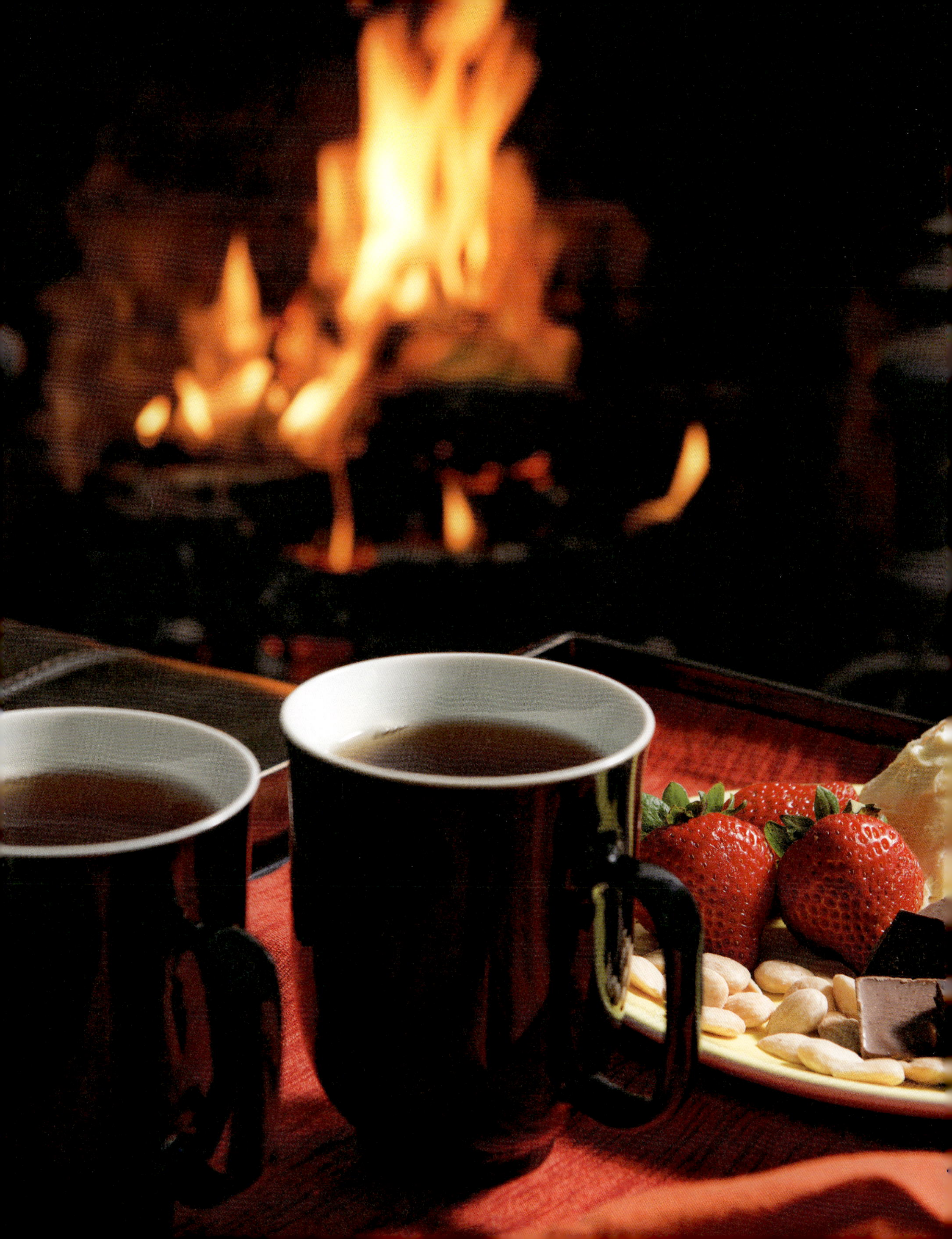

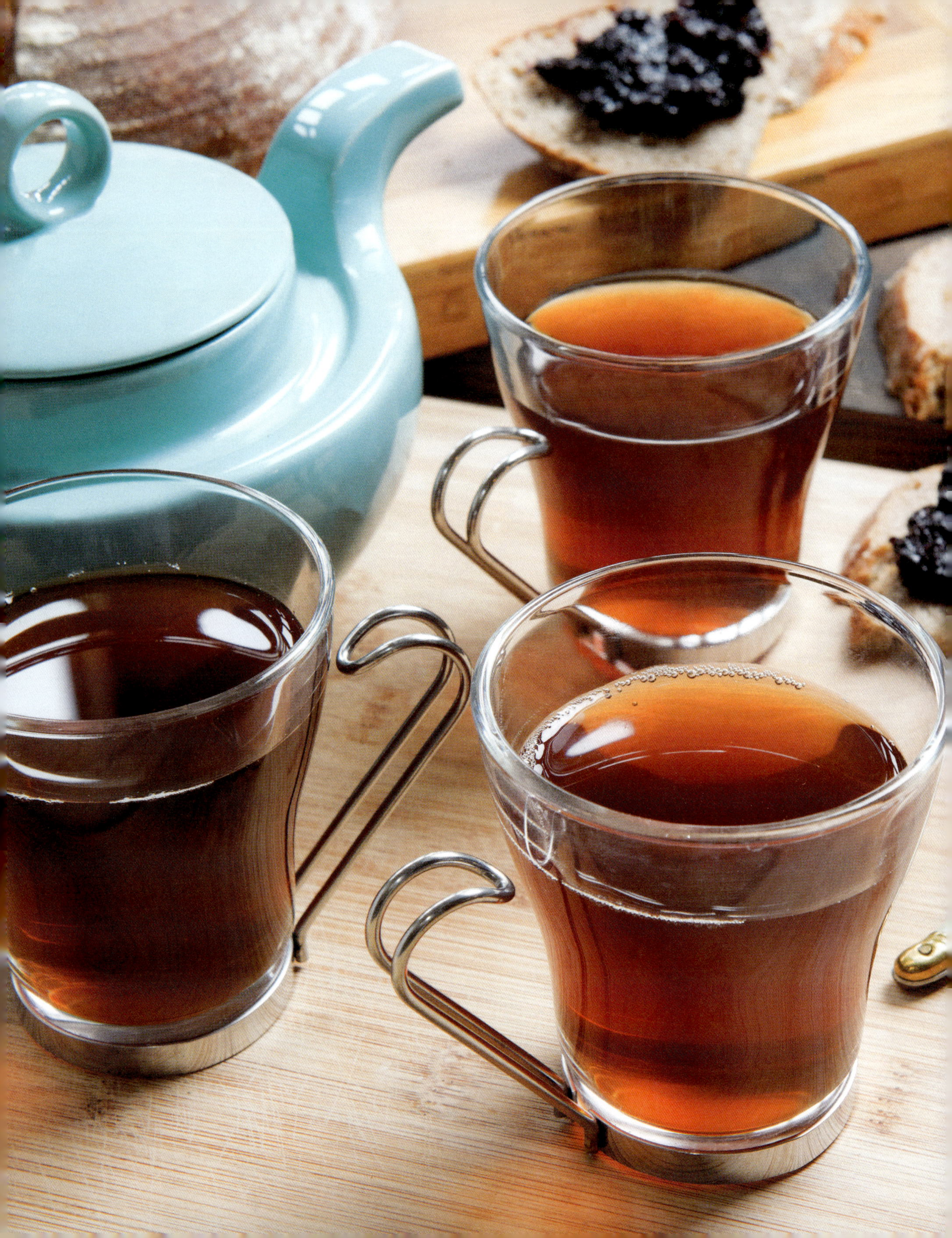

VIER IDEEN FÜR IHRE TEE-PARTY

Fünfuhrtee. Um eine Tee-Party zu schmeißen, die im Freundeskreis für Freude und Bewunderung sorgt, müssen Sie kein Profikoch sein. Das Geheimnis ist der Tee! Ihre Freundinnen werden so erstaunt sein, echten Tee zu trinken, dass sie gar nicht aufs Essen achten werden. Stellen Sie ihnen Knabbergebäck und Käse hin und dazu Obst- und Gemüsestückchen. Auch kleine, feine Mini-Sandwiches machen nicht viel Aufwand. Das Ganze wird zur Gartenparty, indem Sie es nach draußen verlegen und vielleicht auch noch etwas Kräuter- oder Blumenschmuck zum frischen, duftenden Tee stellen. Bei ganz besonderen Anlässen eröffnen Sie Ihr Teekränzchen mit einem Glas Sekt.

Tee-Verkostung. Wer keine Lust hat, Sandwiches zu schmieren, sorgt lieber für eine erlesene Teeauswahl und verwöhnt die Gäste mit frisch gebrühten Spezialitäten. Wenn Sie drei Kannen mit exquisitem Tee bereitstellen, brauchen Sie praktisch keine Snacks. Kürbiskerne, Nüsse, Trockenfrüchte und sonstiges Fingerfood – mehr brauchen Sie nicht. Halten Sie kleine Tässchen bereit und lassen Sie Ihre Gäste den Geschmack von Teesorten unterschiedlicher Art und Herkunft genießen und vergleichen. Damit holen Sie sich quasi ein exotisches Abenteuer nach Hause, das sicherlich für Gesprächsstoff sorgt.

Besuch im Teehaus. Machen Sie Ihre Tee-Party zum Ausflug. Teehäuser sind meistens ruhige Orte mit Yin-Energie, in denen man entspannen und durchatmen kann und einander Aufmerksamkeit schenkt. Cafés sind dagegen eher von Yang-Energie geprägt und man widmet sich dort der Arbeit, dem Laptop und dem kostenlosen WLAN.

Virtuelle Party. Wenn Familie und Freundeskreis weit voneinander entfernt leben, liegt eine Videochat-Party nahe. Lassen Sie Freunde oder Freundinnen ihren Lieblingstee wählen und treffen Sie sich vor dem Bildschirm zum Aufbrühen, Schlürfen und Plaudern. Interessant, was jeder so an Teekannen und -tassen auffährt. Wenn Sie an Ihrer Teezeremonie getüftelt haben, können Sie Ihre neu erlernten Kenntnisse vorführen. So begeistern Sie womöglich den einen oder anderen Teemuffel!

TEEPAUSE MIT KINDERN

Eine mittägliche oder nachmittägliche Teepause mit den Kindern tut nicht nur Ihnen gut, sondern kultiviert auch soziales und gesundheitsförderndes Verhalten in der Familie. Ich selbst habe dies nicht aus Klugheit oder weiser Voraussicht herausgefunden, sondern weil es eine Weile lang das einzige Zeitfenster war, in dem ich die Kraft dazu aufbringen konnte. Jeder, der Krebsoperationen und Chemotherapie hinter sich hat, weiß, wie lange es dauert, bis man seine Lebenskraft zurückgewinnt, ganz zu schweigen von Geschmackssinn, Körper und Haaren! Aber während dieser Zeit hört man nicht auf, Mutter zu sein und für die Familie da sein zu wollen. Das Leben geht weiter, egal wie wenig Kraft und Zeit man dafür hat. Mir war es so wichtig, weiterhin alles in meiner Kraft stehende für die Geborgenheit, das Glück und das Gedeihen meiner Töchter zu tun. Als ich während meiner Genesung wenig Energie zur Verfügung hatte, schlief ich oft gleich nach dem Abendessen ein und manchmal wurde diese Mahlzeit auch zur Quälerei. Die einzige Tageszeit, zu der ich garantiert wach war, war die Zeit nach Schulschluss, die wir zu unserer *tea time* machten. Dieser Brauch wuchs sich zu einem ordentlichen Imbiss aus, zu dem es meist Tee mit Marmeladenbrot und vor allem wunderbare Gespräche gab. Eine nach der anderen erzählten wir einander von den Glanzpunkten und Problemen des Tages. Da unsere Teestunde gleich nach der Schule stattfand, waren alle Freuden und Sorgen noch merklich frisch und ich bekam einen besseren Einblick in ihren Alltag, als wenn das Gespräch später am Abend stattgefunden hätte. Den Tee wählten wir gemeinsam aus, ebenso die Kanne. Die Entscheidung darüber, was wir aufbrühten und wie wir es servierten, gehörte auch zu unserem täglichen Ritual. Die Auswahl hing davon ab, welches Brot wir mit welchem Belag essen wollten, und brachte meine Töchter dazu, früh über die Qualität und Kombination von Lebensmitteln nachzudenken.

Brot spielt in fast allen Kulturen der Welt eine wichtige Rolle, genau wie Tee. Daher passen sie nicht nur bildlich gesprochen gut zusammen. Tee ergibt mit Brot ein Festmahl, wenn es nur die richtige Tasse voll und eine Scheibe von anständiger Qualität ist. Wie der selige James Beard einst sagte: »Gutes Brot ist von allen Lebensmitteln das am umfassendsten sättigende; und gutes Brot mit frischer Butter ist von allen Festmahlen das größte.« (Mit dem richtigen Tee, würde die Teeliebhaberin ergänzen!) Manche Beläge schmecken besonders gut auf bestimmten Brotsorten und das Gleiche gilt für Tee und Brot. Handwerklich gebackenes Brot macht jede Tee-Party zum Kinderspiel, wenn dazu Butter, Marmelade und der richtige Tee gereicht werden. Zu Tee passt nicht nur langweiliger, quadratischer, weicher Toast, sondern auch edles Vollkornbrot mit Kräutern, Trockenfrüchten, Nüssen oder Honig. Bei dem reichhaltigen Angebot an Brot- und Teesorten, das uns heute zur Verfügung steht, sind die Kombinationsmöglichkeiten unzählig. Welche Eigenschaften nehmen wir beim Probieren eines neuen Brotes wahr? Natürlich seinen Geschmack, aber auch Körnigkeit und Konsistenz. Auf die letzten beiden Aspekte kommt es meiner Erfahrung nach beim Zusammenspiel mit dem Tee an. Beim Tee ist besonders auf einen subtileren Aspekt des Geschmacksprofils, auf die sogenannte Auskleidung des Mundes zu achten, will man über die Brot-Tee-Paarung entscheiden. Hier sind einige unserer Lieblingskombinationen:

Französisches Baguette. Die klassische Wahl ist ein schöner, langblättriger Ceylon-Schwarztee. Dessen Tannin-Kopfnote passt gut zur knusprigen Kruste.

Graubrot. Sehr lecker mit Assam! Der süßlich-trockene Geschmack und die honigartige Auskleidung dieses Tees passen hervorragend zu Sauerteigbroten. Probieren sollte man dazu auch rauchige Schwarztees wie Lapsang Souchong, russischen Karawanentee oder einen rauchigen grünen Gunpowder.

Ciabatta, Focaccia. Hier passt Sencha sehr gut, besonders wenn man dazu mit etwas Matcha und Salz besprenkelten Ziegenkäse reicht.

Challah. Dazu mag ich gerne Keemun-Tee. Brot wie Tee sind schön rund auf der Zunge.

Ungesäuertes Brot (Chapati, Roti, Pita). Keine Ahnung, ob es der Geschmack oder die kulturelle Assoziation ist, aber diese Brotsorten schmecken gut mit schwarzen Tees wie Assam oder Yunnan und marokkanischem Minze-Grüntee.

Stuten. Honigbrot passt perfekt zu schwarzem Nilgiri und Ceylon, aber auch zu Earl Grey. Grüne Alternativen wären Longjing oder grüner Earl Grey.

Pumpernickel. Das Tee-Gegenstück ist eine rauchige Frühstücksmischung wie Karawanentee oder grüner Gunpowder.

Walnussbrot. Erfordert einen aromatisierten, nicht rauchigen Schwarztee. Earl Grey oder Blaubeertee passen himmlisch gut.

Brezeln. Köstlich zu Pu-Erh-Tee.

Grissini. Auch wie gemacht für Pu-Erh! Lecker auch mit koffeinfreiem Rooibos.

Ein Wort zu Kindern und Koffein: Der Koffeinkonsum von Kindern ist in die Höhe geschossen (um 70 Prozent in den vergangenen 30 Jahren), seit sich Cola-Getränke und neuerdings Energydrinks etabliert haben. Zwei Drittel aller amerikanischen Kinder nehmen täglich Koffein zu sich, im Durchschnitt 100 Milligramm am Tag. Und leider bieten die meisten koffeinhaltigen Getränke, die Kinder konsumieren, leere, zuckrige Kalorien ohne Nährwert. Das ist ein wachsendes Gesundheitsproblem. Koffein kann bei Kindern Schlaflosigkeit auslösen und durch die subjektive Wahrnehmung eines »Energieschubs« zu körperlicher Erschöpfung führen. Es gibt bei Koffein keine empfohlene Höchstmenge für Kinder. Die *American Academy of Pediatrics* verlangt, dass koffeinhaltige Energydrinks vom Speiseplan von Kindern gestrichen werden. Kinder wurden bereits mit Koffeindosen, die an 1000 Milligramm heranreichen, ins Krankenhaus eingeliefert, eine Menge, die zu Herzrhythmusstörungen führen kann. *Health Canada* empfiehlt für Kinder unter zwölf Jahren eine Tagesdosis von höchstens 2,5 Milligramm Koffein pro Kilo Körpergewicht. Man nimmt an, dass bei größeren Heranwachsenden ein täglicher Konsum von 200 bis 250 Milligramm aus medizinischer Sicht unbedenklich ist. Ein Becher grüner Tee (240 ml) oder eine Dose Cola (355 ml) enthalten jeweils rund 35 Milligramm Koffein. Ein Becher Schwarztee hat 40 bis 45 Milligramm. Bei Milchtee, der zu gleichen Teilen aus Milch und Tee besteht, halbieren sich diese Werte und ein kleinerer Kinderbecher verringert sie noch mal. Außerdem gibt es viele Früchte- und Kräutertees, die koffeinfrei sind.

Stressfreie Feiertage mit Tee

Wenn's draußen ungemütlich wird, ist es Zeit für süße Teestunden. Sie können sie so festlich gestalten, wie Sie wollen, und das muss gar nicht aufwendig sein. Servieren Sie mindestens zwei verschiedene Sorten Tee. Es ist immer gut, eine koffeinfreie Variante anzubieten, und Pfefferminze ist schön winterlich. Dazu brühen Sie eine Kanne mit Ihrem Lieblingstee auf. Das Schönste an Weihnachten ist ja nicht das Schenken, sondern das Teilen und Teeliebhaber teilen gerne ihre neusten Entdeckungen. Hier ein paar Anregungen:

Milchschokolade und Trüffel passen aufgrund der kontrastierenden Texturen sehr gut zu Darjeeling. Der süße, weiche, buttrige Geschmack der Schokolade (denken Sie an Ganache) wird durch das helle und leicht erdige Aroma des Tees verstärkt und bekommt eine ganz neue Raffinesse.

Dunkle Schokolade passt am besten zu grünem oder weißem Tee, der die subtilen Geschmacksnoten der Schokolade kontrapunktartig hervorhebt. Manche Bitterschokoladen besitzen starke Zitrusnoten. Nichts geht hier über einen Tee mit Zitrusaroma. Für sehr edle, dunkle Schokoladen (mehr als 70 Prozent Kakaoanteil) ist weißer Tee oder eine Weißteemischung eine fantastische Ergänzung.

Erdnusskrokant verträgt sich wunderbar mit dem erfrischenden, an Seeluft erinnernden Aroma eines frischen grünen Senchas.

Karamell verhält sich im Mund wie die zarteste Schokolade und sollte mit einem weißen Tee oder einer Mischung aus weißen Tees genossen werden. Himmlisch ...

Kürbiskuchen lässt sich entweder mit Gewürztee oder nicht aromatisiertem Schwarztee kombinieren. Auch reiner oder aromatisierter Rooibos schmeckt dazu.

Nusstorte verlangt nach Darjeeling. Sie schmeckt auch großartig zu Tees mit Vanille- oder Mandelaroma.

Kekse und Plätzchen jeder Art finden auch ihren perfekten Begleiter, nämlich Earl Grey. Der Graf bildet den noblen Mittelpunkt jeder weihnachtlichen Tee-Party. Seine feine Bergamotte-Note erweckt winterliche Gewürze, Früchte und Nüsse zum Leben.

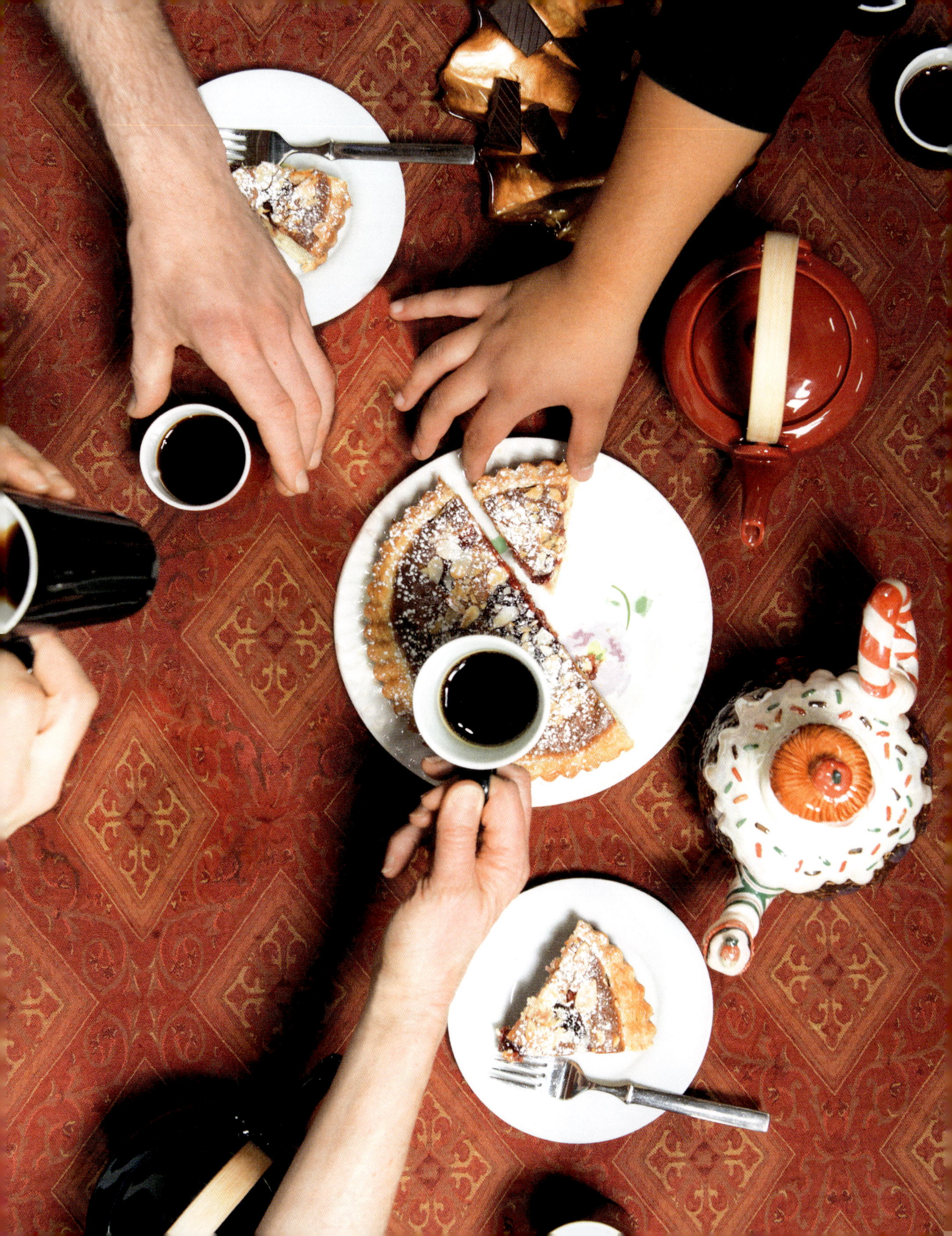

4. TEIL

NIEDER MIT DEM KREBS!

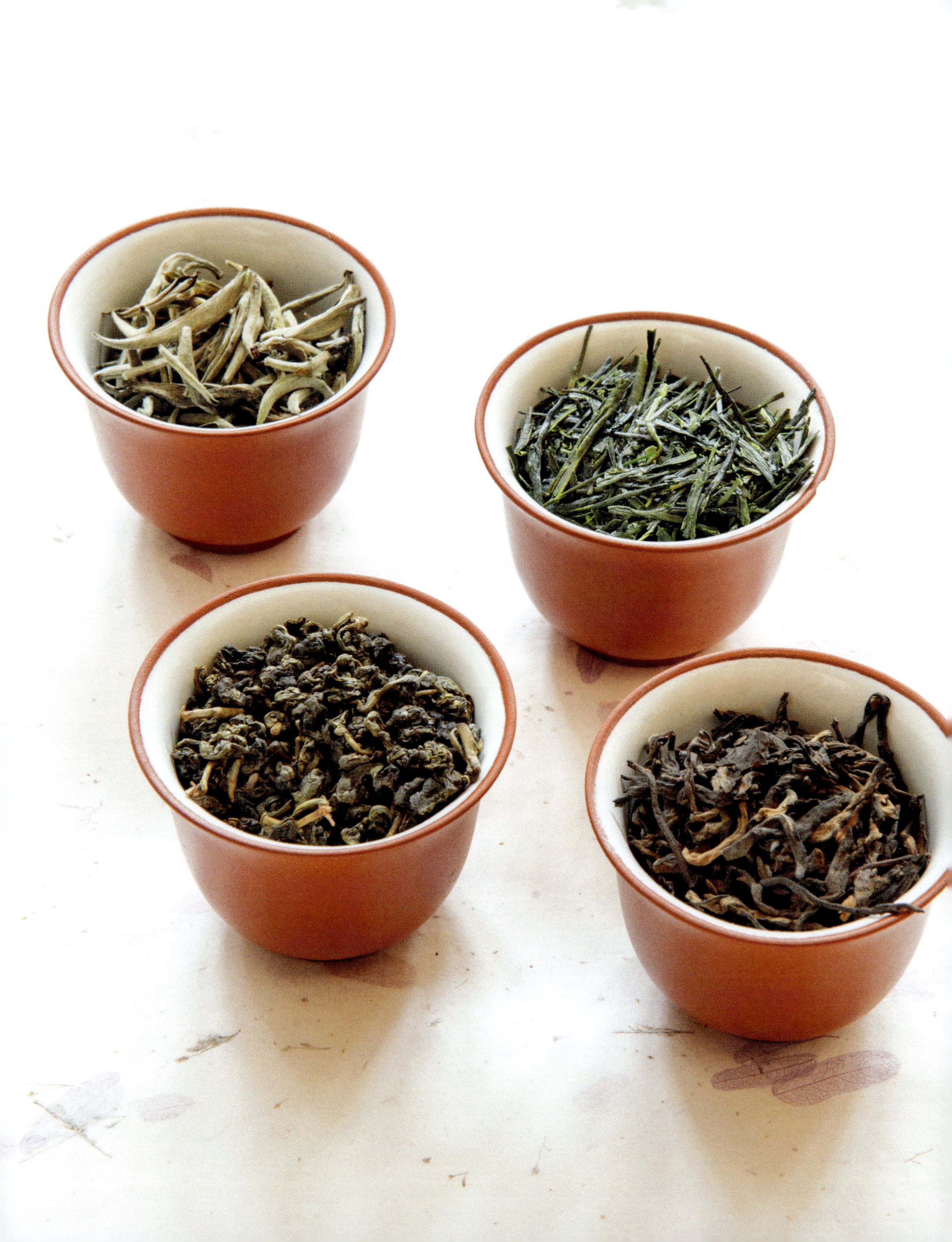

9. Kapitel

ES IST TEEZEIT!

JEDER TAG IST DER WICHTIGSTE TAG

Verpiss dich, Krebs. Deine abartigen Zellen haben in meinem Körper keinen Platz. Ab jetzt wird nach meinen Regeln gespielt und wenn du mich für leichte Beute hältst, wirst du dich noch wundern!

Wir haben nun gelernt, wie ein krebsresistentes Leben aussehen muss, und können jetzt damit beginnen, das Teetrinken so einfach, zugänglich und angenehm zu machen, dass Ihnen die tägliche Stärkung Ihrer Immunabwehr zur festen, schönen Gewohnheit wird. In diesem Kapitel finden Sie alle nötigen praktischen Anleitungen.

Wenn Sie an manchen Tagen nicht auf Ihre erhoffte Tagesmenge an Tee kommen, dann machen Sie sich keinen Kopf! Ein Becher Tee am Tag ist besser als keiner. Jeder frisch aufgebrühte Tee aus ganzen Blättern, den Sie in Ihr Leben einbauen, ist ein großer Schritt in die richtige Richtung. Wenn Sie sich an das Programm halten, und sei es auch nur halbherzig, wird Tee zu einem neuen Element Ihres Alltags und ehe Sie sich versehen, werden sich auch Fünf-Becher-Tage mit 1,2 Litern Tee bei Ihnen einschleichen, ohne dass Sie jede Tasse zählen müssen.

Machen Sie sich bereit, bevor Sie loslegen! Bestücken Sie Ihr Teeregal. Besorgen Sie sich im Laden oder online einige lose Tees. Sich mit einem fachkundigen Teehändler gut zu stellen kann sehr hilfreich sein und Ihnen die Augen für Tees öffnen, die Sie sonst nie entdeckt hätten.

TRINKEN WIE EIN RUSSE

Dass die Chinesen Tee mögen, wissen wir und von den Iren und Briten wissen wir es auch. Aber Russen trinken doch Wodka, oder? Tatsächlich trinken die Russen mehr Tee pro Kopf als die Menschen in China oder Japan. Die Russen sind derart leidenschaftliche Teetrinker geworden, dass Russland zu den größten Tee-Importeuren der Welt zählt. Beliebte russische Teesorten sind manchmal leicht geräuchert oder mit Zitrusfrüchten oder Bergamotte versetzt und tragen romantische Namen wie »Karawanentee« oder »Zar Alexander«. Als Amerikanerin in erster Generation und Tochter von russischen Immigranten bin ich mit der russischen Teetradition aufgewachsen. Und ich kann mir keinen russischen Haushalt ohne Samowar vorstellen, und wenn er nur ein dekoratives Relikt aus der Familienhistorie ist. Der Samowar ist eine Kombination aus einem blubbernden Wasserkocher und einer Teekanne. Der Wortbedeutung nach ein »Selbstkocher« ist er ein einfaches, aber äußerst nutzbringendes Gerät, das den ganzen Tag über warmen Tee bereithält. Seine Funktion besteht darin, dass ein Metallbehälter voller Wasser durch eine in der Mitte verlaufende, mit Holz oder Kohle befeuerte Röhre erwärmt wird.

Samoware werden in der russischen Literatur voller Zuneigung erwähnt und erscheinen oft auf Gemälden und alten Fotografien. Keine Geschichte von Tolstoi kommt ohne Samowar aus: »Im Sommer stand der Samowar auf einem Tisch im Garten; im Winter wurde er hereingeholt und ein langes Rohr ließ den Rauch direkt in den Schornstein des Hauses entweichen.« Oben auf dem Wasserbehälter wird eine Kanne mit starkem Teekonzentrat (*sawarka*) warm gehalten und im Laufe des Tages nach und nach verdünnt, immer dann, wenn Tee serviert wird. Der Samowar war eine rein russische Erfindung, wobei seine Gestaltung mongolischen Teekesseln nachempfunden ist. Ich besitze nur sehr wenige Gegenstände, die meine Eltern während des Zweiten Weltkrieges von ihrer Flucht aus Russland mitbrachten, aber das schwerste und sperrigste davon ist ein großer, schwerer Metallsamowar. Mir ist es schleierhaft, warum sie ausgerechnet so etwas mitschleppten, wo sie doch ihren gesamten Besitz bei sich tragen mussten, aber sie taten es und nun steht er hier in unserem Konferenzzimmer. Es verging wahrscheinlich kein Abend während ihrer ganzen Reise, an dem der Samowar nicht blubberte und Tee spendete, den sie mit etwas Süßem tranken, einem Zuckerwürfel, kandierten Früchten oder einem Löffel Marmelade.

WELCHER TEE-TYP SIND SIE?

Je mehr Sie darüber wissen, was Ihre Geschmacksknospen erfreut, desto mehr Spaß werden Sie an Ihrem täglichen Teeritual haben. Im ersten Teil dieses Buches habe ich schon unterschiedliche Teesorten und ihre Herstellungsweisen und Oxidationsgrade vorgestellt (Seite 27). Die Vielseitigkeit des Teeblattes bietet Ihnen fast unendliche Möglichkeiten, aber letzten Endes bestimmen Ihre ganz persönlichen Vorlieben darüber, was Sie sich wie aufbrühen. Sie sollten ein wenig herumexperimentieren, bis Sie wissen, was Sie mögen. Womöglich stellen Sie fest, dass Sie Ihren schwarzen Tee gerne richtig kräftig mögen, den grünen dagegen eher hell. Möglicherweise bringt Sie süßer, milder Grüntee aus China zum Träumen, während Sie die lebhaften, grasigen Sorten aus Japan kaltlassen. Und wenn dann noch Kräuter-, Frucht- und Blütenzusätze dazukommen, ergeben sich noch mehr geschmackliche Effekte und Kombinationen.

Und was, wenn Sie schon mehrere verschiedene Teesorten probiert haben und Ihnen keine davon geschmacklich zusagt? Dann gönnen Sie sich etwas Spielraum und tasten Sie sich ran, indem Sie den Tee mit anderen Zutaten vermischen, etwa mit Milch oder mit anderen Getränken. Mit diesem Trick können Sie auch neue Teesorten erkunden.

TEEAUSWAHL NACH GESCHMACKSPROFIL

Wählen Sie die Antwort aus, die Ihnen am meisten Appetit macht, um Ihrem Teegeschmack auf die Spur zu kommen:

In der Mittagspause haben Sie die Wahl zwischen fünf Obsttellern:

a. Äpfel und Birnen
b. Pfirsiche und Aprikosen
c. Erdbeeren und Mangos
d. Brombeeren, Pflaumen und Rosinen
e. Melonen und Kirschen

Abends haben Sie Hunger auf:

a. Käse oder Hähnchen vom Grill
b. Quiche und Lachs mit Salat
c. Grillgemüse oder Sushi
d. Nudeln mit Tomatensoße oder Steak mit Kartoffeln
e. Scharfes indisches, mexikanisches oder asiatisches Essen

Suchen Sie sich ein Salatdressing aus:

a. Sahne-Schnittlauch
b. Honig-Senf
c. Vinaigrette
d. Gorgonzola
e. Himbeer

Nur für Weinkenner:

a. Pinot Grigio oder Sauvignon Blanc
b. Chardonnay, Riesling Spätlese
c. Merlot, Pinot Noir, Chianti, Rioja, Valpolicella, Beaujolais
d. Cabernet Sauvignon, Nebbiolo, Barolo, Barbaresco, Malbec
e. Burgunder, Rosé

Das ist Ihr Bier:

a. Pils
b. Hefeweizen oder belgisches Bier
c. Pale Ale oder IPA
d. Englisches Porter oder Stout
e. Sauerbier

Welche Geschmacksnoten lassen Ihnen das Wasser im Mund zusammenlaufen:

a. Frische Frucht, Blüten, Weichheit, Reinheit
b. Reife Frucht, Honig, Butter, Röstaroma
c. Alge, Umami, süßliches Gras, Zitrus
d. Erde, Kakao, Rauch, Malz, Pfeffer
e. Holz, Süße, Schärfe, Vanille

Von diesem Nachtisch träumen Sie:

a. Apfelkuchen oder Zitronenbaiser
b. Crème brûlée, Vanille- oder Kokoseis
c. Schokoladenmousse oder Schokokekse
d. Kürbiskuchen oder Nusstorte, Schokoladentarte ohne Mehl
e. Beerensorbet oder Obstkuchen

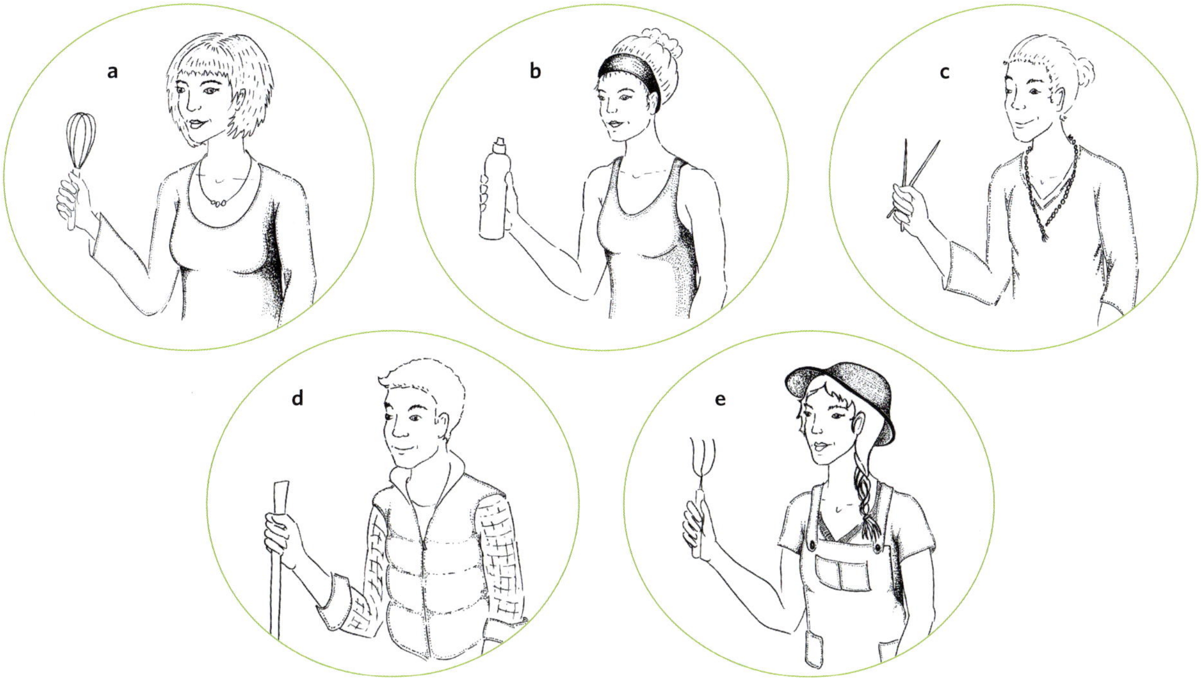

TEEAUSWAHL NACH PERSÖNLICHKEITSTYP

Größtenteils a. Wenn Sie gerne lesen, tanzen und backen und Ihr Traumurlaub eine Jachtfahrt durch die Karibik ist, dann sollten Sie mit Aroma oder Blüten versetzte grüne Tees wie Jasmin oder Zitrustee probieren oder Keemun, English Breakfast oder Earl Grey trinken.

Größtenteils b. Wenn Sie lange Spaziergänge, Yoga und Weinproben mögen und Ihre Zeit am liebsten bei einem Gourmet-Picknick auf dem Land verbringen würden, sollten Sie grünen oder weißen Tee oder Oolong aus China probieren, beispielsweise Longjing, Yun Wu , Bai Mudan, Yinzhen (»Silbernadel«) und Tieguanyin (»Eiserne Göttin der Barmherzigkeit«).

Größtenteils c. Wenn Sie Dinnerpartys, Meditation und Sushi mögen und zum Ausgleich am liebsten in herrlichen, exotischen Gewässern tauchen gehen würden, sollten Sie japanische Grüntees probieren, beispielsweise Sencha, Bancha, Gyokuro und Matcha, aber auch schwarzen Ceylon oder Darjeeling.

Größtenteils d. Wenn Sie die Happy Hour lieben, gerne wandern und grillen und das perfekte Abenteuer für Sie eine Bergwanderung wäre, sollten Sie starke schwarze Teesorten wie Assam, Yunnan, Lapsang Souchong, Irish Breakfast oder Pu-Erh probieren, aber auch Grüntees wie Gunpowder, Genmaicha or Hojicha.

Größtenteils e. Wenn Sie Basteln, Gartenarbeit und Gesellschaftsspiele mögen und den idealen Abend am liebsten vor einem gemütlichen Kaminfeuer verbringen würden, sollten Sie mit Gewürzen oder Aroma versetzte schwarze Tees probieren, beispielsweise Schoko-Kirsch, Ingwer-Pfirsich, Zimt oder Chai. Falls Sie Lust auf einen reinen, klassischen Tee haben, nehmen Sie Nilgiri.

Ihren Lieblingstee können Sie auch anhand von Teesorte und Koffeingehalt bestimmen. Wenn Sie sich das Kaffeetrinken abgewöhnen, um Platz für Tee zu machen, eignen sich Tees mit mehr Koffein wie Pu-Erh oder Schwarztee als Ersatz für Ihr Käffchen. Reagieren Sie dagegen empfindlich auf Koffein und wissen nicht, wie Sie fünf Becher Tee im Alltag unterbringen sollen, ohne Amok zu laufen, bleiben Sie mit weißem und grünem Tee auf der sicheren Seite. Fünf 240-Milliliter-Becher dieser Teesorten überschreiten zusammengenommen nicht den Koffeinkick eines einzigen Bechers Kaffee. Und wenn Ihnen Koffein überhaupt nicht bekommt, können Sie immer noch weißen oder grünen Tee kalt aufsetzen. 1,2 Liter eines solchen Cold Brews enthalten wahrscheinlich weniger Koffein als eine halbe Kaffeeportion.

Teesorte	Geschmack	Koffein/Becher	Koffein im Vergleich mit Kaffee
Weiß	Zart, leicht süß, blumig oder vegetabil	10-15 mg	1/10
Grün	Lebhaft, vegetabil, röstig oder grasig	20-30 mg	1/5
Matcha	Sämig, leicht süß, umami	25-35 mg	1/4
Oolong	Komplex, süß, blumig oder röstig	20-40 mg	1/5-1/4
Schwarz	Vollmundig, fruchtig, malzig oder röstig, würzig, Honig- oder Kakaonote	40-50 mg	1/3
Pu-Erh	Sehr volle Auskleidung, fruchtig, holzig, karamellig	50-70 mg	1/2

WIE MAN ALLES AUS CAMELLIA SINENSIS HERAUSHOLT

Was die meisten vor dem Umgang mit losem Tee zurückschrecken lässt, ist, dass man dafür mehr als nur Tasse und Beutel braucht. Aber keine Sorge, das ist alles nichts Neues - seit fast 5000 Jahren wird loser Tee aufgebrüht und Milliarden von Menschen kriegen das Tag für Tag ohne komplizierte Utensilien hin.

Was Sie brauchen:

1. losen Tee
2. Wasser, kaltes oder heißes, je nach Zubereitungsmethode
3. hitzebeständiges Gefäß zum Aufbrühen, etwa einen Becher, eine Teekanne oder ein Weckglas
4. Filter oder Teesieb, um die Teeblätter nach dem Ziehenlassen vom Sud zu trennen

Was Sie tun müssen:

1. Teeblätter in das Gefäß geben
2. Wasser auf die richtige Temperatur bringen
3. Wasser auf den Tee gießen
4. Teeblätter abseihen

WASSERTEMPERATUR UND ZIEHZEIT

Diese Werte eignen sich für den ersten Aufguss. Wenn Ihnen der Geschmack auf Anhieb nicht gefällt, können Sie es mit etwas mehr Tee und etwas kühlerem Wasser und/oder kürzerer Ziehzeit probieren.

Teesorte	Tee/240 ml Wasser	Wassertemperatur	Ziehzeit
Weiß	1 gehäufter TL (2,5 g)	80 °C (oder nach dem Sieden abgießen und 3 Minuten warten)	2 bis 3 Minuten*
Grün	1 TL (2,3 g)	80 °C (oder nach dem Sieden abgießen und 3 Minuten warten)	2 bis 3 Minuten*
Oolong	1 TL (2,3 g)	90 °C (oder nach dem Sieden abgießen und 3 Minuten warten)	2 bis 3 Minuten*
Schwarz	1 gestrichener TL (2 g)	siedend	3 bis 5 Minuten*
Pu-Erh	1 gestrichener TL (2 g)	siedend	2 bis 5 Minuten*

* Mehrere Aufgüsse – Bei vielen Teesorten kann man dieselben Blätter zweimal oder mehrmals aufgießen. Jeden neuen Aufguss lässt man eine Minute länger ziehen.

PERFEKTER TEE OHNE DIGITALEN WASSERKOCHER

Die obige Tabelle rät dazu, die richtige Wassertemperatur dadurch zu treffen, dass man das Wasser erst sieden und dann abkühlen lässt. Es gibt hierzu noch eine Methode ohne Thermometer: ein praktischer alter Trick aus China, der bemerkenswert gut funktioniert. Drei Zieltemperaturen braucht man zum Zubereiten von Tee: 80 Grad Celsius für weißen und grünen Tee, 90 Grad Celsius für Oolong und den Siedepunkt für Schwarztee und Pu-Erh. Wussten Sie, dass man diese Temperaturen am Wasser erkennen kann? Gießen Sie frisches Leitungswasser in einen Topf und erhitzen Sie es auf dem Herd. Jetzt nur nicht ablenken lassen und weggehen!

Sobald Sie einzelne »Fischaugen« auf dem Topfboden sehen, hat das Wasser die richtige Temperatur für weißen Tee. Bilden sie Paare, können Sie grünen Tee aufbrühen. Diese Fischaugen zeigen die Dampfblasenbildung des Siedevorgangs an. Sprich: Das Wasser wechselt hier den Aggregatzustand und die entstehenden Gasblasen erhalten durch die schwerere Flüssigkeit Auftrieb.

Sehen Sie dagegen »Perlenketten« von den Blasenbildungspunkten aufsteigen (Sie erkennen sie sicherlich, wenn Sie sie sehen), ist das Wasser bereit für Oolong-Tee. Tatsächlich ist dies eines der Dinge, die ich beim Teemachen am liebsten mag.

»Wilder Fluss« ist das Bild für den Siedepunkt – im Topf ist die Hölle los und das Wasser galoppiert geradezu in den neuen Aggregatzustand! Solche Turbulenzen sind nötig, um die zähen, oxidierten Blätter von schwarzem Tee oder Pu-Erh weich zu kriegen.

LASSEN SIE DAS WASSER EINFACH KALT

Wenn Sie die nötige Präzision und die Handhabung von Messlöffel und Eieruhr immer noch abschrecken, gehören Sie vermutlich zu denjenigen, die ihren Tee lieber kalt aufsetzen. Das ist nichts Schlimmes! Als Cold Brew gelingt guter loser Tee leichter als heißer Absud und ergibt ein ebenso schmackhaftes und gesundes Getränk.

Wie macht man also einen Cold Brew? Es könnte nicht einfacher sein. Man kann losen Tee in einer Kanne mit kaltem Wasser in den Kühlschrank stellen. Man kann Cold Brew sogar zum Mitnehmen aus frischem Tee zubereiten. Da die kalte Zubereitung fehlertoleranter ist, kommt es nicht so genau auf Mengenverhältnis und Ziehzeit an wie beim Aufbrühen. Kaltes Aufsetzen ergibt immer einen ausgewogenen Tee ohne Bitterkeit und Trübung. In kaltem Wasser ziehen die Teeblätter langsamer, sodass kein Überziehen droht. Die gute Nachricht: Polyphenolmoleküle lösen sich genauso gern in kaltem wie in heißem Wasser, allerdings langsamer.

Ein Aspekt von frischem, kalt aufgesetztem Tee ist, dass er eben … FRISCH ist. Ohne den Zusatz von Zitronensäure oder anderen Konservierungsstoffen sollten Sie ihn nicht tagelang aufheben. Trinken Sie Ihren Cold Brew innerhalb von 24 Stunden und lassen Sie ihn nicht in der Sonne stehen. Die kalte Zubereitung von Tee jeder Art – ob im Kühlschrank oder bei Zimmertemperatur – ist ungefährlich, da in der letzten, heißen Phase der Teeverarbeitung ein natürlicher, enzymgesteuerter Prozess weiteres Bakterienwachstum in den Teeblättern vereitelt.

MENGEN UND ZIEHZEIT FÜR COLD BREW

1. Zwei gehäufte Teelöffel (10 g) losen Tee in eine Kanne oder ein Weckglas mit 960 Milliliter frischem Wasser geben.
2. 30 bis 60 Minuten im Kühlschrank oder 10 bis 30 Minuten bei Zimmertemperatur ziehen lassen.
3. Teeblätter abseihen und Cold Brew auf Eis servieren.

Anmerkung: Wer eine Flasche mit Teefilter besitzt, kann das Kaltgebräu direkt aus der Flasche trinken oder einschenken, ohne erst die Blätter abzuseihen.

Weißer Tee ist wie gemacht für Cold Brew. Bei diesen Teesorten wurden in kalten Aufgüssen sogar noch mehr antioxidative Eigenschaften festgestellt als in heißen.

Grüner Tee ist kalt aufgesetzt absolut exquisit. Hierbei kommt die süßere Seite vieler Grüntees zum Vorschein. Ausgerechnet jene Sorten, für deren heiße Zubereitung absolute Präzision bei Temperatur und Ziehzeit notwendig ist, damit sie nicht bitter werden, lassen sich supereinfach kalt aufsetzen. Und meines Erachtens kommen ihre besten geschmacklichen Facetten in kaltem Wasser erst richtig zur Geltung.

Oolong erfordert nur eine ganz geringe Menge an Teeblättern, um kalt gebraut große Wirkung zu entfalten.

Schwarzer Tee lässt sich nicht leicht kalt zubereiten. Seine Blätter sind zäh und brauchen heißes Wasser, um richtig zu ziehen. Schwarzteeblätter lassen sich auch nicht erneut aufgießen, da sie den Großteil ihres Geschmacks beim ersten heißen Aufbrühen abgeben. Wer Cold Brew aus schwarzem Tee haben möchte, sollte ihn über Nacht ziehen lassen, sonst wird er sehr dünn. Viele Menschen mögen schwarzen Tee allerdings lieber kalt aufgesetzt, da das Ergebnis viel milder und weniger tanninlastig ist.

Pu-Erh zieht im Gegensatz zu schwarzem Tee problemlos in kaltem Wasser. Er schmeckt schwarz getrunken hervorragend, aber auch mit einem Schuss Kaffeesahne, à la Eiskaffee.

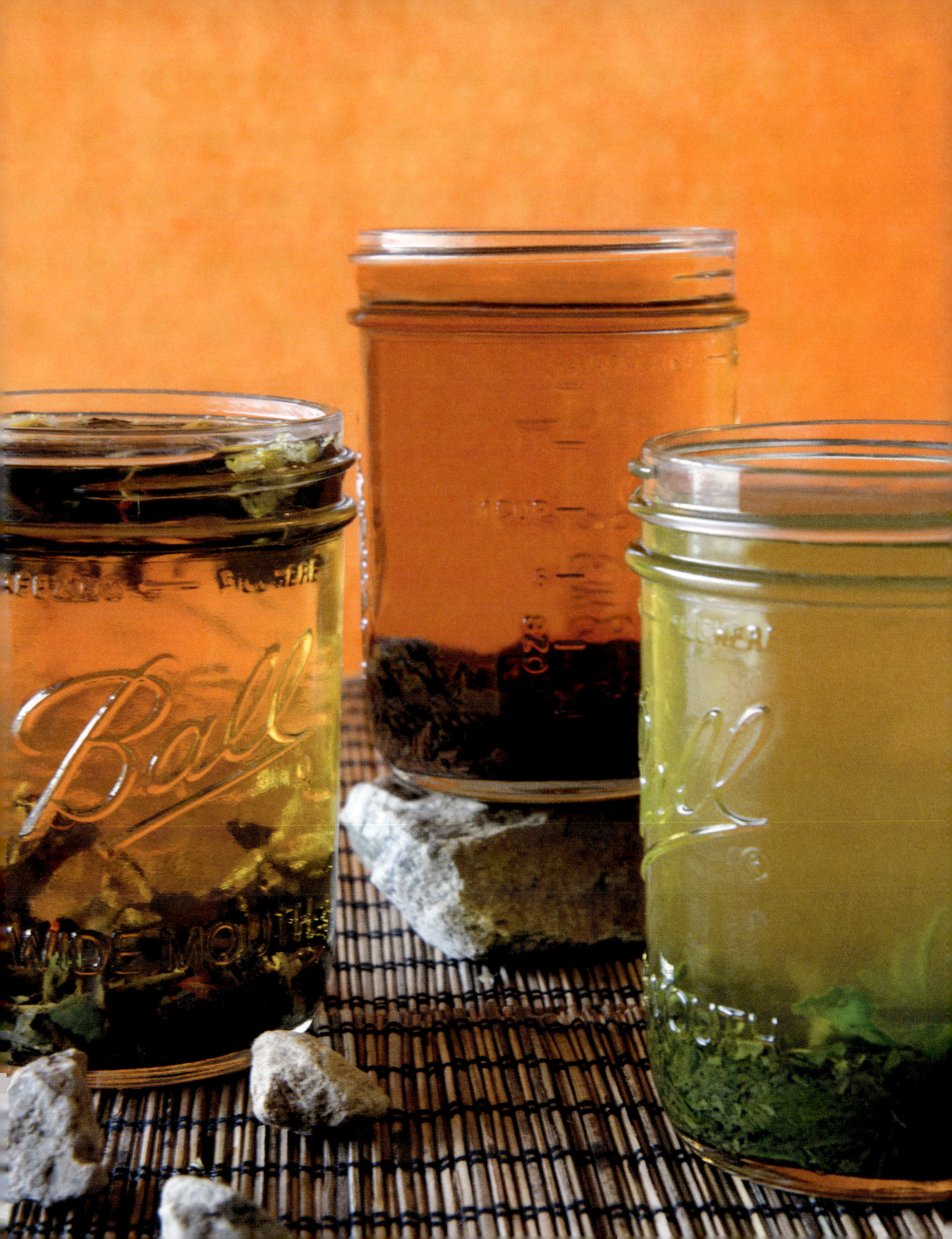
Ball
WIDE MOUTH

IHRE GRUNDAUSRÜSTUNG

Nun wo Sie sich mit den Anleitungen zum Aufbrühen aller möglichen Tees vertraut gemacht haben, müssen Sie noch wissen, was Sie zur Hand haben müssen, um sich was Gesundes zusammenzubrauen. Sie werden sich wundern, wie wenig Sie außer Tee und Wasser brauchen, um eine tolle Tasse Tee zuzubereiten und zu genießen – es sind nur ein paar simple Utensilien, die Sie wahrscheinlich sowieso zur Hand haben. Wahrscheinlich müssen Sie nur losen Tee kaufen und keinen Cent mehr ausgeben.

1. **Richtiger Tee.** Halten Sie immer frischen, hochwertigen Tee vorrätig. Denken Sie dran: Ihr Tee sollte aussehen, als ob er von einer Pflanze kommt und nicht von einem Kehrblech. Sie können guten Tee verderben, aber mittelmäßigen Tee wohl kaum richtig toll schmecken lassen. Sehen Sie zu, dass Sie gute Camellia sinensis auftreiben.
2. **Gutes Wasser.** Eine gute Tasse Tee erfordert reines Wasser. Wissen Sie noch, dass Wasser 99 Prozent des Getränks ausmacht? Die Wasserqualität ist also ebenso wichtig wie die der Teeblätter. Nehmen Sie frisches, vorzugsweise gefiltertes Wasser. Im Idealfall kommt das Wasser bei Ihnen schön sauerstoffreich aus dem Hahn. Haben Sie keinen Wasserfilter oder mögen Sie das Leitungswasser nicht, können Sie auch abgefülltes Wasser kaufen. Verwenden Sie aber kein destilliertes Wasser, es ist so entmineralisiert, dass der Tee damit völlig schal schmeckt.
3. **Temperatur und Timing.** Sie werden staunen, wie plötzlich ein richtig guter Tee nach verkochtem Rosenkohl schmecken kann, wenn er zu heiß oder zu lange gezogen hat. Benutzen Sie einen Timer. Glücklicherweise findet sich in den meisten Küchen am Herd oder an der Mikrowelle ein Timer, dem die Denkarbeit überlassen werden kann. Ich will ehrlich sein. Manchmal (oft) lasse ich meinen Tee zu lang ziehen, sodass er bitter wird. Meistens lässt er sich retten, indem man den Sud mit etwas Wasser verdünnt. Ein digitaler Wasserkocher macht das Temperieren idiotensicher, aber Sie können auch den alten chinesischen Weg gehen und das Wasser beim Erhitzen beobachten oder die Sieden-und-Abkühlen-Methode verwenden.
4. **Teegeschirr.** Ich liebe Keramikgeschirr, weil es die Hitze speichert und keinen Geschmack an den Tee abgibt. Glas ist auch gut geeignet, aber es hält die Hitze weniger gut. Für Cold Brews, bei denen es natürlich nicht auf die Hitze ankommt, benutze ich fast immer Weckgläser oder eine Cold-Brew-Flasche aus Glas. Manche Teesorten bekommen im Kontakt mit bestimmten Metallen einen komischen Geschmack, der im Thermosbecher hängen bleibt, besonders wenn man darin aufbrüht. Allerdings eignen sich viele der neueren doppelwandigen Edelstahl-Thermosbecher sehr gut dazu, Tee über Stunden heiß oder kalt zu halten. Aber passen Sie bloß auf, es macht keinen Spaß, Tee aus heißem Metall zu schlürfen. Also Vorsicht mit Tee in Edelstahlgefäßen. Mit der Zeit kriegen Sie raus, welches Ihr Lieblingsgeschirr zum Teemachen ist. Ich besitze jede Menge davon und benutze meistens ein- und dieselben Lieblingsteile.
5. **Sieb oder Filter.** Hier muss kein Hightech her. Die meisten Menschen, die rund um die Welt Tee zubereiten, verfügen über keine raffinierten Gerätschaften, um die Teeblätter nach dem Ziehenlassen vom Wasser zu trennen. Viele Male habe ich Tee bereitet, ob bei Freunden zu Gast oder auf Reisen, indem ich Wasser in einem stinknormalen Topf erhitzte, einen weiteren Topf zum Aufbrühen verwendete und dann den Tee mit dem Deckel auf dem Topf direkt in die Tassen abseihte. Auch jedes beliebige saubere Sieb funktioniert bestens. Ein Teesieb ist ebenfalls eine Möglichkeit. Man gibt die Blätter hinein und holt das Teesieb nach Ende der Ziehzeit aus dem Wasser. Wahrscheinlich kennen Sie die an einem Kettchen hängenden Teekugeln, die wie durchlöcherte Weihnachtsbaumkugeln aussehen, aber es gibt noch 100 andere Produkte, die das Aufbrühen erleichtern. Eine Teekugel reicht zwar für einen Becher, aber Teesiebe mit mehr Volumen sind vorzuziehen, da in ihnen das Wasser freier zwischen den Blättern strömen kann. Mehr Platz bedeutet auch, dass sich die Teeblätter voll entfalten und so all ihre Aromen und Qualitäten abgeben können.
6. **Lagerung.** Tee bleibt länger frisch, wenn er in einem luftdichten, lichtundurchlässigen Behälter aufbewahrt wird, beispielsweise in einer Teedose oder einem Plastikbehälter. Schützen Sie ihn vor Hitze, Licht und extremer Kälte.

IMMUNABWEHR STÄRKEN – JEDERZEIT

Sie fragen sich vielleicht: »Wo zum Teufel soll ich die Zeit für fünf Becher Tee hernehmen?« Das klappt alles besser, wenn Sie es sich so leicht wie möglich machen. Gewiss, Ihre Gesundheit hat höchste Priorität, aber brauchen Sie wirklich diese ständige Aufbrüherei und Aufsetzerei? Fünf Becher am Tag – das klingt erst mal wie ein Nebenjob, aber mit dem richtigen Zubehör und den richtigen Infos machen Sie es sich wirklich leicht. Hier sind ein paar Tricks, damit Ihr Körper Tag für Tag die gesundheitsfördernde, Stress lindernde, fit machende Teedosis bekommt, die er verdient.

Die erste Tasse am Morgen: Sie müssen nicht auf Kaffee verzichten, jedenfalls noch nicht, obwohl eine Tasse Tee Sie ebenso beschwingt in den Tag starten lässt und Ihnen das vormittägliche Koffeintief erspart. Probieren Sie fürs Erste, mit einer Tasse Ihres grünen oder schwarzen Lieblingstees noch vor dem Kaffee in die Gänge zu kommen.

Unterwegs: Als typischer Amerikaner oder Westeuropäer verbringen Sie wahrscheinlich zu viel Zeit im Auto auf dem Arbeits- oder Nachhauseweg. Wer mit Tee pendelt, schont die Hupe und verwandelt Verkehrsfrust in eine kleine Meditation.

Am Rechner: Nicht nur Ihre Augen müssen sich zwischendurch erholen, eine Teepause erfrischt auch Ihren Geist und stockt Ihre Antioxidantien wieder auf. Sie werden sich wundern, wie klar Ihr Kopf nach einem grünen Tee und einem Spaziergang ist. Und falls Sie heute gar nicht vom Schreibtisch wegkönnen, dann machen Sie einfach an Ort und Stelle von Ihrem Weißtee, Grüntee oder Oolong einen Aufguss nach dem anderen. Das fühlt sich wenigstens nach Pause an!

Zum Feierabend: Tee ist das perfekte Mittel, um abzuspannen und wieder aufzuladen, bevor Sie sich in den Abend stürzen. Wenn Sie sich nicht zur Happy Hour mit Freunden beim Wein treffen, können Sie das Ende Ihres Arbeitstages auch mit Ihrem frisch gebrühten Lieblingstee feiern.

Beim Sport: Bringen Sie Ihr Fitnesstraining auf die Überholspur, indem Sie energie- und stoffwechselmäßig Gas geben. Gönnen Sie sich eine halbe Stunde vor jeder körperlichen Aktivität einen Tee. Und anschließend bringen Sie mit Tee die körperliche und seelische Regeneration in Gang.

Den Polyphenolgehalt Ihres Blutes sollten Sie alle paar Stunden auffüllen. Deshalb ist es sinnvoll, gleich morgens damit anzufangen und den Vorrat im Laufe des Tages immer wieder zu ergänzen. Sie müssen dabei nicht auf die Mahlzeiten achten; denken Sie dran, dass Tee am besten auf nüchternen Magen aufgenommen wird.

TEE-FIT IN DREI WOCHEN

Dieser auf den Alltag zugeschnittene Plan macht Sie zu einem gewohnheitsmäßigen Teetrinker. Im Laufe von drei Wochen sollte sich der Tee, der nun rund um die Uhr in Ihrem Organismus wirkt, innerlich und äußerlich bemerkbar machen. Sie werden sich großartig fühlen. Mit jedem kleinen Schluck werden Sie Ihre Sinne mit neuen Geschmackseindrücken verwöhnen und dabei gleichzeitig Ihr Wohlbefinden fördern. Die Macht der Gewohnheit ist stark. Sie brauchen sich nur drei Wochen lang an den Teetrink-Plan zu halten, dann wird Tee zu einem willkommenen Teil Ihres Alltags. PS: Die schönste Aufgabe – die Auswahl der Tees – liegt dabei ganz in Ihren Händen.

WOCHE EINS: 3 RATIONEN PRO TAG (1 RATION = 1 BECHER = 2 TASSEN = 240 ML)

Ration 1: Trinken Sie 240 Milliliter früh am Morgen, vor Frühstück und Kaffee.
Brühen Sie sich einen Becher frischen Tee auf, bevor Sie mit Ihrem Morgenritual beginnen. Die erste Tasse ist die wichtigste Tasse am Tag - ein phytochemikalischer Weckruf für Ihre Zellen –, deshalb sollten Sie sie unbedingt zu sich nehmen, bevor Sie irgendetwas anderes essen oder trinken.

Tipp: Pu-Erh hat den höchsten Koffeingehalt und bringt Sie in die Gänge.

Ration 2–3: Trinken Sie 480 Milliliter über den Tag verteilt.
Wasser ist Leben. Veredeln Sie es mit den Segnungen des Teeblattes. Sie können Ihren Tee entweder mit einer Flasche Wasser kalt aufsetzen oder zwei Rationen aufbrühen und kalt oder warm in einer Thermoskanne mitnehmen. Reagieren Sie empfindlich auf Koffein, sollten Sie sie bis 16:00 Uhr ausgetrunken haben.

Tipp: Gerösteter grüner Tee ist magenschonend und koffeinarm.

WOCHE ZWEI: 4 RATIONEN PRO TAG

Ration 1: Trinken Sie 240 Milliliter früh am Morgen, vor Frühstück und Kaffee.

Siehe Woche eins.

Ration 2 und 3: Trinken Sie 480 Milliliter über den Tag verteilt.

Siehe Woche eins.

Ration 4: Trinken Sie 240 Milliliter am Vormittag, eine Stunde vor dem Mittagessen.

Machen Sie sich zur Vormittagspause einen Tee. Wenn Ihr Tagesablauf es überhaupt nicht erlaubt, verdoppeln Sie einfach Ihre Morgenration und trinken sie aus oder packen die Hälfte für Ihre Teepause ein.

WOCHE DREI: 5 RATIONEN PRO TAG

Ration 1: Trinken Sie 240 Milliliter früh am Morgen, vor Frühstück und Kaffee.
Siehe Woche eins & zwei.

Tipp: Wie wär's mit einem Dessert-Tee (Vanille, Karamell etc.) vor dem Frühstück?

Ration 2 und 3: Trinken Sie 480 Milliliter über den Tag verteilt.
Siehe Woche eins & zwei.

Tipp: Mit Früchte- oder Kräutertees sorgen Sie für Abwechslung.

Ration 4: Trinken Sie 240 Milliliter am Vormittag, eine Stunde vor dem Mittagessen.
Siehe Woche zwei.

Tipp: Wer den Stoffwechsel vor dem Essen in Gang bringen möchte, wählt Oolong, grünen oder weißen Tee.

Ration 5: Trinken Sie 240 Milliliter am Nachmittag, vor oder nach dem Training.
Machen Sie aus Ihrer fünften Ration entweder einen Nachmittagstee oder integrieren Sie sie in Ihr Training. Oder erhöhen Sie die Teemenge, die Sie zwischendurch trinken, indem Sie einfach Ihre Trinkflasche mit drei statt zwei Rationen füllen.

NOCH MAL ZUM MITSCHREIBEN

Achten Sie auf Ihr Energie- und Ihr Stresslevel. Nach drei Wochen kontinuierlichen Teetrinkens zieht es Sie womöglich nicht mehr so heftig zum morgendlichen Kaffee hin. Kaffee hat durchaus als gesundes, pflanzliches Getränk seine Berechtigung, aber nach Ankurbeln Ihrer Teezufuhr lohnt sich sicherlich ein Runterfahren des Kaffeekonsums. Viele Menschen berichten von besserem Schlaf und weniger Nachmittagsmüdigkeit, nachdem sie das Kaffeetrinken aufgegeben haben. Wenn Sie als neugeborener Teetrinker an Ihrem morgendlichen Käffchen festhalten wollen, sollten Sie dennoch Ihre gesamte Koffeinaufnahme im Blick behalten und nicht mehr als einen Becher Kaffee am Tag trinken.

Gratuliere! Die ersten 21 Tage mit Tee hinter sich zu bringen ist ein großer Schritt in Richtung gesundheitliche Selbstverantwortung. Sie haben damit bewiesen, dass nichts so bleiben muss, wie es ist. Eine gute Gewohnheit anzunehmen macht nicht mehr Arbeit, als einer schlechten zu verfallen. Auf die ständige Wiederholung kommt es an. Mit jeder positiven Veränderung bahnen Sie sich den Weg zu einer verständnisvollen Fürsorge für Ihren Körper und investieren in Ihre Gesundheit, Vitalität und Langlebigkeit. Sobald Ihnen klar wird, wie wichtig das für Sie ist – was ironischerweise oft erst durch eine Krankheit angestoßen wird –, können Sie damit beginnen, Ihren Körper zu verstehen und sich für ihn einzusetzen. Um einen meiner Lieblingslehrer zu zitieren: »Wer kann, der muss.«

Immer schön ziehen lassen.

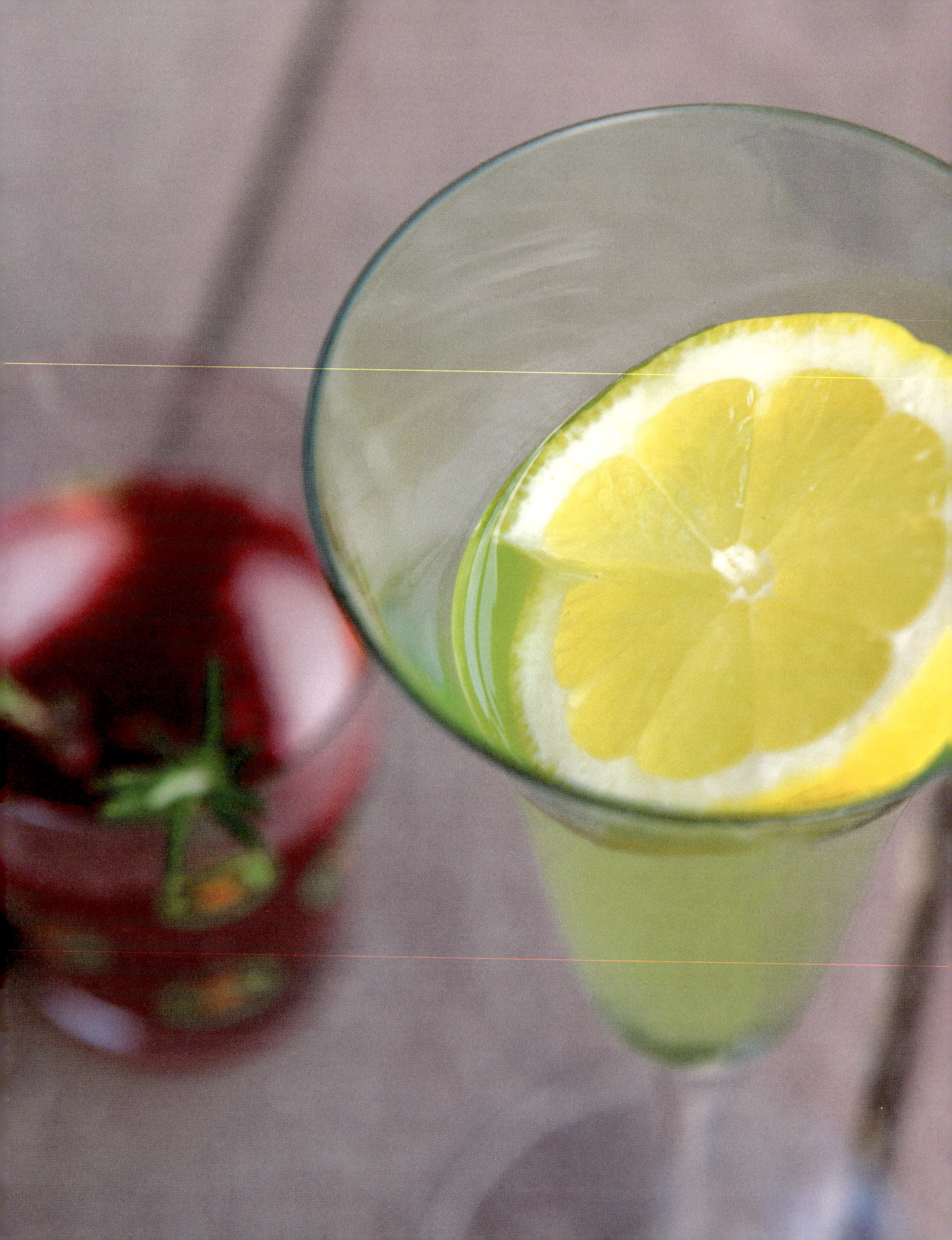

10. Kapitel

WAS SAGST DU DAZU, KREBS?

JEDER EXPERTE WAR EINMAL EIN ANFÄNGER

Schwirrt Ihnen der Kopf vor lauter Teesorten, Wassertemperaturen, Gewürzen und Utensilien? Atmen Sie durch und klopfen Sie sich selbst auf die Schulter. Sie wissen jetzt schon mehr über die Zubereitung von Tee als 95 Prozent aller Amerikaner. Sie sind ein Profi. Aber wenn Sie sich nicht scheuen, ein richtiger Tee-Nerd zu werden, dann lesen Sie weiter und erkunden Sie die raffinierten Tipps und Rezepte für Fortgeschrittene auf den nächsten Seiten.

Einen Geschmack für Tee zu entwickeln ist ein kontinuierlicher Prozess. Ihr Gaumen kann immer dazulernen, mit jedem neuen Tee, den Sie kosten. Die Unterschiede zwischen Teesorten, Herkünften, Qualitätsstufen und zugesetzten Aromen und Düften herauszuschmecken, lernt jeder mit der Zeit und durch regelmäßige Verkostungen – richtige Antworten gibt es dabei nicht. Letztlich ist alles Geschmackssache.

Wie gehen denn nun Profi-Verkoster an einen neuen Tee heran? Mit allen Sinnen: sehend, tastend, riechend und schmeckend. Bei einer sensorischen Begutachtung von Tee vollziehen wir die folgenden vier Schritte:

1. *Teeblätter auf Farbe, Glanz, Brüchigkeit und Frische prüfen.*
2. *Teeblätter berühren, um ihre Frische, ihren Schimmer und ihre Qualität zu spüren.*
3. *An den trockenen Teeblättern riechen. Aufbrühen. Die Blätter beobachten. Erneut daran riechen.*
4. *Kosten.*

Zu den gängigsten Merkmalen, mit denen der Geschmack von Tee beschrieben wird, zählen: süß, holzig/rauchig, malzig, fruchtig, blumig, schokoladig, nussig, röstig, honigartig, vegetabil und gelegentlich auch umami. Körper und Textur eines Tees können zart oder raffiniert, ausgewogen oder vielfältig sein, kräftig oder fordernd. Für mich liegt die Essenz eines Tees letztlich im Mundgefühl. Welchen Eindruck macht der erste Schluck in Ihrem Mund? Oft hinterlassen die wahrgenommene Textur und Adstringenz eines Tees, seine Intensität und sein Abgang einen stärkeren Eindruck als seine Geschmacksnuancen. Eines der schönen Dinge an losem Tee ist, dass seine Vielfalt ebenso angenehm ist wie seine Vertrautheit. Die Reise, auf die Sie ein Teeblatt von Aufguss zu Aufguss mitnimmt, ist ein geschmackliches Abenteuer. Jedes neue Aufbrühen enthüllt eine weitere Facette seines Geschmackspotenzials. Und im Cold Brew offenbaren lose Tees wiederum ganz neue Geschmacksprofile.

PROFITIPPS FÜR JEDE TEESORTE

Es gibt dicke Wälzer voll mit poetischen Beschreibungen und Abhandlungen über die Verkostung und Zubereitung von Tee, über seine Anbauregionen und die Menschen und Kulturen, die ihn prägen. Wer sich wirklich für Tee interessiert, sollte sich solche Bücher beschaffen. Das Lesen darin fühlt sich manchmal wie eine kleine Reise zu den vielen wunderbaren Ursprüngen des Tees an. Der folgende Abschnitt soll Ihnen Lust machen, neue Teesorten zu finden und zu probieren, indem er Ihnen die Lieblingstees der Welt im Einzelnen vorstellt. Die Reihenfolge richtet sich nach dem Koffeingehalt von hoch zu niedrig, um Ihnen die Auswahl nach Tageszeit zu erleichtern.

PU-ERH

Pu-Erh. Wem es beim letzten Sturz vom Mountainbike nichts ausgemacht hat, in den Dreck zu beißen, sollte diesen Tee probieren. Das meine ich als Kompliment – egal wie viele herrliche Tees ich koste, Pu-Erh bleibt mein Favorit. Er überzeugt mich einfach jedes Mal aufs Neue. Der erdige, gereifte Tee ist in voll oxidierter Reife (*shu*) wie auch in unoxidiertem, rohen Zustand (*sheng*) erhältlich. Exportiert wird hauptsächlich die oxidierte, dunkle Variante, die man in loseblättriger Form oder in kleinen oder großen, frisbeeförmigen Blöcken findet. Von diesen Blöcken schabt man kleine Stücke zum Aufbrühen ab. Manche alten Pu-Erhs ergeben einen Sud von der Farbe dunkelbrauner Schuhcreme. Lassen Sie sich davon nicht abschrecken – Sie haben womöglich eine erstaunliche Köstlichkeit vor sich! Pu-Erh lässt sich in jeder beliebigen Teekanne und jedem Teebecher zubereiten, eignet sich aber besonders gut für Keramikkannen. Wenn Sie Ihren Pu-Erh Tag für Tag in derselben tönernen Kanne aufbrühen, wird das Innere der Kanne nach und nach mit Tee beschichtet, während ihre Außenseite immer mehr glänzt – das Gütezeichen einer betagten und geliebten Kanne aus Yixing-Keramik.

Tipp: Sinnvoll ist es, die Blätter vor dem Aufbrühen abzuspülen, da viele Pu-Erh-Sorten fermentiert sind. Sie können auch den ersten Aufguss nach 10 bis 15 Sekunden wegkippen, bevor Sie den ersten richtigen Aufguss machen.

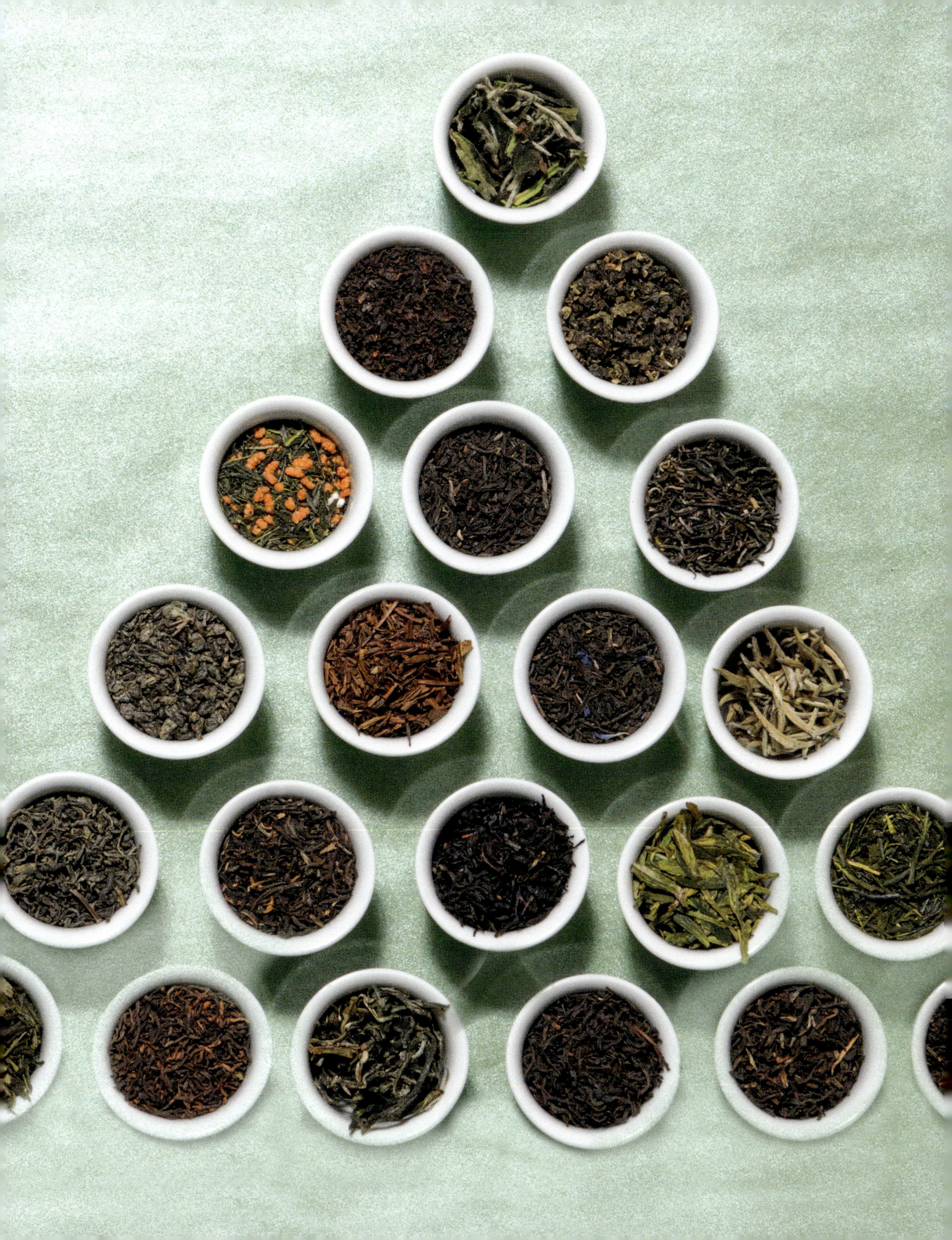

SCHWARZER TEE

Assam. Alles an diesem Tee ist groß, auch die Pflanze, an der er wächst, und das Blatt selbst. Die in der indischen Region Assam heimische Unterart der Teepflanze *Camellia sinensis assamica* ist ungefähr zweimal so groß wie die chinesische Varietät *Camellia sinensis.* Die größeren Assamica-Blätter ergeben einen dunkleren und kräftigeren Tee, der nach Milch und Zucker verlangt. Dank seinem ausgeprägten Malzaroma und der Honignote im Abgang schmeckt man Assam immer zwischen anderen Schwarztees heraus. Als starker Tee kann Assam dennoch samtweich schmecken. Assam ist eine der beiden Gegenden auf der Welt, in denen die Teepflanze heimisch ist, die andere ist Südchina. Das 800 Kilometer lange, äußerst feuchte Brahmaputra-Tal durchzieht diese Himalajagegend. In Assam gehen mehr als drei Meter Niederschlag im Jahr nieder und manche Gebiete sehen aus wie tropischer Urwald. Dort ist auch das größte Tierschutzgebiet Indiens zu Hause, in dem man mit viel Glück das seltene Indische Panzernashorn und den Asiatischen Elefanten zu Gesicht bekommt.

Tipp: Wer es stärker mag, sollte die Menge an Teeblättern, aber nicht die Ziehzeit erhöhen.

Yunnan. Der aus dem Süden Chinas stammende Yunnan ist kraftvoll und komplex. Er ist gleichzeitig pfeffrig scharf und geschmeidig wie Schokmok. Man könnte auch sagen: außen malzig rau und innen sirupartig süß. Seine verdrehten, drahtigen Blätter haben eine fast walnussbraune Farbe, oft mit goldgelben Spitzen. Yunnan-Tee wird dunkel, aber mit einem typischen goldroten Ton. Die regenreiche, feuchte, wunderschöne Yunnanregion ist ideal für den Teeanbau und dank ihrer sauberen Luft auch eines der beliebtesten Erholungsgebiete Chinas. Yunnan bedeutet »südlich der Wolken«. Diese riesige Provinz voller Unterschiede grenzt im Norden an Tibet und jenseits ihres im Süden gelegenen Gebirges an Laos und Vietnam.

Tipp: Nehmen Sie zu Anfang nur einen Teelöffel (2 g) pro Becher und steigern Sie die Menge bei Bedarf.

Lapsang Souchong. Dies ist kein Tee für schwache Nerven (oder auch schwache Gaumen!), aber für alle, die gern am Lagerfeuer sitzen, ist er möglicherweise Liebe auf den ersten Schluck. Es ist entweder Hass oder Liebe. (Bei mir ist es Liebe, gelegentlich!) Lapsang riecht und schmeckt nach purem Rauch, und zwar auf bemerkenswerte Weise – noch hundert Meter entfernt wird man wissen, was Sie in der Teetasse haben. Schon verrückt, was für ein durchdringendes und kraftvolles Aroma in den kleinen Teeblättern steckt. In ihrem Verarbeitungsprozess werden Lapsang-Blätter von Kiefernholzrauch durchdrungen. Hinter dem Lagerfeuergeschmack lassen sich außerdem süße, fruchtige und manchmal leicht scharfe Aromen ausmachen. Lapsang Souchong wird im Wuyi-Gebirge der chinesischen Provinz Fujian angebaut.

Tipp: Seien Sie gefasst auf ein geschmackliches Abenteuer! Wenn es Sie überfordert, probieren Sie es mal mit einem Schuss Ahornsirup.

Englische und irische Frühstücksmischungen. Teemischungen sind dazu gedacht, Jahr für Jahr ein gleichbleibendes Geschmacksprofil zu bieten. Da sich die einzelnen Sorten von Ernte zu Ernte unterscheiden, ergibt eine Mischung von Tees unterschiedlicher Herkunft ein Gesamtprofil, das leichter beizubehalten ist. Frühstücksmischungen sind die beliebtesten Teemischungen und die meisten von ihnen bauen auf Assam als eine warme, geschmeidige und malzige Basis, wobei einige heutzutage auch kenianischen Schwarztee verwenden.

Tipp: Frühstückstees sind so zusammengestellt, dass der Gaumen einen kräftigen Weckruf empfindet. Sie behaupten sich gut gegen Milch, falls Sie Ihren Morgentee auf diese Weise trinken.

Earl Grey. Aromatisierter Tee gilt oft als Einstieg in die Welt der reinen Sorten. Der Zusatz von angenehmen Aroma- und Duftstoffen erleichtert die Gewöhnung an den Geschmack von Tee. Earl Grey ist der beliebteste aromatisierte Tee der westlichen Welt. Seinen charakteristischen Duft und Geschmack verdankt er der Bergamotte, einer mediterranen Zitrusfrucht, während der zugrunde liegende Schwarztee eine Mischung aus chinesischen, indischen und/oder sri-lankischen Sorten ist. Inzwischen gibt es auch Earl-Grey-Versionen auf Grüntee-, Weißtee- oder Oolong-Basis. Der Name rührt vermutlich vom Grafen Charles Grey her, der als britischer Premierminister in den 1830er-Jahren am Ende einer diplomatischen Chinareise diesen exquisiten, mit Bergamotte versetzten Tee als Geschenk erhielt.

Tipp: Absolut fantastisch als Milchtee.

Keemun. Keemun ist angenehm vollmundig und ausgewogen, ohne zu überwältigen. Er besitzt eine faszinierende natürliche Süße mit ganz feinen Frucht- und Blütennoten und einem an Toast erinnernden Geschmack, in dem vielleicht sogar ein kleines bisschen geschmolzene Schokolade mitschwingt. Dieser unverwechselbare Tee ist von pechschwarzer Farbe und sein wunderbar ausgewogener Körper vibriert geradezu vor intensiven Aromen. Keemun ist einzigartig, weil er als einziger Tee Myrcenal enthält, ein natürliches essenzielles Öl. Myrcenal findet sich ausschließlich in der Unterart der Teepflanze, aus der Keemun hergestellt wird und die in der für ihre vielen außergewöhnlichen Grüntees und Oolongs bekannten Provinz Anhui wächst. Keemun wird zu den zehn berühmtesten chinesischen Tees gezählt. Er ist quasi der Darjeeling von China, eine perfekt ausbalancierte Schwarztee-Ballerina.

Tipp: Wohl bekomm's! Beim Aufbrühen von Keemun kann kaum etwas schiefgehen.

Nilgiri. Die Tees aus den nebligen, üppigen Bergen des südlichsten Anbaugebiets Indiens gehören zu den freundlichsten aller schwarzen Tees. Sie stehen in dem Ruf, bei Abkühlung kristallklar zu bleiben und nicht einzutrüben wie andere schwarze Tees. Die Farbe von Nilgiri ist ein ganz klassischer Bernsteinton. Sie sind herrlich duftreich, von rundem Körper, mit Untertönen von roten Beeren und Honig. Ein indischer Teeprofi gab mir eine Erklärung, die ich nie vergessen habe: »Die indischen Tees spiegeln den Charakter der Region und der Landschaft wider, in der sie angebaut werden – Assam ist ein rauer Tee, Darjeeling ist von gehobenem, kolonialem Stil, und die Tees aus Nilgiri sind ruhig, zugänglich und süffig.«

Tipp: Eisgekühlt sehr lecker.

Ceylon. Ceylontee besitzt einen einzigartigen, prägnanten Geschmack, der einfach nur TEE sagt, ohne die Adstringenz und die malzige Trockenheit eines Darjeelings oder Assams. Ceylon ist von Natur aus leicht fruchtig. Stellen Sie sich einen klassischen Schwarzteegeschmack mit einem Hauch Aprikose und einem leicht karamelligen Nachgeschmack vor. Ceylontees fehlt es nicht an Körper, aber sie sind eher mild als kräftig. Sie wachsen in dem fruchtbaren tropischen Inselstaat Sri Lanka, dessen ehemaligen Namen sie behalten haben. Die Insel liegt neben der Südspitze Indiens und ist mit einer Fläche, die etwa dem Bundesstaat West Virginia entspricht, der viertgrößte Teeproduzent der Welt. Fünf Prozent der Bevölkerung arbeiten in der Teeindustrie und ein ähnlich hoher Anteil des Landes ist mit herrlichen Teesträuchern bepflanzt. Sri Lanka stellt inzwischen auch grüne und weiße Tees her, die an die hohe Qualität des Schwarztees heranreichen.

Tipp: Gute Wahl für alle, die zum ersten Mal losen Tee probieren.

Darjeeling. Darjeeling ist als Champagner unter den Tees bekannt. Die wunderschöne Darjeelinggegend wartet mit dramatischen Hügeln auf, die bis zu 2100 Meter hoch werden und den Fuß des Himalajas bilden. Darjeeling liegt in einem Nordzipfel Indiens, rund 16 Kilometer von Nepal entfernt. Nur in dieser Höhenlage und diesem Mikroklima gedeihen die Blätter langsam und mit solcher Zartheit. In Darjeeling werden noch viele der britischen Teetraditionen des 19. Jahrhunderts gepflegt und nachmittags wird in den Kolonialvillen mit allem Pomp der Tee serviert. Dieser Tee wird in drei Erntegängen gepflückt, die man *flush* nennt – im frühen und späten Frühling sowie erneut im Herbst – und die von ein und derselben Pflanze drei deutlich unterscheidbare Blattsorten gewinnen. Die Blätter der ersten Ernte sind intensiv; fast spürt man, dass dieser Geschmack aus einer Pflanze kommt, die den Winter über im Schlaf lag und es kaum abwarten konnte, ihre komplexen Kräfte zu zeigen. Wie beim Wein bezeichnet der Begriff »Muskateller« die milderen und runderen Tees der zweiten und dritten Ernte.

Tipp: Verwenden Sie etwas weniger Teeblätter, Ziehzeit und Hitze, als Sie es bei anderen schwarzen Tees tun würden. (1 GESTRICHENER Teelöffel [2 g], anfangs nur WENIGER als 3 Minuten und 90 Grad Celsius heißes Wasser.) Darjeeling lässt sich auch gut kalt aufsetzen. Aber lassen Sie das niemanden aus Darjeeling wissen, denn dort pocht man auf die Tradition – und Tee gekühlt zu trinken ist dort alles andere als cool.

OOLONG

Tieguanyin. Die »Eiserne Göttin der Barmherzigkeit« ist wirklich eine Gottheit unter den chinesischen Oolongs. Ihre Aromen beschwören Bilder von Frühlingsblumen herauf und enthalten toastig-süße und orchideenhafte Noten. Aber damit ist beim Tieguanyin noch lange nicht Schluss. Man kann seine Blätter vier- bis fünfmal aufbrühen. Seine Intensität wird der Verarbeitungsweise zugeschrieben, aber auch dem Erntezeitpunkt im Spätfrühling, wenn sich nach der langen Winterruhe alle Lebenskraft angestaut hat. Tieguanyin entstammt der chinesischen Provinz Fujian, der Wiege aller Oolong-Tees, die einen komplizierten, handwerklich aufwendigen Verarbeitungsprozess durchlaufen. Die Gegend in Fujian, in der dieser Oolong angebaut wird, ist subtropisch und besitzt sehr fruchtbare Böden. Die gestuften Hänge der Teefelder bieten einen wunderschönen, üppigen Anblick.

Tipp: Wenn Sie ein Kung-Fu-Kämpfer wären, wäre Tieguanyin Ihr tückischster Gegner. Kein Tee auf unserer Liste zeigt von Aufguss zu Aufguss so viele verschiedene Persönlichkeiten wie dieser.

GRÜNER TEE

Gunpowder. »Schießpulver« - toller Name, oder? Der ist jedoch keine Übersetzung des chinesischen Namens *Zhu Cha*, sondern letztlich ungeklärten Ursprungs. Der Tee ist zu unregelmäßigen Kügelchen zusammengerollt, die, wie ich finde, den metallischen Schimmer und ein bisschen auch den Geruch von Schießpulver haben. Aufgebrüht schmeckt er dick und kräftig, mit den für chinesische Tees typischen Untertönen von Grillgemüse. Er ist ein starker Grüntee, der ein wenig an Holzkohle und Rauch erinnert und sich für den Genuss in Herbst und Winter empfiehlt. Gunpowder-Blätter halten sich dank ihrer zusammengeknüllten Form länger frisch als alle anderen Grüntees.

Tipp: Halten Sie bei der ersten Kostprobe die Ziehzeit eher kurz. Dieser Tee ist kräftig, aber bei vorsichtiger Annäherung zeigt er sich von seiner besten Seite.

Longjing. Der Name (auch: *Lung Ching*) bedeutet »Drachenquell« (engl. *Dragonwell*) und bezieht sich auf einen sagenhaften Brunnen, der dickflüssiges Wasser enthielt. Nach dem Regen bewegte sich das leichtere Wasser an der Oberfläche wie ein Drache. Schon mal Tee-Romantik erlebt? Longjing ist ein sehr schöner Tee mit eleganten, langen, flachen Blättern. Er ergibt einen klaren, gelbgrünen Sud mit Frischluftaromen, die zur lebhaften Farbe der Blätter passen. Der Anklang ist süß, gemüsig und grasig, der Geschmack buttrig mit leicht scharfem und nussigem Abgang. Longjing wird in der Westlake-Region der chinesischen Provinz Zhejiang angebaut, einer Gegend von großer Naturschönheit, die immer wieder Designer, Dichter und Maler inspiriert.

Tipp: Dosieren Sie die Blätter sparsam und machen Sie sich auf eine angenehme Überraschung gefasst.

Yun Wu. Der »Nebel- und Wolkentee« spielt auf die nebelverhangenen Berge von Jiangxi an. Das Aroma ist leicht süßlich mit zarter Rauchnote. Der Geschmack von Yun Wu ist abgerundet, leicht und aufgrund der Pfannendarrung röstig. Er erinnert an süße, sanft geröstete Artischocken. Im Abgang ist dieser Tee weich, buttrig und leicht nussig. Da er von den zarten Frühlingsknospen geerntet wird, hat der Wolkentee gelockte, silbrig-grüne Blätter. Er wird seit 1500 Jahren angebaut und sogar in einer berühmten Abhandlung über chinesische Naturheilkunde aus dem 8. Jahrhundert erwähnt.

Tipp: Eignet sich so gut für wiederholtes Aufbrühen, dass man aus denselben Blättern leicht zwei zusätzliche Aufgüsse herausholt. Bei jedem neuen Aufguss eine Minute Ziehzeit hinzufügen.

Jasmintee. Loser grüner Tee oder handgerollte frische Teeknospen werden mit Jasminblüten geschichtet, und zwar abends, wenn diese sich öffnen und den meisten Duft verströmen. So entsteht ein exquisiter, nach Jasmin duftender grüner Tee. Die gerollte Variante nennt man »Jasminperlen«. Beim Aufbrühen öffnen sich die Perlen und entfalten ein betörendes Aroma. Man findet auch handgefertigte Teeblumen mit einer Jasminblüte in der Mitte. Heutzutage sind viele Jasminblüten einfach mit Aromastoffen versetzt, was die Herstellung weniger arbeitsintensiv macht. Die Grünteegrundlage von Jasmintee bildet oft ein chinesischer Chun Mee (kleinere Blätter) oder Pouchong (größere Blätter). Das Geschmacksprofil eines Jasmintees hängt von der Herstellungsweise und der Teebasis ab, aber typischerweise dominiert das kräftige Jasminaroma den süßen und reinen Geschmack des Tees.

Tipp: Auf jeden Fall Wassertemperatur und Ziehzeit einhalten - oder gleich einen Cold Brew aufsetzen!

Sencha. Japans beliebtester Tee macht mehr als 75 Prozent der Teeproduktion des Landes aus. Da japanische Grüntees dampfgetrocknet werden, fehlt ihnen jedes Röst- oder Holzkohlearoma. Sencha liegt weich, aber strahlend auf der Zunge, mit frischem, grasigen Aroma und insgesamt erfrischender Wirkung. Dazu kommen Noten von Brühe und süßer Alge und eine geringe bis mittlere Adstringenz. Der geschmeidig-süße Anklang hallt im Mund nach. Sencha-Blätter sind lang, flach und leuchtend grün. Der Tee wird in sämtlichen Anbaugebieten Japans kultiviert, die teuersten Senchas kommen aus der Präfektur Kagoshima im Süden des Landes.

Tipp: Sencha lässt sich zwei- bis dreimal aufbrühen und ergibt ein fantastisches Kaltgebräu.

Gyokuro. Der Name dieses Tees bedeutet »Jadetau« und beschreibt die Farbe des Suds. Beim Trinken dieses feinen, in der Tasse blass wirkenden Tees kommt als erster Geschmackseindruck das Umami in den Sinn, während in der Nase Meeraromen dominieren. Gyokuro hat eine zarte Art, seine Aromen zu entfalten, ist jedoch im Mundgefühl von unbestreitbar mittlerer Substanz. Die zitronigen und adstringierenden Aspekte des Senchas fehlen ganz; es ist ein reiner, weicher, süßer, samtiger Grüntee. Die Blätter sind dünn, nadelförmig und von leuchtendem, tiefen Grün, da sie in der letzten Phase ihres Wachstums im Schatten stehen und daher einen hohen Chlorophyllgehalt aufweisen. Die meisten Gyokuros werden in Uji angebaut, mitten zwischen zwei der bedeutendsten historischen und kulturellen Zentren Japans, Kyoto und Nara. Man kann sich die Sorgfalt vorstellen, mit der dieser urjapanische Tee hergestellt wird. Auch im Preis spiegeln sich seine Qualität und seine Bedeutung in der Teewelt.

Tipp: Wenn Sie den Tee exakt nach Anleitung zubereiten, vermittelt er Ihnen das Gefühl, ins Meer einzutauchen.

Hojicha. Als Erstes fällt bei diesem Tee sein Röstaroma auf. Hojicha zeigt in der Tasse eine karamellige Bernsteinfarbe und hat einen leicht süßen und nussigen Keksgeschmack. An Wintertagen wärmt er ebenso gut, wie er eisgekühlt erfrischt. Hojicha ist aufgrund seiner Röstung von Natur aus koffeinärmer und dabei robuster im Geschmack als die meisten anderen japanischen Grünteesorten. Er wird aus Sencha oder dem minderwertigeren Bancha hergestellt. Er ist großartig als Einstiegstee für Espressotrinker.

Tipp: Sehr koffeinarm und antioxidantienreich.

Genmaicha. Falls Sie schon mal im Sushi-Restaurant grünen Tee getrunken haben, war es sehr wahrscheinlich Genmaicha. Genmaicha entsteht aus einem japanischen Allerweltstee namens Bancha, dem gerösteter und teilweise gepuffter Reis zugefügt wird. Das wunderbar grüne, vegetabile Aroma, das von der japanischen Dampftrocknung zeugt, wird durch den nahrhaften, nussigen Puffreisgeschmack ausbalanciert. Die Kombination ergibt einen erdigen Tee, der auf die Seele so erbaulich wirkt wie Hühnersuppe und sich hervorragend als Einstieg in die Welt der reinen japanischen Tees eignet.

Tipp: Sehr magenschonend.

WEISSER TEE

Bai Mudan. (»Weiße Päonie«, auch: Pai Mu Dan.) Dieser reine, weiße Tee aus dem chinesischen Fujian ergibt einen goldfarbenen Sud. Sein Geschmack ist süß, leicht gemüsig und nussig mit feinen Noten von Aprikose oder Zitrusfrüchten. Bai Mudan ist geschmeidig und leicht zu trinken und hat ein buttriges Finale. Das Mundgefühl ist rund und frisch. Als Eistee gefällt er dank seiner natürlichen Süße. Weißer Tee besitzt einen subtilen Geschmack, der dem eines frischen Teeblatts näherkommt als jeder andere Tee. Bai Mudan hat ein großes, volumiges Blatt. Man braucht wenig davon und kurz aufgebrüht oder kalt aufgesetzt enthält er wenig Koffein.

Tipp: Grandios als Cold Brew.

Yinzhen. Morgens, wenn die jungen Teeknospen noch von neuen Blättern umhüllt sind, wird dieser Tee gepflückt. So bleibt ihm seine seidige, flaumige Qualität erhalten. Mit seinen langen, geraden, silbergrünen Knospen macht er seinem Namen – »Silbernadel« – alle Ehre. Er ergibt nicht nur ein köstliches Getränk, sondern liefert auch Anschauungsmaterial zur Anatomie der Teeknospe. Aus Yinzhen zieht ein sehr schöner, hellgelber Sud. Zartheit ist das Thema dieses Tees, er ist fein, nobel und bescheiden. Beim Kosten spürt man eine geschmeidige, nahrhafte Süße, die sich bis in den Rachen fortsetzt. Der Geschmack ist von Natur aus leicht, mit grasig-vegetabilen Anklängen, einer Note von Geißblatt und weichem, reinen Nachhall. Die zarten Teeknospen sprießen in der chinesischen Provinz Fujian.

Tipp: Sachte, sachte mit der Wassertemperatur, sie sollte 75 Grad Celsius nicht überschreiten.

21 TEES IM GESCHMACKSVERGLEICH

TEE	SORTE	KOFFEINGEHALT VGL. MIT KAFFEE	HERKUNFT	CHARAKTER
Pu-Erh	Pu-Erh	Hoch: 1/2	China, Yunnan	reichhaltig & erdig
Assam	Schwarz	Hoch: 1/3	Indien, Assam	forsch & malzig
Yunnan	Schwarz	Hoch: 1/3	China, Yunnan	honigsüß & pfeffrig
Lapsang Souchong	Schwarz	Hoch: 1/3	China, Yunnan	rauchig & tief
English/ Irish Breakfast	Schwarz	Hoch: 1/3	Indien, China & Sri Lanka	stark & vollmundig
Earl Grey	Schwarz	Hoch: 1/3	Indien, China & Sri Lanka	zitronig & geschmeidig
Keemun	Schwarz	Hoch: 1/3	China, Anhui	toastig & blumig
Nilgiri	Schwarz	Hoch: 1/3	Indien, Nilgiri	weich & fruchtig
Ceylon	Schwarz	Hoch: 1/3	Sri Lanka	knackig & klassisch schwarz
Darjeeling	Schwarz, Darjeeling	Hoch: 1/3	Indien, Westbengalen	strahlend & muskatellig
Tieguanyin	Oolong	Mittel: 1/4	China, Fujian	süßblumig & karamellig
Gunpowder	Grün	Mittel: 1/5	China, diverse Gebiete	kräftig & leicht rauchig
Yun Wu	Grün	Mittel: 1/5	China, Jiangxi	muskatellig & artischockig
Longjing	Grün	Mittel: 1/5	China, Zhejiang	walnussig & mild
Jasmin	Grün	Mittel: 1/5	China, diverse Gebiete	hell & aromatisch
Sencha	Grün	Mittel: 1/5	Japan	frisch grasig & algig
Gyokuro	Grün	Mittel: 1/5	Japan	buttrig-gemüsig & umami
Hojicha	Grün	Mittel: 1/5	Japan	süß & röstig
Genmaicha	Grün	Mittel: 1/5	Japan	nussig & toastig
Bai Mudan	Weiß	Niedrig: 1/10	China, Fujian	zitronig & buttrig
Yinzhen	Weiß	Niedrig: 1/10	China, Fujian	zart & nach Geißblatt duftend

MEHR ALS PURER TEE

MILCHTEE

Da die meisten von uns von Kaffee besessen sind und Milch lieben, ist Ihnen Milchkaffee sicherlich vertraut. Der Schaum eines Caffè Latte kann auch Ihrem Tee eine cremige Milde verleihen. Chai Latte ist ein attraktiver Einstiegstee für Neulinge, besonders am Morgen, wenn manch einer für puren Tee noch nicht bereit ist. Mit sehr wenig Arbeit und Zutaten im Wert von 20 bis 30 Cent bekommt man einen Latte hin, der genauso gut schmeckt wie im Café.

Perfekter Chai Latte

Ergibt 2 x 355 ml

2 TL (4 g) loser Tee

480 ml Wasser

60 ml Milch oder Milchalternative

Lieblingstee in 480 Milliliter korrekt temperiertem Wasser so lange ziehen lassen, dass ein extrastarker Tee entsteht. Während der Ziehzeit die Milch mit einem Milchschäumer aufschäumen. Den Milchschaum auf zwei große Becher verteilen. Teesud in die Becher gießen und sofort servieren.

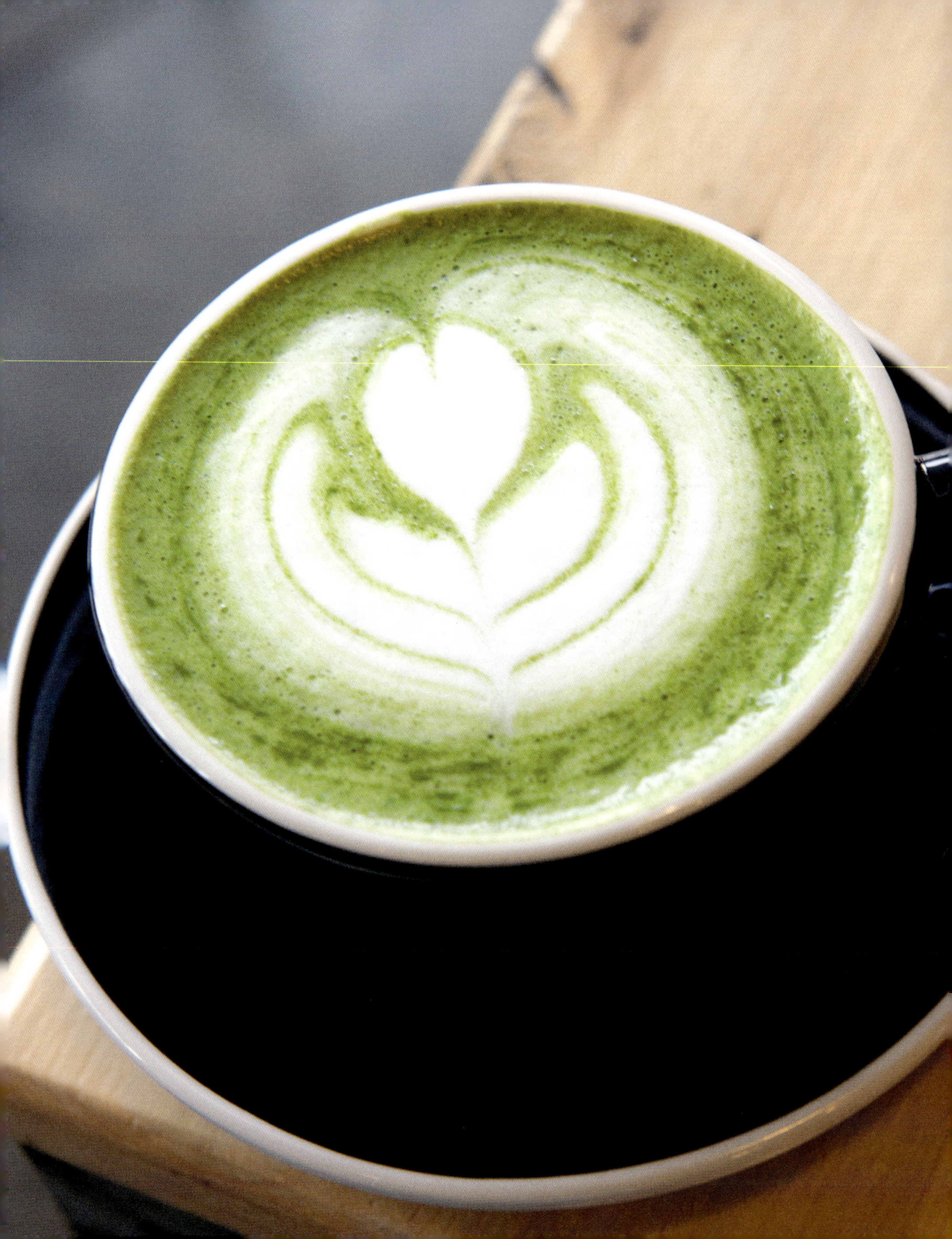

Matcha Latte

Ein Schlückchen. Traumhaft. Noch ein Schlückchen ... Kein Zweifel: Dies ist ein richtig kraftvolles, nährendes Getränk. Jeder Teelöffel Matcha liefert den antioxidativen Kick von 2,3 Kilogramm wilden Blaubeeren oder 50 Portionen Spinat.

Ergibt heiß 300 ml und eisgekühlt 480 ml

180 ml Milch oder Milchalternative

½ TL Matcha-Pulver

60 ml 65 °C heißes Wasser

Honig oder Agavensirup nach Belieben

Milch erhitzen. Matcha kräftig im heißen Wasser verquirlen. Nach und nach Milch und Süßungsmittel hinzugeben. Gründlich verrühren, bis die Mischung ganz glatt ist.

Eis-Latte: Mischung in ein hohes Glas mit Eiswürfeln gießen.

Fünf kleine Tipps für unwiderstehlichen Latte

1. **Gute Zutaten.** Beim Latte kommt es ebenso auf den Geschmack an wie beim zeremoniellen Matcha. Scheußliches Grünteepulver lässt sich nicht mit etwas Milch und Honig überdecken.
2. **Milchalternativen verwenden.** Holen Sie noch mehr gesundheitliche Vorteile aus Ihrem leckeren Latte heraus. Studien zufolge hat das Milchprotein Kasein in vivo (sprich: im Darm) eine negative Wirkung auf die antioxidativen Eigenschaften der Tee-Catechine. Ich nehme am liebsten ungesüßte Mandelmilch.
3. **Mit Bedacht süßen.** Probieren Sie mal Datteln, Vanille, Honig, Agavendicksaft, Ahornsirup und Kokosblütenzucker. Nehmen Sie erst mal nur ein bisschen davon. Entscheidend ist, dass die Balance zwischen Matcha-Geschmack und Süße stimmt. Und natürlich darf man auch auf Süßungsmittel verzichten!
4. **Mixen wie verrückt.** Haben Sie schon mal gesehen, wie Bulletproof-Kaffee gemacht wird? In mörderisch starken Mixern auf höchster Stufe. Zwar mag Ihnen das im Umgang mit Ihrem kostbaren Pülverchen, das sorgsam beschattet aufgepäppelt wurde, frevelhaft und traditionswidrig erscheinen, aber es funktioniert. Matcha muss glatt und schaumig sein. Ihr von Hand geschwungener Schneebesen kommt gegen einen 2-PS-Mixer nicht an. Das gilt auch bei heißer Zubereitung.
5. **Kreativ werden.** Geben Sie einfach mal ein frisches Minzblatt oder eine Vanilleschote in den Mixer. Oder bereiten Sie Ihren Matcha Latte mit einem Teelöffel (2 g) Kakaopulver zu, denn zwei Superfoods sind besser als eines.

DREIERLEI CHAI

Zu den beliebtesten Milchtees gehört der klassische Masala-Chai Latte. *Chai* ist einfach das indische Wort für Tee. Im Westen bezeichnet der Begriff meistens einen starken, gesüßten Schwarztee mit Milch und Masala, einer Mischung aus ayurvedischen Gewürzen, denen man eine das Immunsystem schützende Wirkung nachsagt. Die Schwarzteebasis von Chai ist Assam, der auch »der Starke« genannt wird. Wenn einem Assam-Tee Milch zugegeben wird, nimmt er ein charakteristisches Rubinrot an. Chai oder Chai Latte lässt sich aber mit jeder Teesorte zubereiten. Wandeln Sie das Rezept ruhig nach Belieben ab und Sie werden sehen, dass Chai frisch aufgebrüht besser schmeckt, als Sie geahnt haben.

Klassischer Masala-Chai

Ergibt 8 Becher (1,9 l)

Masala:

1 EL (6 g) Nelken

2 TL (5 g) gemahlener Kardamom

5 cm frischer Ingwer, gehackt

1 TL (3 g) Tellicherry-Pfefferkörner

1 Stange (oder ½ TL gemahlener) Zimt

1 TL (1 g) Lorbeerblatt, zerbröselt

Chai:

960 ml frisches Wasser

2 EL (10 g) Assam-Schwarztee

4 EL (80 ml) Honig

960 ml Milch oder Milchalternative

Masala mit 480 Milliliter kochendem Wasser aufbrühen und über Nacht bei Zimmertemperatur ziehen lassen. Gewürze abseihen. Teeblätter mit 480 Milliliter kochendem Wasser aufbrühen und 5 Minuten ziehen lassen. Teeblätter abseihen. Honig, Milch, Masala- und Teesud zusammen in einen Topf (2–3 l) geben. Zum Köcheln bringen und rühren, bis der Honig sich aufgelöst hat. Von der Platte nehmen und sofort servieren.

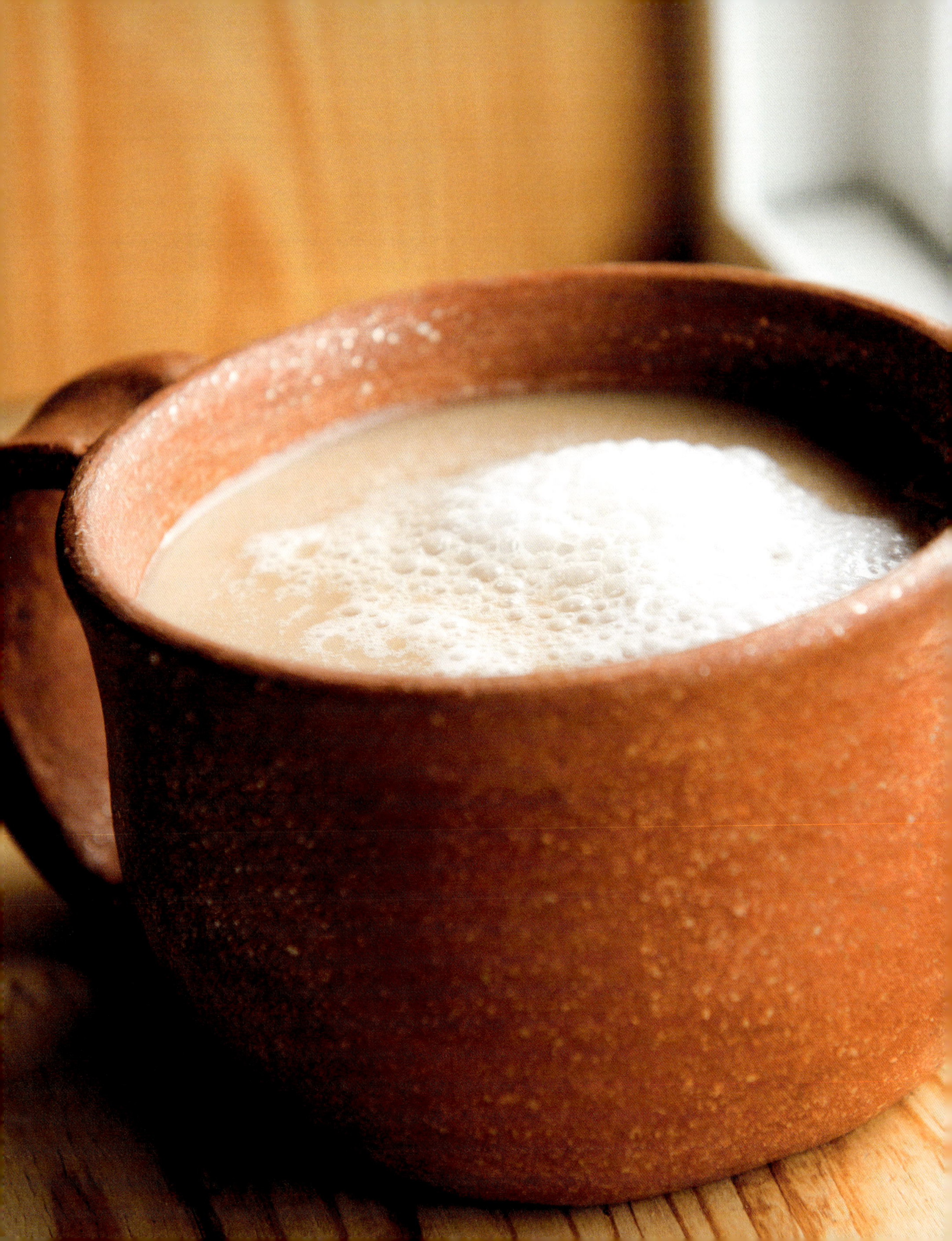

Roter Chai

Diese süße, koffeinfreie Chai-Variante kommt bestens bei Gästen an. Der Rooibos verträgt sich gut mit den Gewürzen und bietet eine wunderbar weiche Grundlage für diesen Trunk. Schmeckt nach dem Essen oder als Dessert an Winterabenden.

Ergibt 8 Becher (1,9 l)

1 ½ TL (8 g) ganze Nelken

12 ganze Schoten oder 1 TL (2 g) gemahlener Kardamom

2,5 cm frischer Ingwer, gehackt

½ TL Lorbeer, zerbröselt

1 TL (2 g) Fenchelsamen

1 TL (2,5 g) Tellicherry-Pfefferkörner

1 Stange oder ½ TL gemahlener Zimt

8 EL (50 g) roter Rooibos-Tee

960 ml kochendes Wasser

8 EL (120 ml) Honig

960 ml Mandel- oder Sojamilch

Die ersten acht Zutaten mit 960 Milliliter kochendem Wasser in ein großes Weckglas geben. Glas verschließen. Bei Zimmertemperatur abkühlen und mindestens 6 Stunden oder über Nacht ziehen lassen, sodass ein Chai-Konzentrat entsteht. Das Konzentrat hält sich bis zu zwei Tage im Kühlschrank. Wenn der Chai serviert werden soll, das Konzentrat auf niedriger bis mittlerer Stufe schonend erhitzen und Honig hinzugeben. Wenn der Honig aufgelöst ist, Milch hinzugeben. Mischung auf mittlerer Stufe bis kurz vor den Siedepunkt erhitzen. Vom Herd nehmen und sofort servieren.

Grüner Chai

Ergibt 8 Becher (1,9 l)

10 ganze Nelken

6 ganze Kapseln oder 1 TL (2 g) gemahlener Kardamom

5 cm frischer Ingwer, gehackt

2 TL (6 g) Tellicherry-Pfefferkörner

2 Stangen oder 1 TL (2 g) gemahlener Zimt

1,4 l Wasser

3 gestrichene EL (15 g) Gunpowder-Grüntee

8 EL (120 ml) Honig

480 ml Reismilch

Die ersten 5 Zutaten in einen mittelgroßen Topf geben. Gewürze mit dem Löffelrücken etwas zerdrücken. Wasser hinzugeben und zum Kochen bringen. Bei reduzierter Hitze 15 Minuten köcheln lassen. Vom Herd nehmen und Teeblätter hinzugeben. 3 Minuten ziehen lassen. Gewürze und Teeblätter abseihen und den Sud wieder in den Topf geben. Honig hinzugeben und verrühren, bis er aufgelöst ist. Reismilch hinzugeben und zum Köcheln bringen. Vom Herd nehmen und sofort servieren.

KRÄUTERTEE

Die Geschichte der Kräuter und Gewürze reicht noch weiter zurück als die des Tees. Kräuteraufgüsse sind an sich kein Tee, da sie nicht von der Teepflanze *Camellia sinensis* kommen. Sie sind als Getränk zum Abendessen und vor dem Schlafengehen sehr beliebt und von Natur aus hundertprozentig koffeinfrei. Diese Tees werden oft als wohltuend erlebt und beschrieben und viele von ihnen bieten großartige Geschmackseindrücke. Die Menschen nehmen seit Jahrhunderten pflanzliche Aufgüsse zu sich, sei es als Erfrischung, Liebestrank oder Entspannungshilfe, als Verdauungs-, Schlaf- oder Heilmittel. Kräuteraufgüsse verwenden bekannte Blütenpflanzen wie Jasmin, Kamille, Rose und Hibiskus; Kräuter wie Zitronengras, Lavendel, Minze und Rosmarin; Wurzeln wie Ingwer, Ginseng und Süßholz und andere Pflanzen wie den südafrikanischen Rooibos. Erlesene Teemischungen enthalten manchmal Kräuter und sogar Samen, Beeren, Nüsse oder Kakao.

Kräuter und Gewürze. Nicht nur beim Kochen sorgen Kräuter und Gewürze für Abwechslung und Geschmack, sondern auch in der Teetasse. Die Möglichkeiten sind unbegrenzt. Kräuter wie Pfefferminze, Zitronengras und Ingwer können sowohl als koffeinfreies Getränk als auch als Zusatz im Lieblingstee genossen werden.

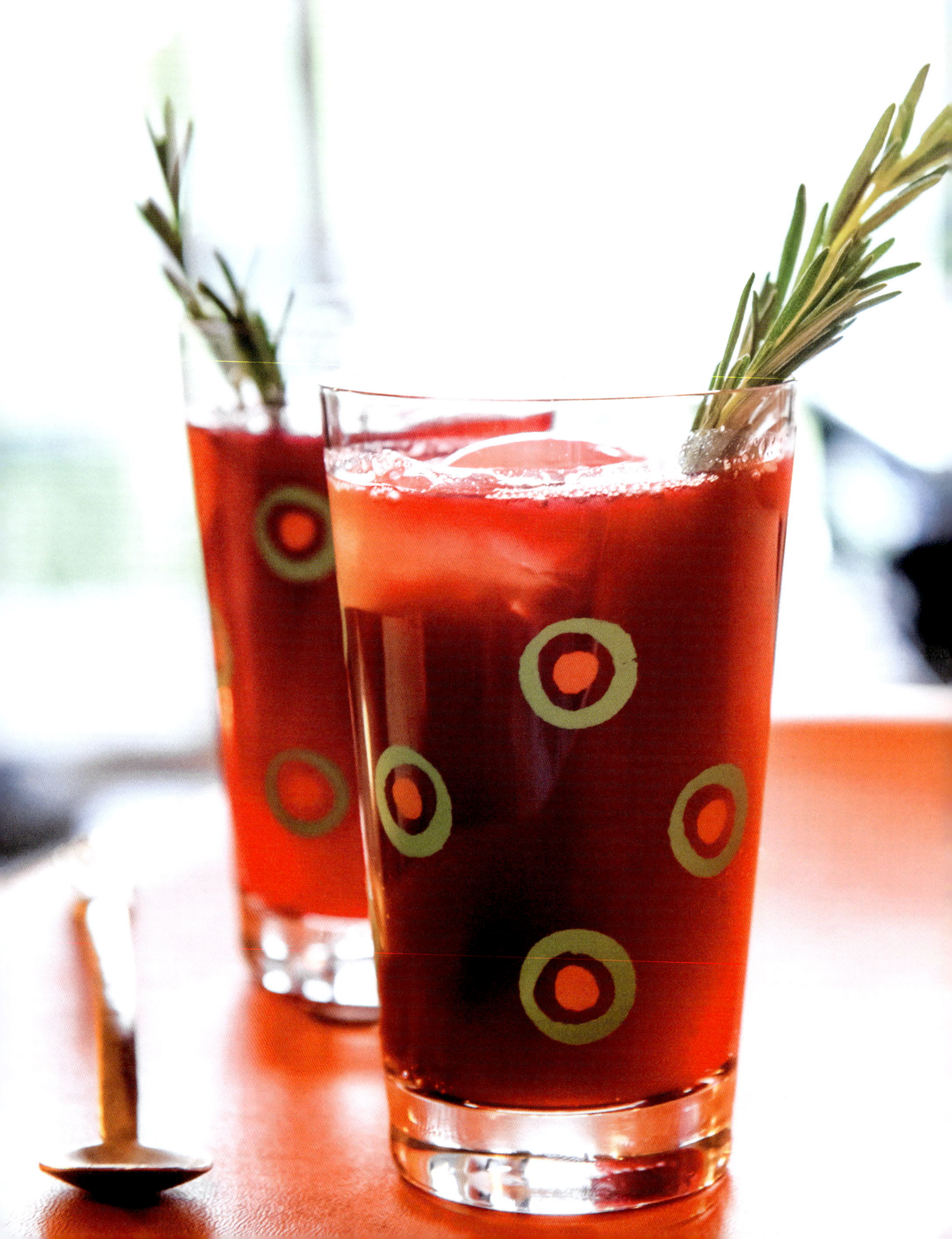

Blüten. Viele Blumen erfreuen nicht nur das Auge, sondern tun auch heiß aufgebrüht gut. Die Blüten von Jasmin, Kamille und Hibiskus haben beispielsweise alle ein einzigartiges Aroma und zahlreiche, lang erprobte gesundheitliche Vorteile.
Wie man Kräutertee aufbrüht: 1 gehäuften Teelöffel (2 g) Kräuter beziehungsweise Blüten mit 240 Milliliter kochendem Wasser aufbrühen, 6 bis 7 Minuten ziehen lassen und dann abseihen.
Wie man Kräutertee kalt aufsetzt: 1 gehäuften Teelöffel (2 g) Kräuter beziehungsweise Blüten mit 480 Milliliter kaltem Wasser aufsetzen, 10 bis 15 Minuten ziehen lassen und dann abseihen.

BELIEBTE KRÄUTERTEES

Hibiskus. Dieser exotische, tiefrote Blütenaufguss wartet mit einem säuerlichen, durststillenden Geschmack auf, der an frische Cranberrys erinnert. Hibiskus wächst in den tropischen und subtropischen Gegenden der Erde, ist eine natürliche Quelle von Vitamin C und Antioxidantien und wird zur Linderung von leichtem Bluthochdruck eingesetzt. Ob kalt oder warm, dieser Tee ist immer herrlich erfrischend und zu jeder Jahreszeit das perfekte Getränk.

Serviervorschlag: Mit einem Zweig Minze oder Lavendel, ein paar Ingwerscheibchen oder Zitronensaft schmeckt Hibiskustee noch besser.

Sommerlicher Hibiskuspunsch

Hibiskusblüten eignen sich hervorragend als Basis für alkoholfreie Mocktails. Sie geben so viel Farbe und Geschmack ab, dass man den Alkohol gar nicht vermisst. Ingwerbier ist keine Limonade, sondern ein gebrautes, fermentiertes Getränk. Es enthält viel weniger Zucker und Kohlensäure als Gingerale, dafür aber mehr Ingwergeschmack. Dieses Rezept habe ich mir ursprünglich für eine damals schwangere Kollegin ausgedacht, die Hibiskus und Ingwer mag, und seitdem macht uns dieses belebende Sommergetränk immer wieder Freude!

Ergibt 2 Portionen

2 gehäufte TL (6 g) Hibiskus

480 ml frisches Wasser, gekühlt oder zimmertemperiert

1 Scheibe frische Ananas oder 4 EL (60 ml) Ananassaft

½ Dose (175 ml) Ingwerbier, gekühlt

Eiswürfel

2 frische Rosmarinzweige

Cold Brew aus Hibiskus und Wasser ansetzen und 15 Minuten ziehen lassen. Blütenblätter abseihen und den Hibiskussud in einen Cocktailshaker gießen. Bei Verwendung einer frischen Ananas diese entsaften (erst pürieren, dann abseihen). Ananassaft in den Shaker geben und gut schütteln.

Eis und Ingwerbier auf zwei Gläser verteilen. Rosmarinzweige ein paar Sekunden lang kräftig zwischen den Händen reiben, um ihren Duft freizusetzen, dann in die Gläser stecken. Hibiskustee auf die beiden Gläser verteilen. Leicht umrühren und servieren.

Kamille. Diese mit dem Gänseblümchen verwandte Blume wird seit Jahrhunderten in frischer wie getrockneter Form aufgebrüht. Kamille ist ein gefragtes Mittel zur Stresslinderung und zur Entspannungsförderung. Neuere Studien legen nahe, dass sich Kamille positiv auf die Gewichtsreduktion auswirkt. Gründe dafür könnten ihre beruhigenden und entspannenden Eigenschaften sein (beides wichtig für die Gewichtskontrolle) sowie ihre stimulierende Wirkung auf die Magensäfte. Koffeinfrei.

Sprudeltee

Sprudeltee ist im Prinzip die Tee-Antwort auf Limonade. Tee lässt sich mit Mineralwasser genauso gut kalt aufsetzen wie mit Leitungswasser. Mit Teesorten und Kräutertees aller Art kann man Sprudeltee in vielerlei Geschmacksrichtungen und Farben zubereiten. Verfeinern kann man ihn mit einem Spritzer Zitrone, einem Zweig Lavendel oder Minze oder ein bisschen Sirup. Ich stecke die Teeblätter einfach in die Flasche und schenke auch gleich daraus ein, durch einen auf den Flaschenhals geschraubten Filter. Meine Lieblingsaromen für Sprudeltee sind Kamille, Minze und fermentierte Weiß- und Grüntees. Perfekt für den Sommer und perfekt für die Kinder.

Ergibt 3 Becher (720 ml)

1 Flasche Sprudelwasser (750 ml)

2-3 TL (4-6 g) loser Tee oder Kräuter-/Früchtetee

Eiswürfel

Flasche öffnen und 30 Milliliter abgießen. Teeblätter mit einem schmalen Löffel oder einem Trichter in die Flasche geben. Als Trichter taugt auch ein zusammengerolltes Blatt Papier. Verschluss wieder aufschrauben und die Flasche sanft schütteln, damit sich die Blätter verteilen. 10 bis 15 Minuten ziehen lassen. Flasche wieder öffnen und Sprudeltee durch einen Filter oder ein Sieb in drei mit Eis gefüllte Gläser gießen.

Interessante Kombinationen:
Kamille mit einem Zweig Lavendel oder Minze
Grüner Sencha mit frischer Zitrone
Fermentierter weißer Tee mit einem bisschen Honig oder Agavendicksaft

---

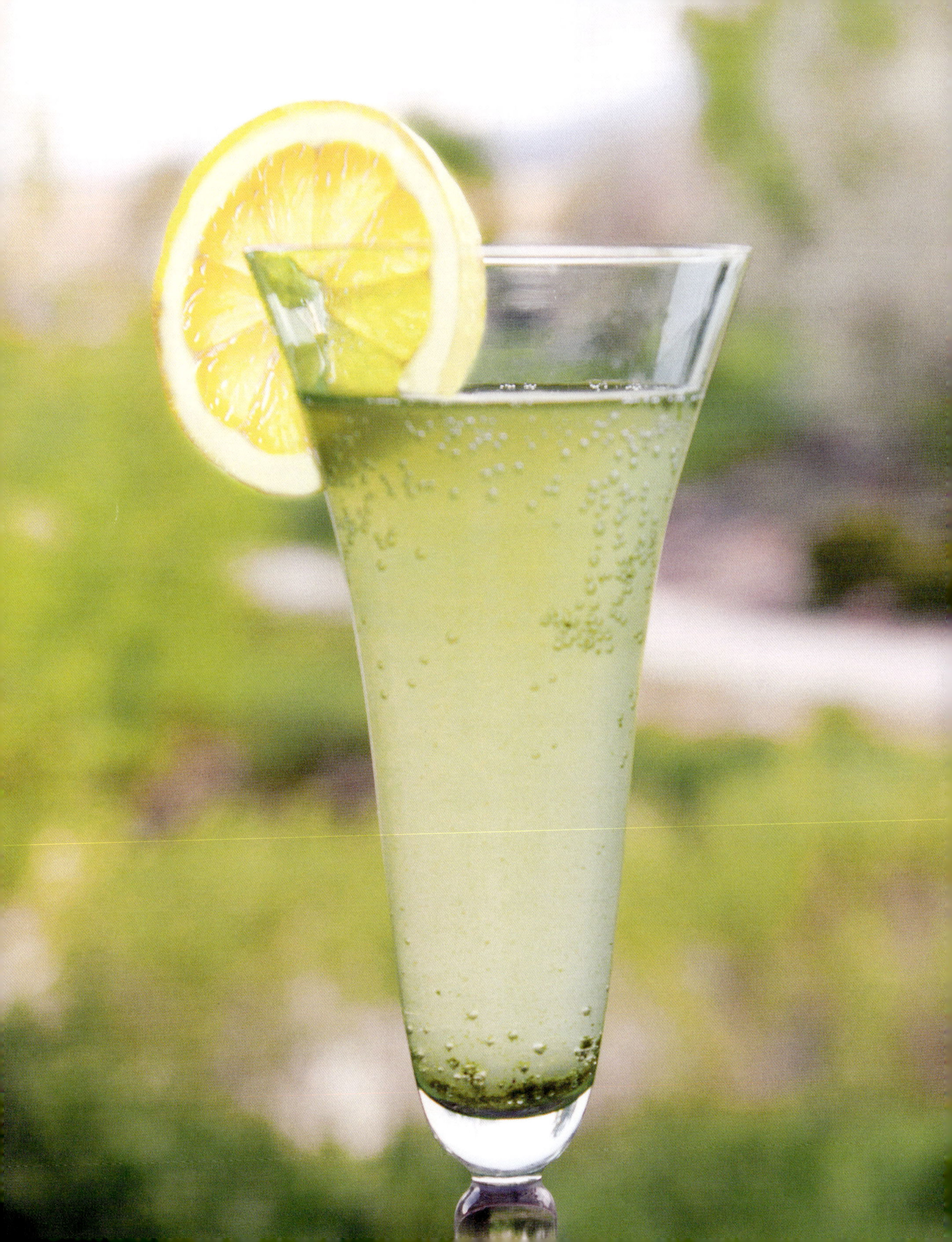

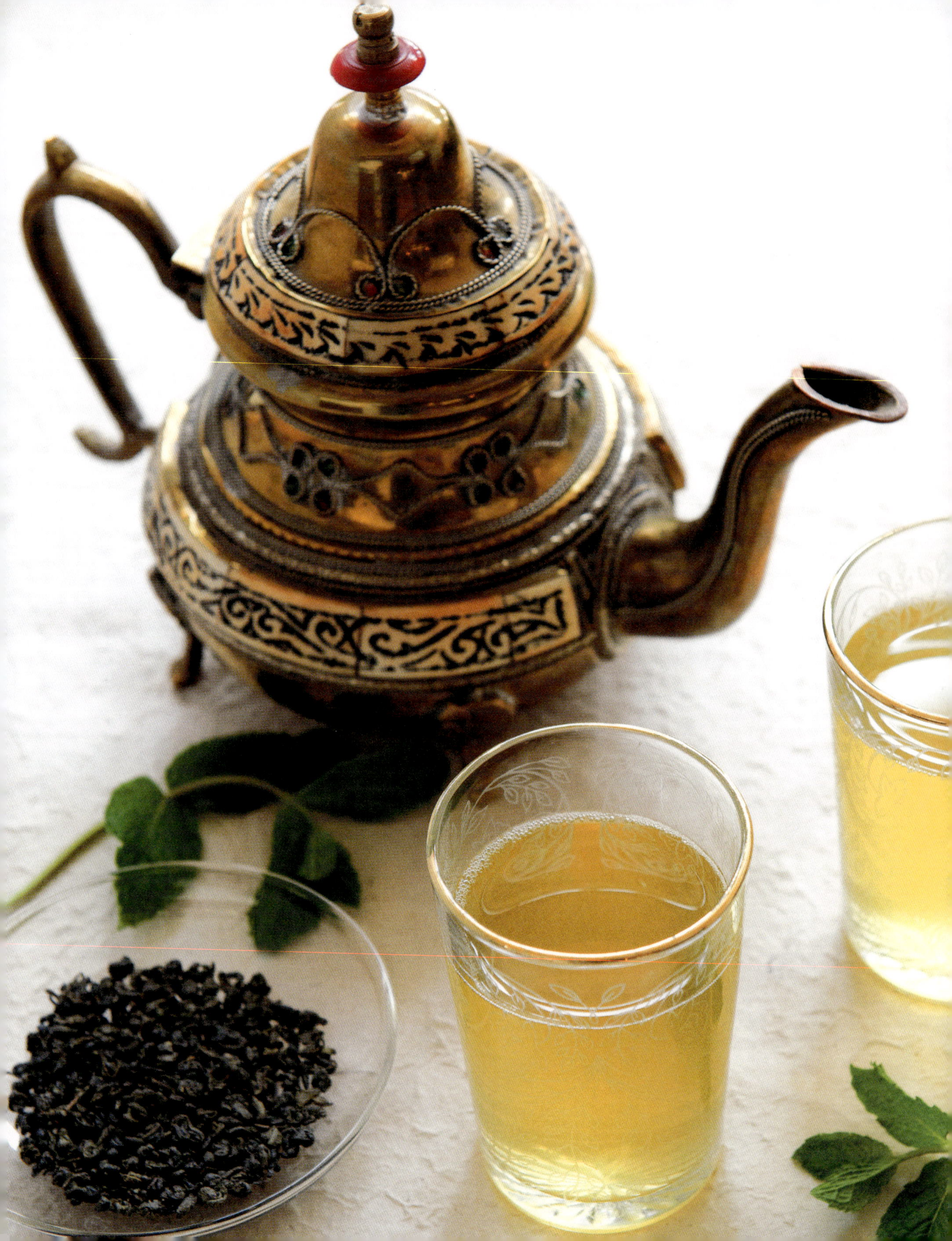

Minze. Das in der Mittelmeerregion heimische Kraut findet bereits seit der Antike Verwendung. Noch heute ist die Pfefferminze berühmt für ihr kräftiges, erfrischendes Aroma und ihren süßen, pfeffrigen Geschmack. Frischer Minztee kann nach dem Essen verdauungsfördernd wirken. Tee aus Grüner oder Krauser Minze ist ein wenig milder und süßer im Geschmack als Pfefferminztee. Ihren englischen Namen *Spearmint* trägt die Krause Minze wegen ihrer speerspitzenförmigen Blätter.

Ungesüßter marokkanischer Minztee

Diesen erfrischenden und durststillenden grünen Tee sollten Sie unbedingt auf Ihre nächste Wanderung mitnehmen, egal ob bei kaltem oder warmem Wetter. Er macht gute Laune und stärkt, versorgt den Körper mit Antioxidantien und gibt Ihnen einen sanften, lang anhaltenden Koffeinschub. Diese zuckerfreie Version des marokkanischen Minztees entspricht nicht der authentischen Zubereitungsweise, ist dafür aber trinkbarer als das klebrig-süße Getränk, das man in Marrakesch vorgesetzt bekommt. Von der Null-Kalorien-Variante kann man viel mehr trinken und ohne Zucker wird der Durst viel besser gestillt.

Ergibt 2 Becher (480 ml)

480 ml siedendes Wasser

15 g (ca. 1 Handvoll) frische Minze

2 TL (6 g) Gunpowder-Grüntee

Wasser zum Kochen bringen und die Minzblätter hinzugeben. Ohne Deckel 3 Minuten ziehen lassen. Teeblätter hinzugeben und weitere 3 Minuten ziehen lassen. Minz- und Teeblätter abseihen. Je nach Wunsch heiß servieren oder abkühlen lassen.

Rooibos. (Auch: Rooibusch, Rotbusch oder Honeybush.) Die nadelförmigen Blätter entstammen den schroffen Zedernbergen in Südafrika. Dem Rooibostee werden zahlreiche gesundheitliche Vorteile nachgesagt, darunter antiallergene Wirkungen, Schutz gegen UV-Strahlung und Unterstützung einer gesunden Immunfunktion (Rooibos enthält Flavonoide). Rooibos ergibt einen vollmundigen, tiefroten Sud, der Eisen, Kalium, Kalzium und viele andere Mineralien enthält. Sein Aroma ist kräftig, süß und erdig, erinnert an frischen Tabak und schmeckt dabei weich und geschmeidig.

Serviervorschlag: Unbedingt eisgekühlt probieren. Da Rooibos mineralreich und koffeinfrei ist, ist er ein fantastischer Durstlöscher.

Chai Latte »Kapstädter Nebel«

Ergibt 2 große Becher (je 355 ml)

2 TL (5 g) Rooibos

480 ml siedendes Wasser

60 ml Milch oder Milchalternative

Rooibos aufbrühen und 8 Minuten ziehen lassen, um einen extrastarken Tee zu erhalten. Während der Ziehzeit die Milch mit einem Milchschäumer aufschäumen. Den Milchschaum auf zwei große Becher verteilen. Rooibostee in die Becher gießen und sofort servieren.

Variante mit Koffein: Chai Latte »Londoner Nebel«

Dem Rezept für »Kapstädter Nebel« folgen, aber den Rooibos durch Earl-Grey-Tee ersetzen und den Tee nur 5 Minuten ziehen lassen. Noch mehr Spaß macht der »Londoner Nebel» mit einem Lavendelzweig garniert oder mit Lavendel-Earl-Grey zubereitet. Cheers!

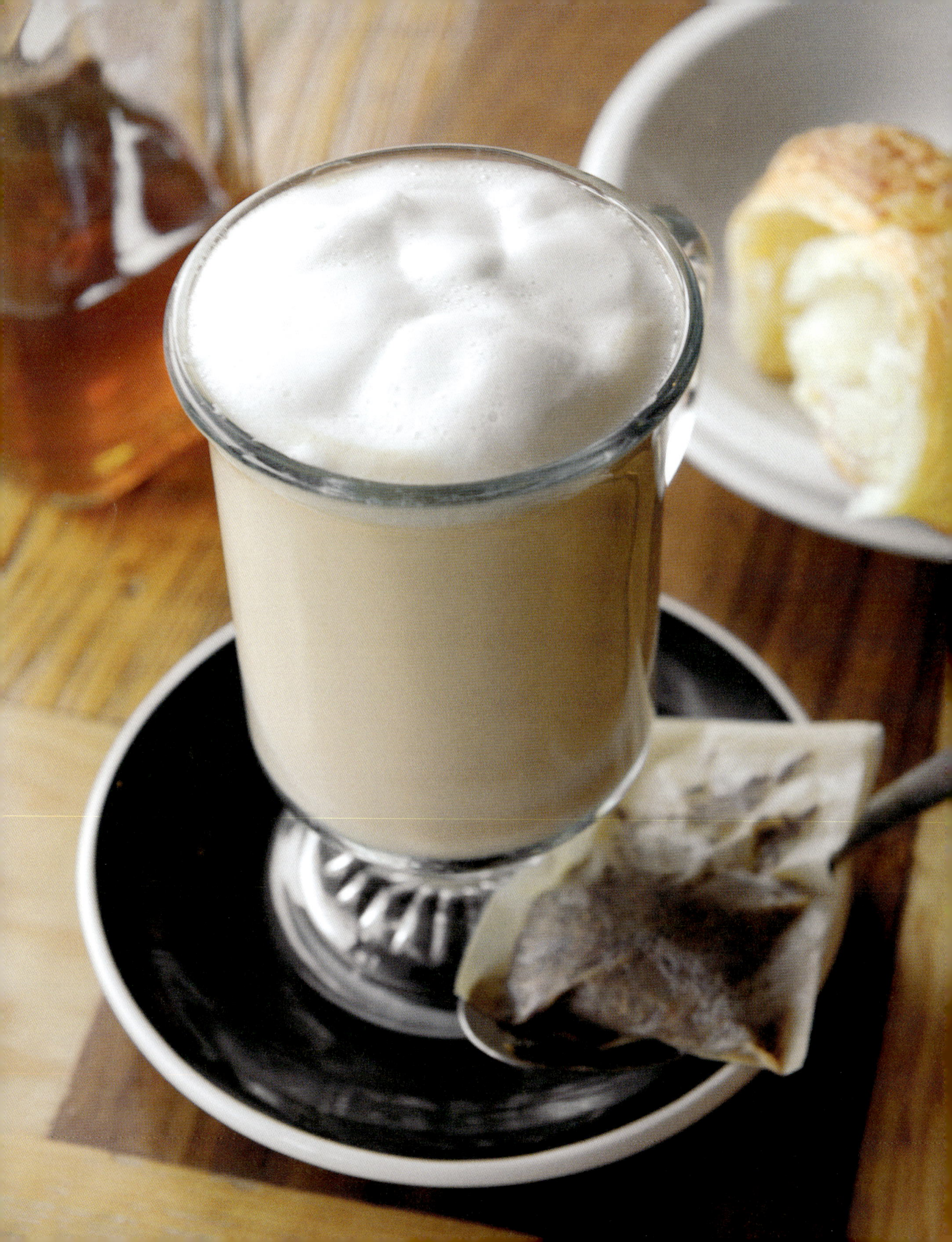

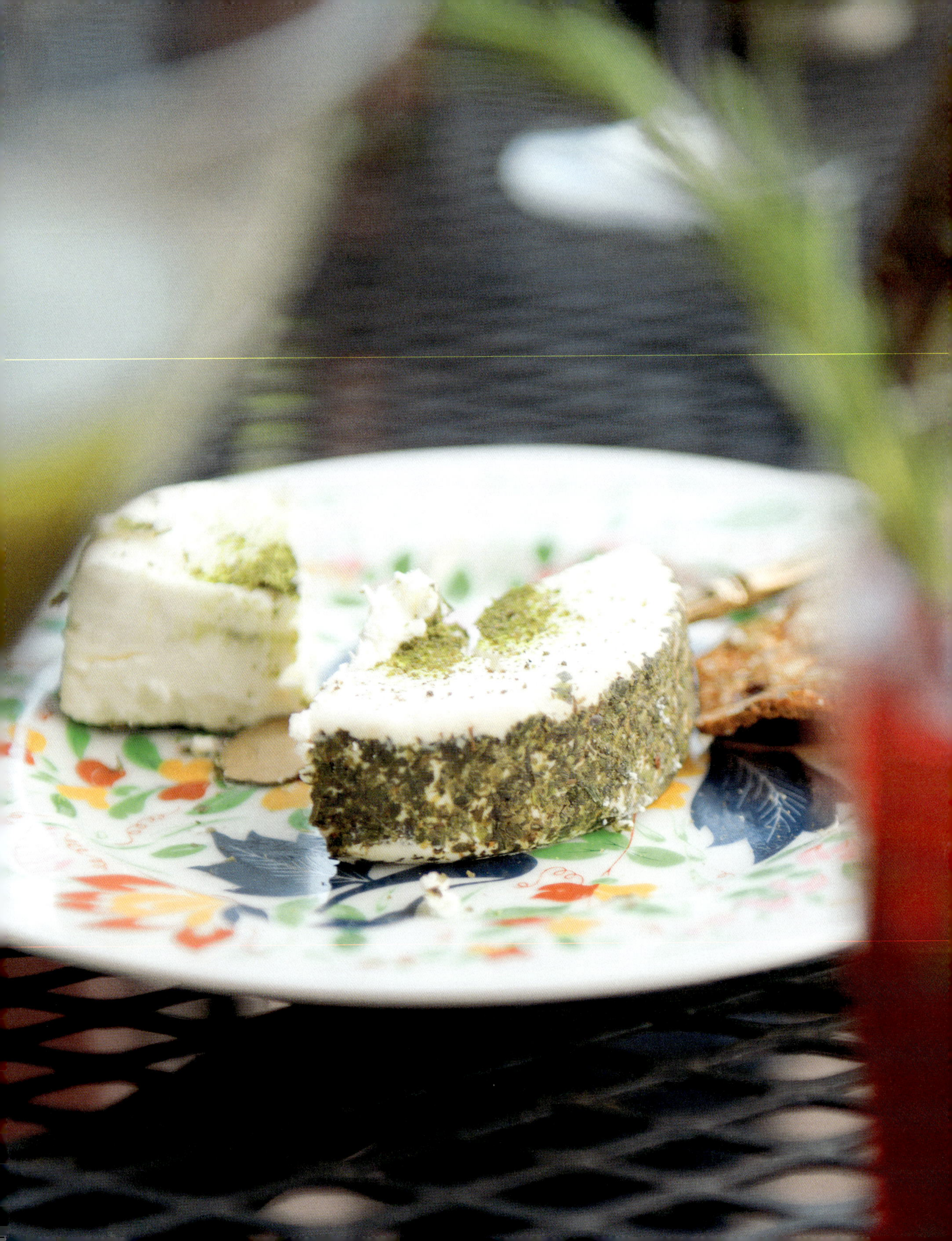

11. Kapitel

DAMIT DER KREBS VOM TISCH IST

GUT ESSEN. GUT LEBEN.

Wenn Ihnen das letzte Kapitel das Gefühl vermittelt hat, Sie könnten nie und nimmer genügend Tee im Alltag unterbringen, finden Sie in diesem Kapitel noch mehr Möglichkeiten, sich die Kräfte des Teeblatts einzuverleiben, und zwar mit Ihren Mahlzeiten. Essen ist superwichtig. Es nährt uns, tut uns gut und bringt uns einander näher. Es gehört zu den größten Freuden des Lebens. Mediziner erkennen mehr und mehr die Heilkraft der Ernährung im Hinblick auf Krebs und andere Krankheiten. Die beste Medizin ist echtes Essen. Und wir haben kaum ein echteres, reineres Nahrungsmittel als Tee.

In diesem Kapitel stelle ich elf Rezepte vor und dazu noch ein paar Snack-Ideen, die allesamt voller Antioxidantien stecken. Mag sein, dass das alles nach Matcha-Fimmel klingt, aber lassen Sie mich erklären! Es gibt viele schöne Teerezepte und Kochbücher, die den Geist des Tees und die Quintessenz seiner vielen Aromen beschwören. Aber was die Polyphenolmenge pro Portion angeht, geben die meisten davon nicht viel her. Die hier vorgestellten Rezepte sollen lecker schmecken und richtig satt machen, dabei aber auch unbedingt ausreichend gesunde Tee-Eigenschaften aufweisen. Jedes dieser Gerichte dürfen Sie als eine der täglichen fünf Tee-Rationen gelten lassen.

Anfangs mag es Ihnen schwierig erscheinen, jeden Tag so viel Tee zu trinken, dass es gesundheitliche Auswirkungen hat, aber wenn diese Verhaltensänderung erst zur neuen Norm geworden ist, werden Sie sich früher oder später großartig fühlen und ganz von selbst weitere krebsvorbeugende Gewohnheiten annehmen. Tee ist ein treuer und hilfreicher Gefährte auf dem Weg zu einer optimalen Immunfunktion. Was der Krebs am meisten hassen wird, ist die Beständigkeit Ihrer Anti-Krebs-Maßnahmen. Also denken Sie dran: Jeder Tag ist der wichtigste Tag, um ein kleines bisschen gegen den Krebs zu tun.

Und jetzt lassen Sie uns Tee essen.

FRÜHSTÜCK

Grüner Matcha-Saft und Matcha-Tonic

Dieses Saftrezept mahnt: »Überdenke deine Getränke!« Für alle, die nicht an Gemüsesäfte gewöhnt sind, ist es womöglich ein ziemlich heftiges Gläschen, aber – Teufel, Teufel – es macht wach und fröhlich! Wer es süßer mag, gibt einfach einen grünen Apfel dazu. Und wer sich an die Intensität von frisch gepresstem Grünzeug erst noch gewöhnen muss, folgt am besten dem Tonic-Rezept.

Ergibt 1 Gläschen (120 ml) Saft oder 350 ml Tonic

1 cm Ingwer

½ Gurke, in zwei Hälften geschnitten

1 Prise gemahlener Koriander (oder etwas frischer)

½ Zitrone oder Limette mit Schale

1 TL (2 g) Matcha

Gekühltes Sprudelwasser

Erst den Ingwer, dann ¼ Gurke, Koriander, Zitrone oder Limette und zuletzt die restliche ¼ Gurke entsaften. Matcha in dem Saft verquirlen und sofort in einem kleinen Glas servieren.

Tonic: Saft mit Sprudelwasser auf das gewünschte Volumen und die gewünschte Konzentration verlängern und in einem großen Glas servieren.

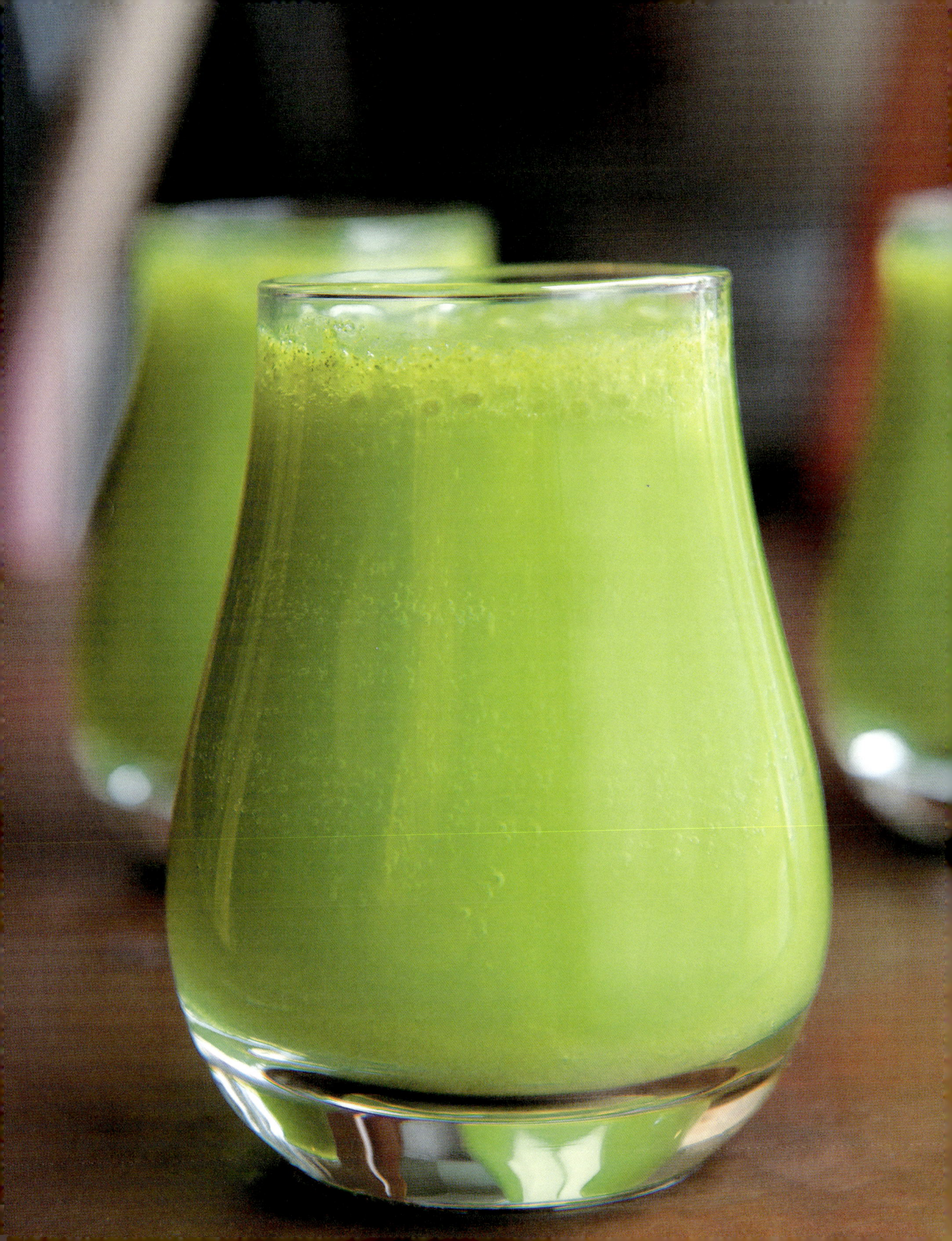

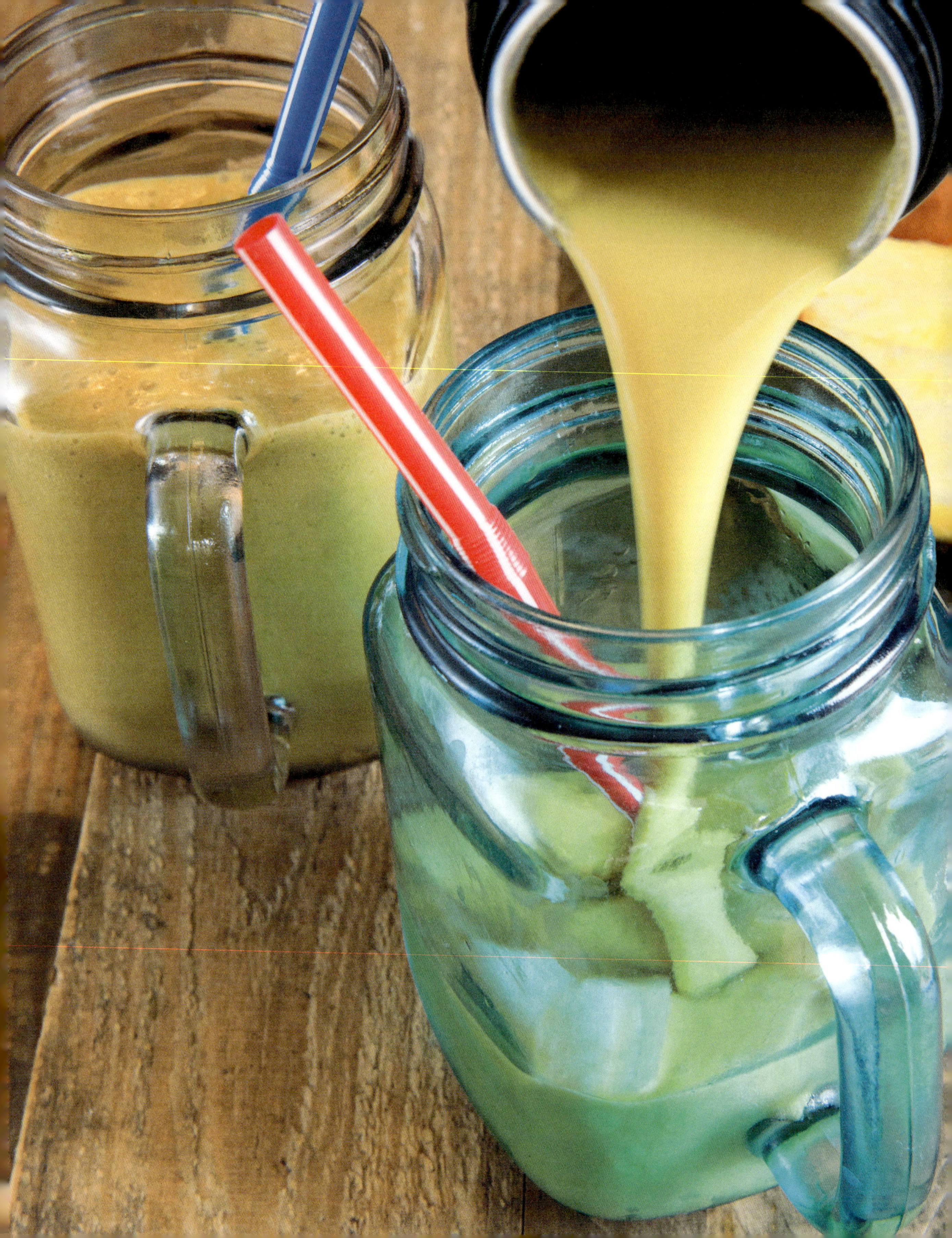

Falsche Piña colada

Man kann Matcha als Zutat geschmacklich hervorheben oder seine Eigenheiten, etwa seine ans Neongrün grenzende Farbe, wahlweise auch verbergen. Diesem Getränk gelingt beides. Es schmeckt so überzeugend nach Piña colada, dass es absolut als Mocktail durchgeht. Dabei ist es so frisch und gesund, dass man damit guten Gewissens in den Tag starten kann.

Ergibt 2 Smoothies (je 240 ml)

180 ml Möhren-Orangen-Saft

60 ml ungesüßte Kokosmilch

170 g tiefgefrorene Mangostücke

60 g tiefgefrorene Ananasstücke

1 TL (2 g) Matcha

Geriebener Ingwer nach Belieben (kleine Menge)

Alle Zutaten in einen Hochleistungsmixer geben. Auf mittlerer Stufe (Smoothie-Stufe) glatt mixen. In mittelgroßen Gläsern als Frühstücks-Smoothie servieren oder auch als gesunden Mocktail in großen Margarita- oder Martinigläsern.

Matcha-Bowl

Dieses Rezept bringt den Matcha-Smoothie auf ein ganz neues Niveau. Trauen Sie sich ruhig, beim Topping mit interessanten Texturen und Aromen zu experimentieren. Die neongrüne Farbe des Matchas wird in dieser Frühstücksbowl noch verstärkt, sodass Toppings in Kontrastfarben fantastisch aussehen. Probieren Sie mal Blaubeeren, Erdbeeren, Himbeeren oder Brombeeren, Kokosraspel oder Knuspermüsli. Meine Lieblingskombi: frische Kokosnussraspel und Blaubeeren.

Ergibt 2 Schüsseln (je 225 g)

¼ Avocado

¼ Banane

2 Handvoll frische Petersilie und Koriander (je 40 g)

5 mm dicke Scheibe Bio-Limette (mit Haut)

2,5 cm frischer Ingwer, geschält und in Scheiben geschnitten

240 ml Kokoswasser

1 TL (2 g) Matcha

180 g tiefgefrorene Ananasstücke

4–5 Eiswürfel nach Bedarf, für die gewünschte Konsistenz

Knuspermüsli oder andere Toppings nach Wunsch

Alle Zutaten außer den Eiswürfeln und den Toppings in einen Hochleistungsmixer geben. Bei langsam steigender Geschwindigkeit glatt pürieren. Eiswürfel hinzugeben und die Mischung bis zur gewünschten Konsistenz – ähnlich der von Joghurt – mixen. Auf zwei Schüsseln verteilen, mit Lieblingstoppings garnieren und servieren.

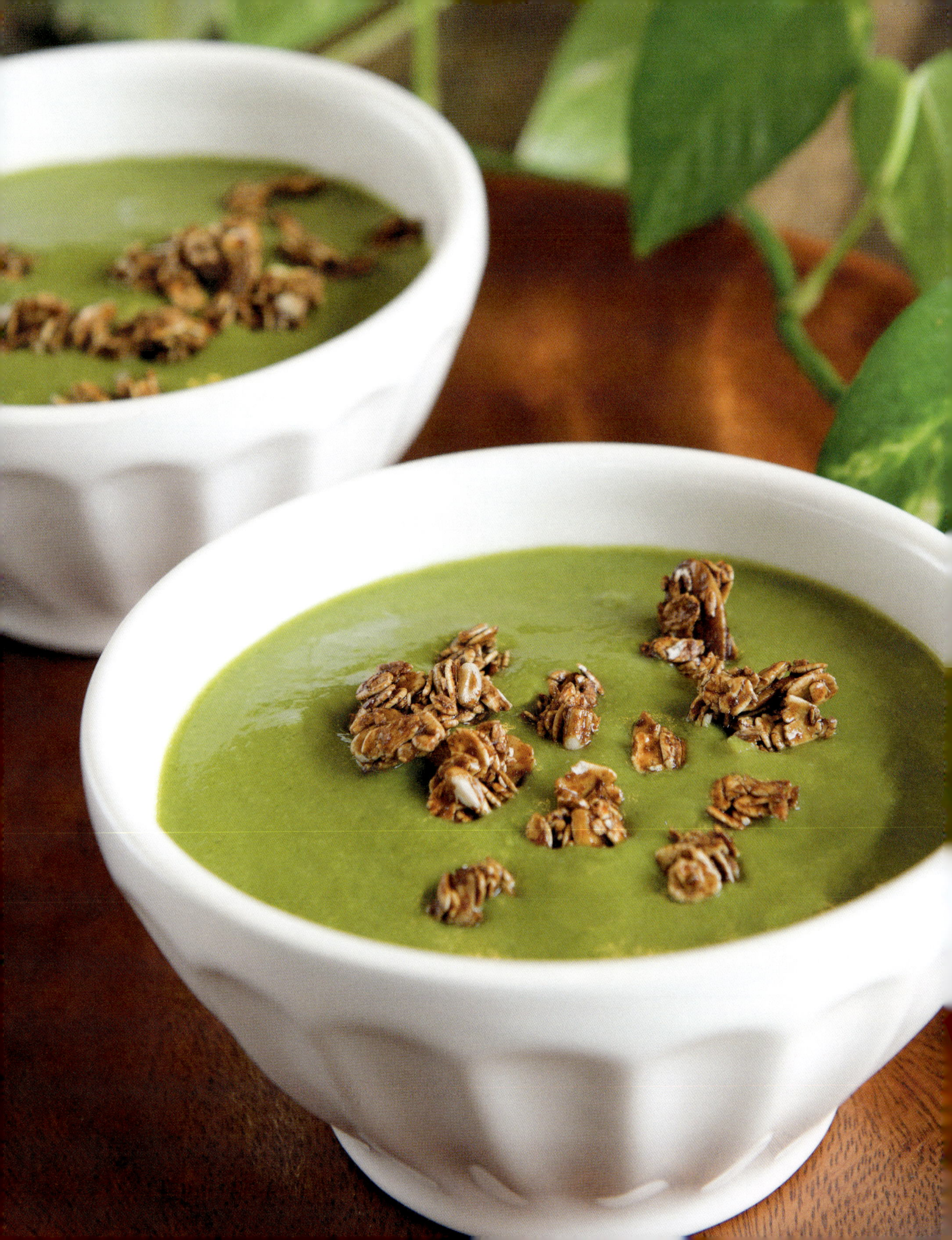

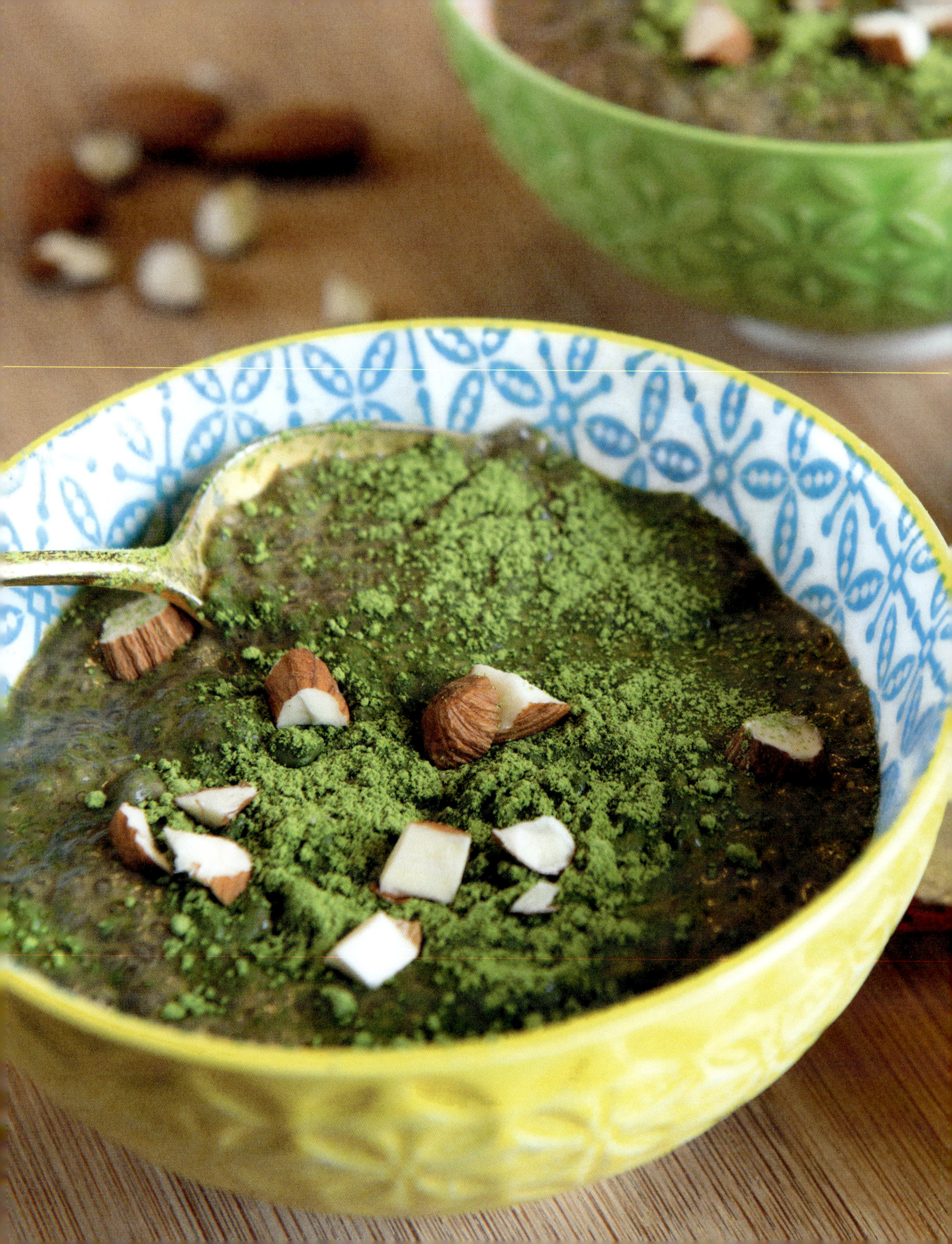

Chia-Pudding mit Matcha und Kakao

Dieses nahrhafte Frühstück bereitet keine großen Umstände. Man kann es am Tag vorher zubereiten, dann quellen die Chiasamen über Nacht zu einem leckeren, cremigen Pudding, der an Tapioka erinnert und satt macht, egal ob mit oder ohne Toppings. Sie können mehrere Einzelportionen auf einmal machen und sie in kleine Weckgläser füllen – im Kühlschrank halten sie sich bis zu drei Tage und Sie haben die ganze Woche Ihr Frühstück griffbereit.

Ergibt 2–3 Portionen

480 ml Mandel- oder Kokosmilch

2 EL (30 ml) Ahornsirup

1 TL (4 g) Vanilleextrakt

½ TL (3 g) Matcha

1 EL (7,5 g) Kakaopulver (weglassen, wenn Sie nur den Matcha-Pudding ohne Kakao wollen)

6 EL (60 g) Chiasamen

Nach Belieben: frisches Obst und Beeren, Nüsse, Samen, Kakaonibs, Honig oder Ahornsirup

Alle Zutaten außer den Chiasamen und den Toppings zusammenrühren oder -mixen. Chiasamen in eine mittelgroße Schüssel geben, die Mixtur dazugießen und gut verrühren. Zugedeckt über Nacht im Kühlschrank quellen lassen. Zum Servieren den Pudding in Müslischüsseln füllen. Mit Himbeeren, Nüssen, Kakaonibs, Lein- oder Hanfsamen garnieren oder mit noch etwas Ahornsirup beträufeln.

Matcha-Oatmeal

Jeder Löffel dieses fruchtigen Oatmeals schmeckt nach Sommersonnenschein. Die cremige Konsistenz, die durch das lange Einweichen entsteht, hebt die süßere, mildere Seite des Matchas hervor. Das Oatmeal ist in wenigen Minuten zubereitet und entwickelt seinen Geschmack und seine schöne Konsistenz ohne Kochen. Im Idealfall lässt man es vor dem Servieren über Nacht im Kühlschrank quellen. Dort hält es sich auch bis zu vier Tage lang. Wer es nach dem morgendlichen Tee richtig eilig hat, steckt sich einfach ein schönes, auslaufsicheres Glas voll in die Tasche und erntet für dieses Luxus-Frühstück auf der Arbeit neidische Blicke!

Ergibt 2–3 Portionen

80 g Haferflocken

1 EL (7 g) gemahlene Leinsamen

1 sehr reife Banane, zerdrückt

8 EL (120 g) Apfelmus

240 ml ungesüßte Mandelmilch oder Kokosmilch

1 große Karotte, gerieben

2 TL (4 g) Matcha

1 EL (15 ml) Honig

1 TL (2,5 g) Zimt

4 EL (30 g) gehackte Walnüsse

Nach Belieben: ein Klecks griechischer Joghurt und Ahornsirup als Topping

Haferflocken und Leinsamen mit Bananen- und Apfelmus vermengen. Milch und alle anderen Zutaten außer Walnüssen und Toppings behutsam einrühren. Alles gründlich vermengen. Mischung in ein Weckglas oder vier kleine Weckgläser geben. Verschlossen mindestens vier Stunden im Kühlschrank quellen lassen. Zum Servieren mit Walnüssen garnieren, mit griechischem Joghurt kombinieren oder mit Ahornsirup beträufeln.

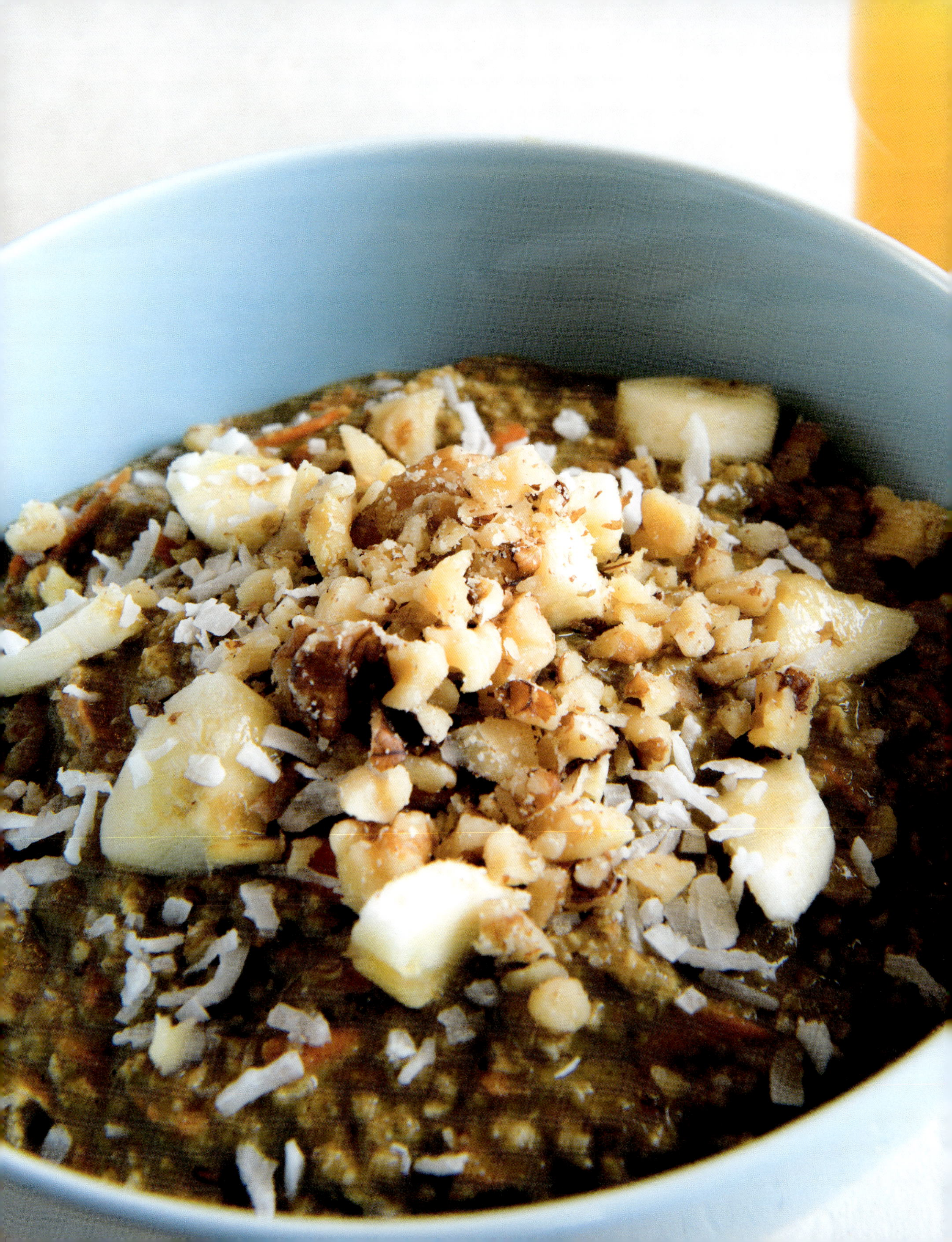

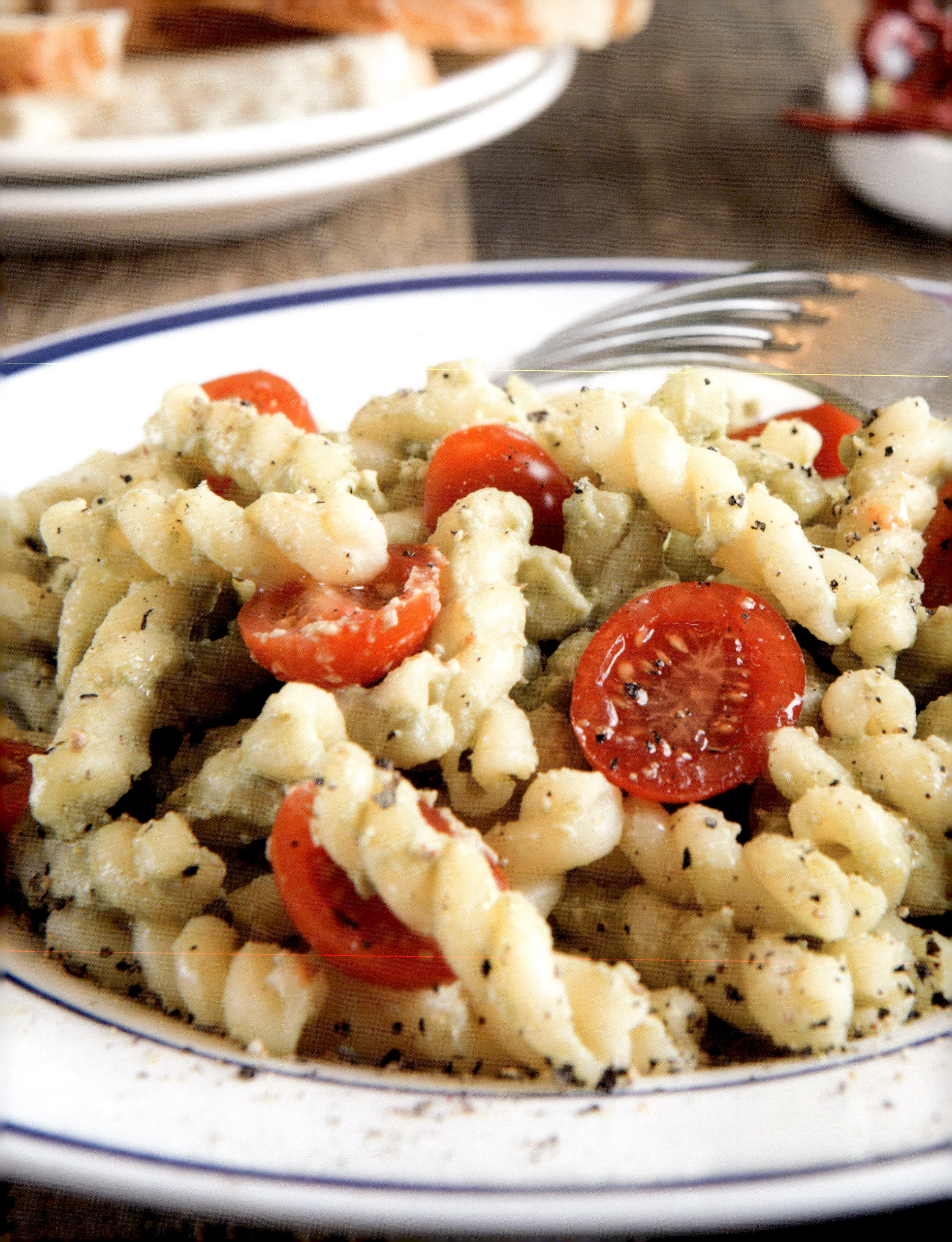

HERZHAFTES

Vegane Käsenudeln mit Matcha

Gesunde, vegane Käsenudelrezepte auf der Basis von Blumenkohl, Knoblauch und Mandelmilch sind inzwischen sehr populär. Matcha verfeinert dieses Gericht und bereichert den Gesamtgeschmack um eine grüne, gemüsige Note. Cashewkerne und Hefeflocken sorgen dafür, dass niemand den Käse vermisst, aber Nichtveganer dürfen natürlich auch zu frisch geriebenem Parmesan oder Pecorino greifen.

Die Soße eignet sich auch als schmackhafter und eigentümlich grüner Pizzabelag. Einfach auf dem fertigen Pizzaboden verteilen und mit frischem Spinat, geraspelten Karotten, Rosinen, Walnüssen und Mozzarella belegen. Nach Pizzaboden-Anleitung backen.

Ergibt 6 Portionen

1 ganzer Blumenkohl, in 8–12 Stücke zerteilt

2 Knoblauchzehen

150 g geröstete Cashewnüsse

1 EL (15 ml) kalt gepresstes Olivenöl

2 EL + 1 TL (20 ml) Zitronensaft

120 ml ungesüßte Mandelmilch

12 EL (100 g) Hefeflocken

1 EL (6 g) Matcha

½ TL Zwiebelpulver

¼ TL Knoblauchpulver

1 TL (6 g) Salz

Pfeffer nach Belieben

450 g trockene Nudeln

500 g Bio-Kirschtomaten

Nach Belieben: Petersilie, Basilikum, schwarze Oliven zum Garnieren

Blumenkohl 8 bis 10 Minuten dämpfen, bis er zart ist. Er soll gar sein, aber nicht auseinanderfallen. Alle Zutaten außer Nudeln, Tomaten und Garnitur in den Mixer geben und durch mehrmaliges kurzes Einschalten cremig pürieren. Nach Bedarf Mandelmilch oder Olivenöl hinzugeben, bis die Soße schön cremig ist. Tomaten halbieren und beiseitestellen. Nudeln nach Packungsanweisung kochen. Abgießen und die Soße sofort auf die heißen Nudeln geben. Vermengen, bis die Nudeln mit Soße bedeckt sind. Tomatenhälften unterheben. Mit Petersilie, Basilikum oder schwarzen Oliven garnieren.

Zweierlei Matcha-Pesto

»Pesto« kommt vom italienischen *pestare*, »zerstampfen«, aber unseres wird pulverisiert. Das Ergebnis ist dennoch knallgrün, pikant, roh, gesund und köstlich. Bei uns zu Hause werden Vorspeisen oft auf die Schnelle improvisiert. Auf diese Weise kann man bequem eine Extraportion Tee im Speiseplan unterbringen, auch wenn überraschend Besuch kommt!

Grobes Matcha-Pesto

Dieses Pesto isst man am besten auf Zimmertemperatur als Appetithäppchen. Dazu serviert man es in einem Schälchen, garniert mit 4 Esslöffeln (50 g) gehackten Pistazien. Es ist einfach wunderbar, wenn die Gäste über das leckere Pesto staunen – und man ihnen sagt, dass es aus grünem Tee gemacht ist. Sogar Kenner werden Gefallen an diesem einzigartigen Rezept finden. Grissini dazu – mehr braucht man nicht.

Ergibt 6–8 Portionen (ca. 240 ml)

1 EL (6 g) Matcha

2 TL (10 ml) Wasser

3 EL (45 ml) frisch gepresster Zitronensaft

½ Tasse (120 ml) kalt gepresstes Olivenöl

Je 2 lockere Handvoll (20 g) frische Petersilie und Salbei

2 Handvoll (125 g) rohe, geschälte Pistazien

6 Knoblauchzehen, geschält

¼ TL Meersalz, nach Belieben auch mehr

Alle Zutaten in den Mixer geben und durch wiederholtes kurzes Einschalten grob hacken, etwa wie stückige Erdnussbutter. Ist die Konsistenz zu krümelig, tropfenweise Olivenöl hinzugeben.

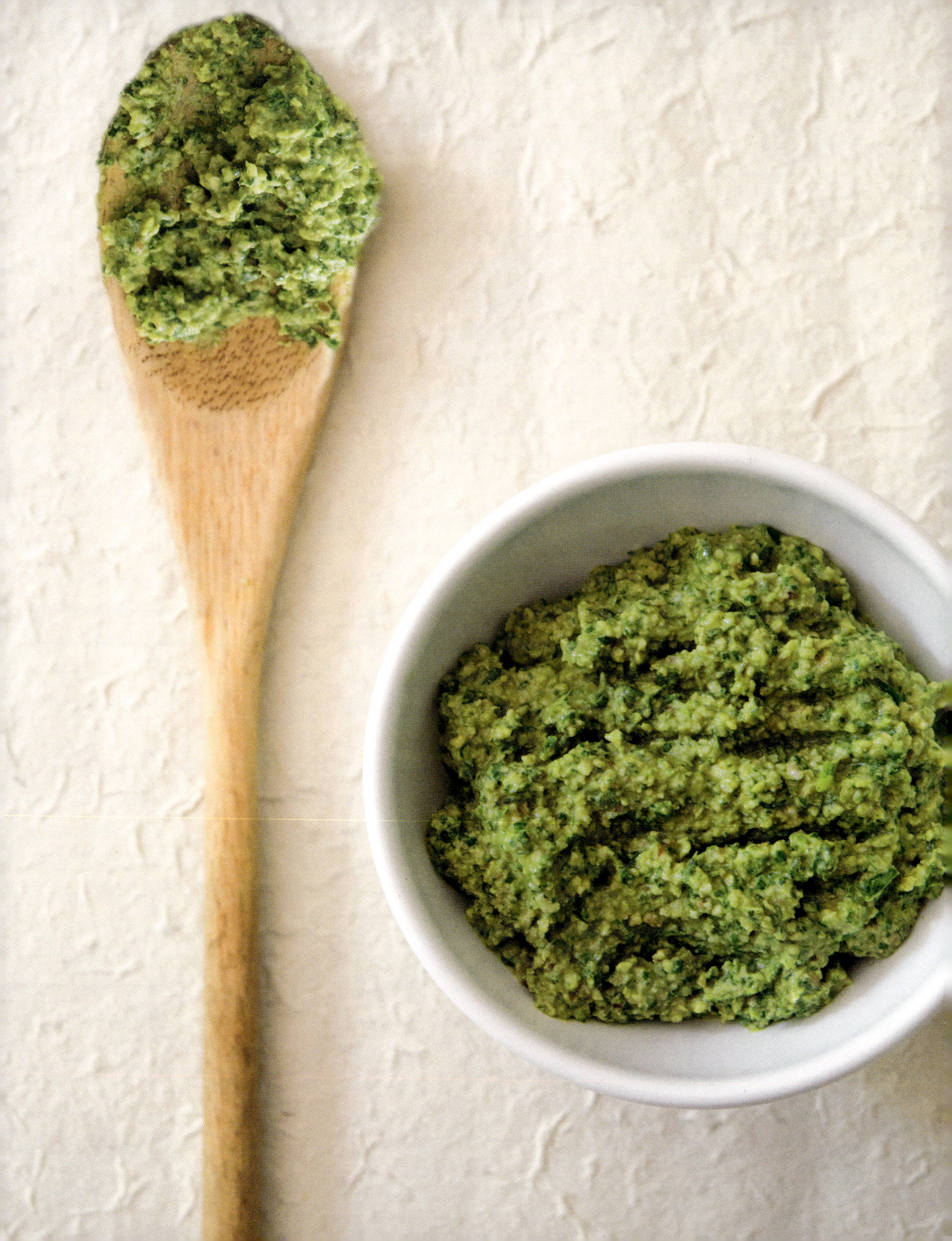

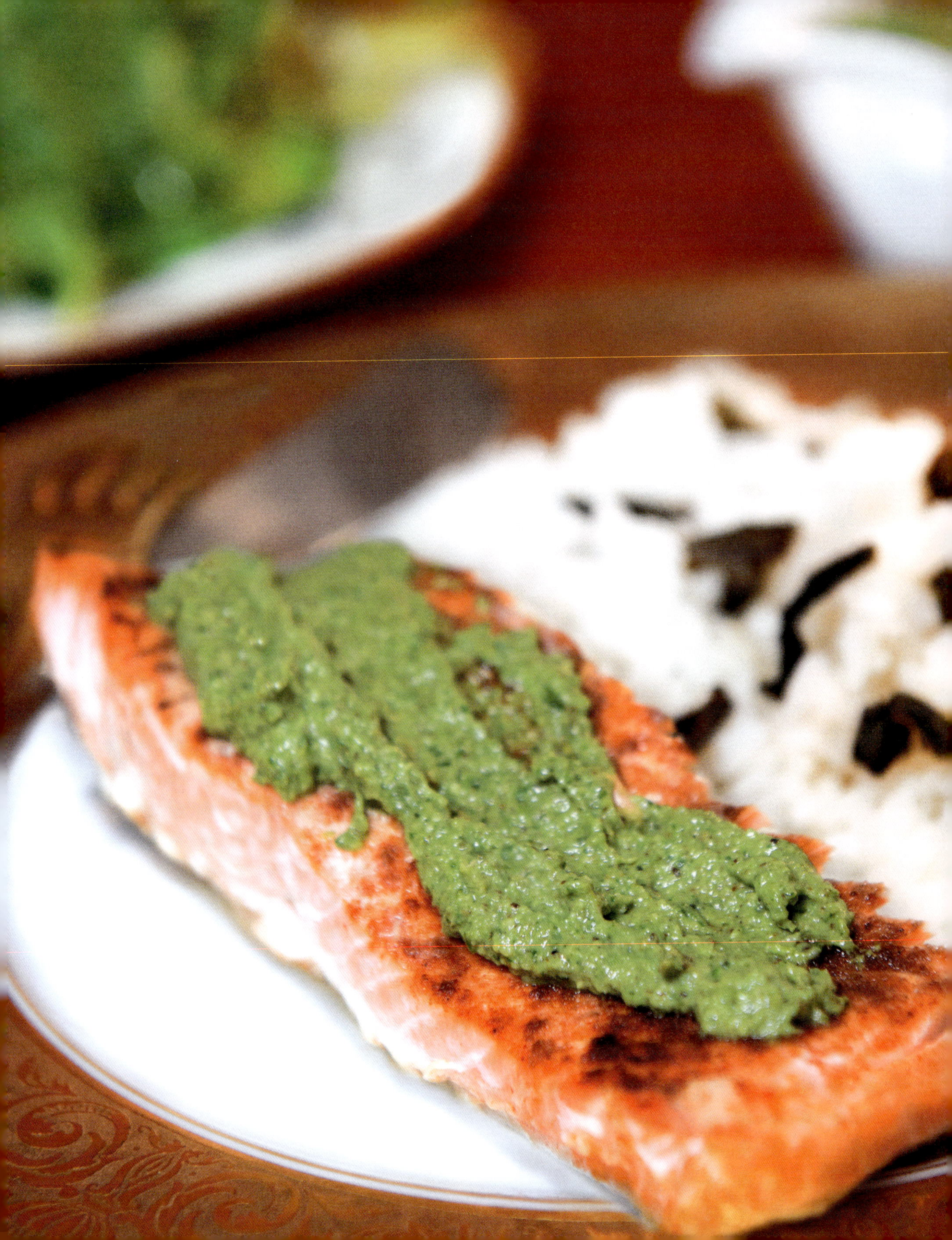

Feines Matcha-Pesto

Dieses soßige Pesto schmeckt warm ebenso gut wie auf Zimmertemperatur. Als Vorspeise passt es gut zu Rohkost, Ziegenkäse, Brot, Toast oder Brotchips. Dank seiner Cremigkeit eignet es sich auch als Soße für Lachs, Pasta, Gemüsenudeln oder Quinoa-Salat. Am liebsten esse ich es zu »Zudeln« (Zucchini-Nudeln) mit einem pochierten Ei obendrauf.

Ergibt 6–8 Portionen (ca. 240 ml)

1 EL (6 g) Matcha

1 EL (15 ml) Wasser

3 EL (45 ml) frisch gepresster Zitronensaft

½ Tasse (120 ml) kalt gepresstes Olivenöl

Je 2 lockere Handvoll (20 g) frische Petersilie und Minze

2 Handvoll (125 g) rohe, geschälte Walnüsse

4 Knoblauchzehen, geschält

¼ TL Meersalz

Nach Belieben: weißer Pfeffer

Alle Zutaten in den Mixer geben und durch wiederholtes längeres Einschalten annähernd glatt pürieren. Ist Ihnen die Konsistenz zu dick, tropfenweise Wasser oder Zitronensaft hinzugeben.

Matcha-Dressing

Dieses gesunde und appetitliche Dressing schmeckt zu gemischtem Salat, gedämpftem Gemüse oder Quinoa. Sogar auf Erdbeerscheibchen macht es sich gut!

Ergibt 2–4 Portionen

1 TL (2 g) Matcha

2 EL (30 ml) Reisessig

Je 1 ½ TL (8 ml) Honig und Zitronensaft

4 EL (60 ml) kalt gepresstes Olivenöl

½ TL Schalotten, fein gewürfelt

Meersalz und frisch gemahlener schwarzer Pfeffer

Matcha 1 Minute lang energisch mit dem Reisessig verquirlen. Nach und nach Honig und Zitronensaft hinzugeben und dabei flott weiterquirlen. Unter ständigem Rühren langsam Olivenöl hinzugeben. Schalotten einrühren und mit Salz und Pfeffer abschmecken.

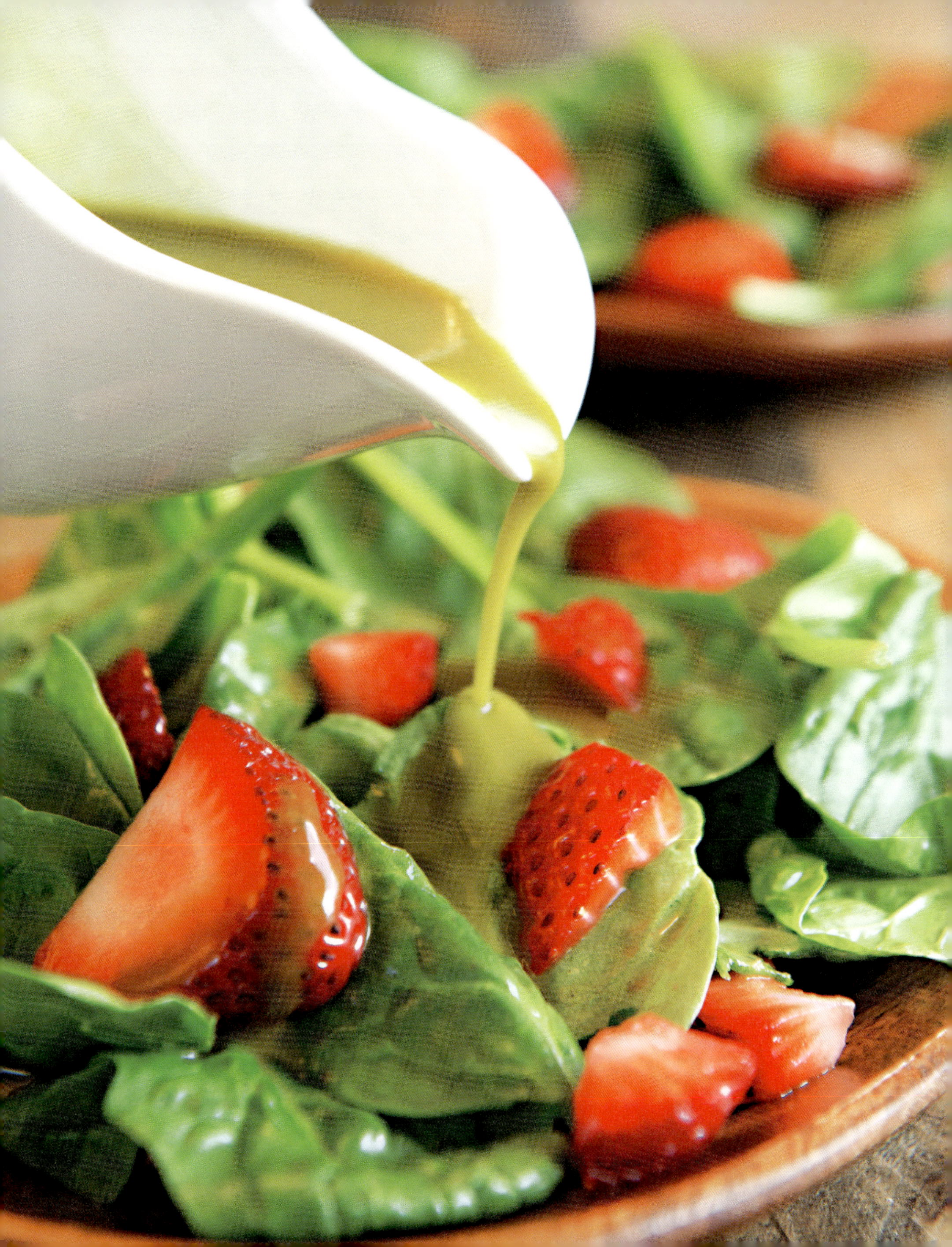

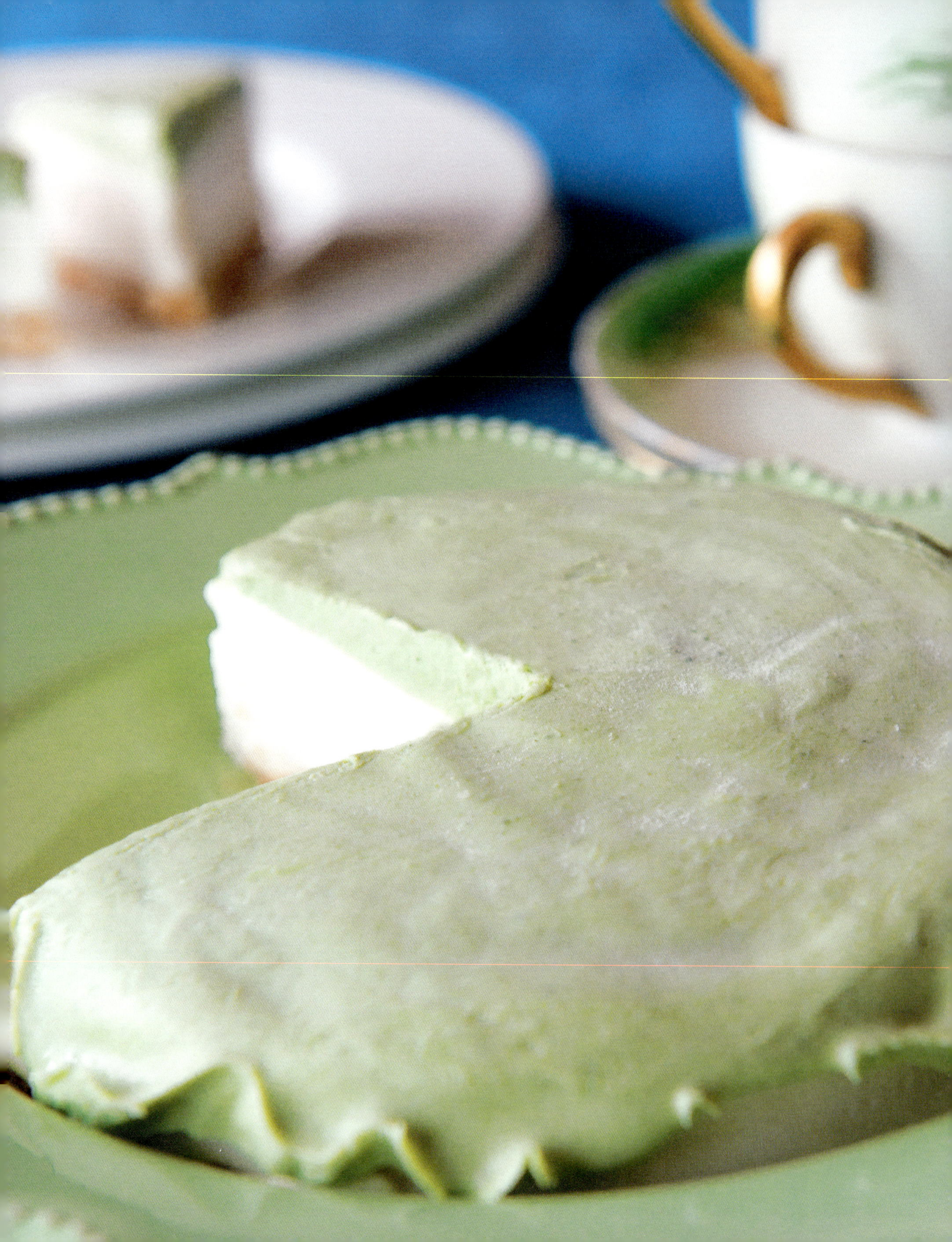

SÜSSES

Käsekuchen Matcha-Limette

Der Pflanzenwelt sei Dank für diesen sündhaft leckeren veganen Käsekuchen.

Ergibt 12 Portionen

TEIG:

175 g entsteinte Datteln

140 g ganze Mandeln

1 Prise Meersalz

FÜLLUNG:

3 Handvoll (225 g) über Nacht eingeweichte rohe Cashewnüsse

3 EL (70 g) Kokosöl, geschmolzen

10 EL (150 g) Vollfett-Kokosmilch

4 EL (60 ml) Limettensaft

4 EL (60 ml) Agavendicksaft

2 EL (12 g) Matcha

Garnierung:

½–1 TL (1–2 g) Matcha

Darauf achten, dass die Datteln für den Teig weich sind. Sind sie es nicht, 10 Minuten einweichen lassen und trocken tupfen. Mandeln in den Mixer geben und mixen, bis sie mehlig sind. Mandelmehl beiseitestellen und Datteln in den Mixer geben. Mixen, bis sie zu einer gleichmäßigen Kugel werden. Mandelmehl dazugeben, mit Meersalz würzen und alles gründlich im Mixer vermengen.

Alle Zutaten für die Füllung außer dem Matcha in den Mixer geben und cremig mixen. Circa ¾ dieser Mischung beiseitestellen. Matcha im Mixer mit der übrigen Füllung vermengen. Springform dünn mit Kokosöl einfetten und den rohen Teig auf dem Boden verteilen und andrücken. Die matchafreie Füllung auf den Boden gießen und die Form ins Tiefkühlfach stellen, bis die Füllung zu stocken beginnt – circa 30 bis 60 Minuten. Form herausnehmen und die mit Matcha versetzte Füllung auf den Kuchen gießen. Man kann den grünen Teil der Füllung mit dem Rest marmorieren oder als obere Schicht lassen. Form wieder ins Tiefkühlfach stellen und über Nacht durchfrieren lassen. Eine halbe Stunde vor dem Servieren Käsekuchen aus dem Tiefkühlfach holen und aus der Springform entfernen. Mit Matcha garnieren, aufschneiden und servieren.

MATCHA-TRÜFFEL

Ein gesunder Genuss! Diese kleinen veganen Rohköstlichkeiten beeindrucken auch visuell.

Ergibt ca. 12 Trüffel oder 2-4 Desserts

2 Handvoll (140 g) Mandeln

2 Handvoll (175 g) entsteinte Datteln

1 TL (2 g) Matcha

1 Prise Salz

MÖGLICHE BESCHICHTUNGEN:

Ungesüßtes Kakaopulver

Geschmolzene Schokolade Ihrer Wahl

Eine Mischung aus Matcha & gemahlenen Leinsamen

Kokosraspel, nach Belieben mit Matcha bestäubt

Mandeln in einen Hochleistungsmixer oder in die Küchenmaschine geben und mixen, bis sie mehlig sind. Mandelmehl beiseitestellen und Datteln in den Mixer geben. Mixen, bis sie zu einer gleichmäßigen Kugel werden. Mandelmehl dazugeben, mit Matcha und Meersalz versehen und alles gründlich im Mixer vermengen. Jetzt geht's ans Trüffelformen. Jeweils einen Esslöffel Trüffelmasse rasch zwischen den Handflächen rollen, bis eine Kugel entsteht. Die Kugel im Topping der Wahl wälzen, bis sie ganz bedeckt ist. Vor dem Servieren mindestens 2 Stunden kühl stellen.

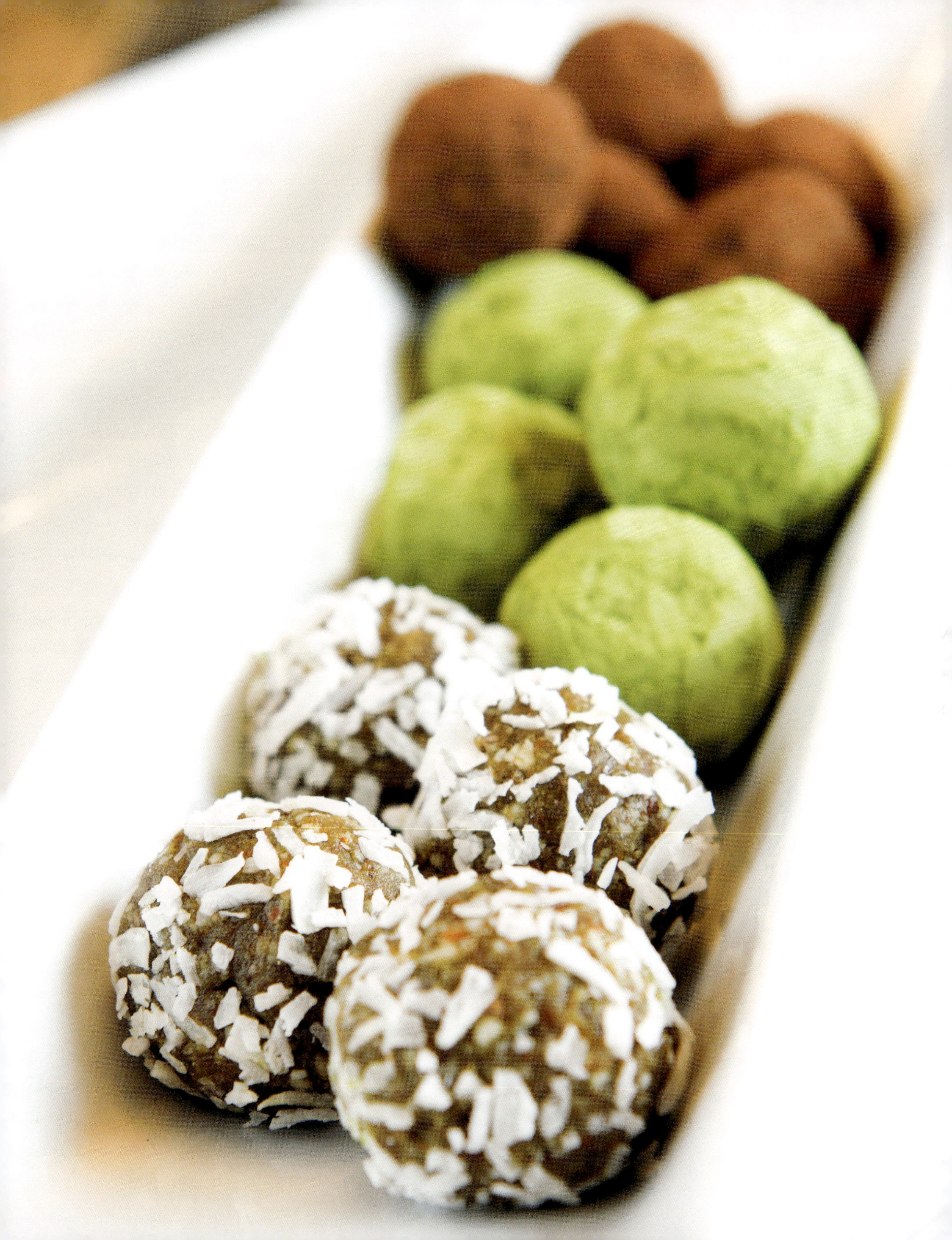

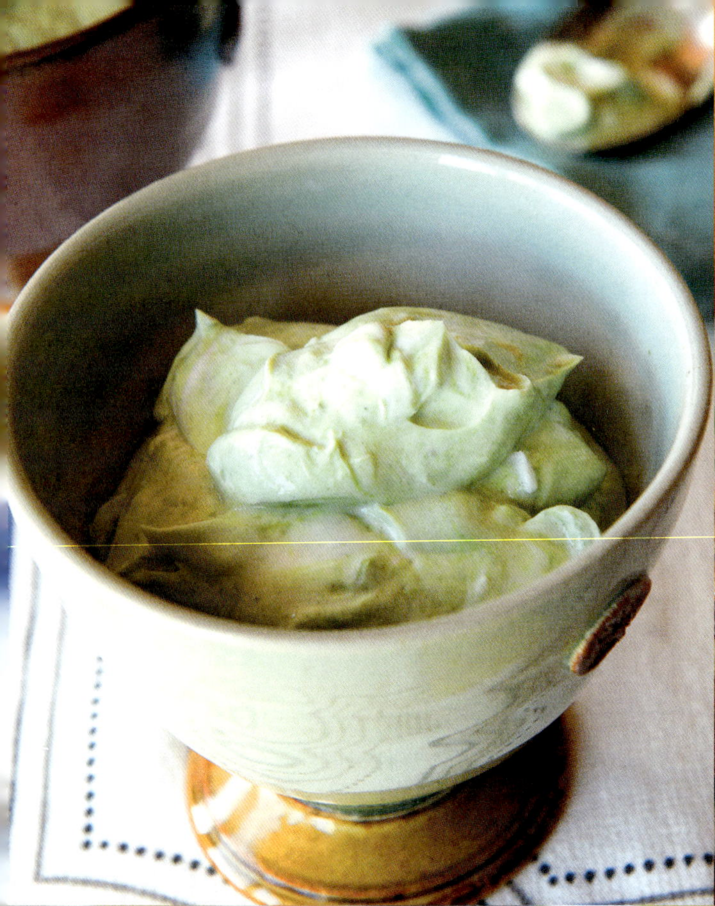
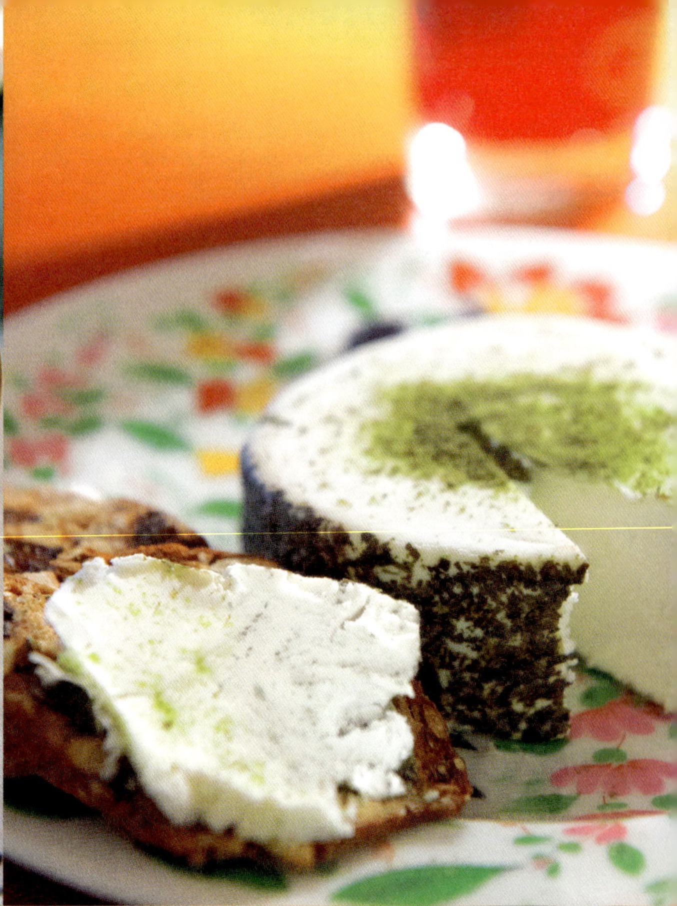
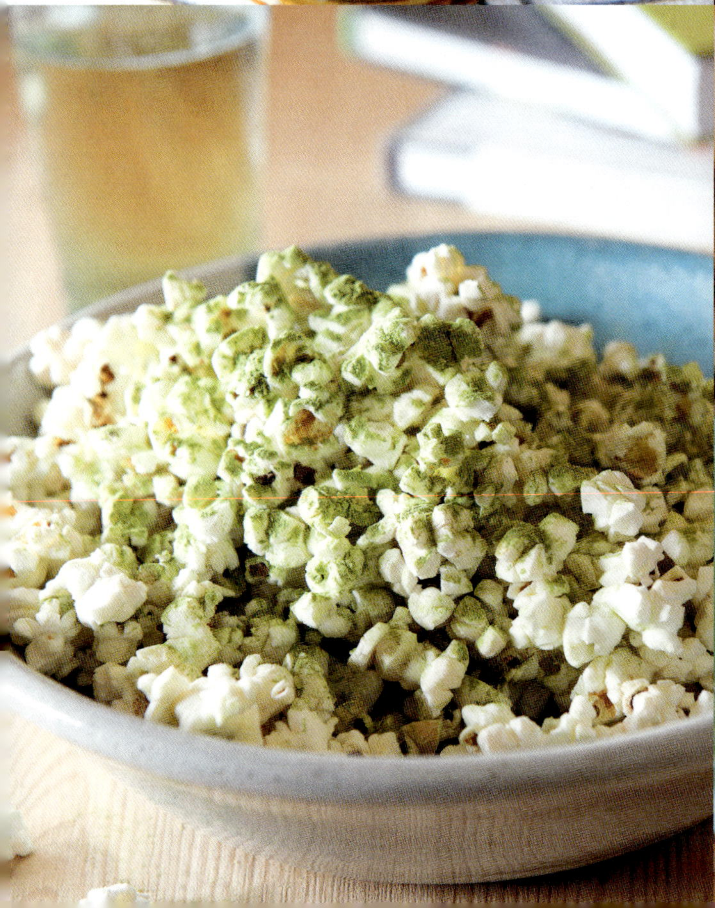
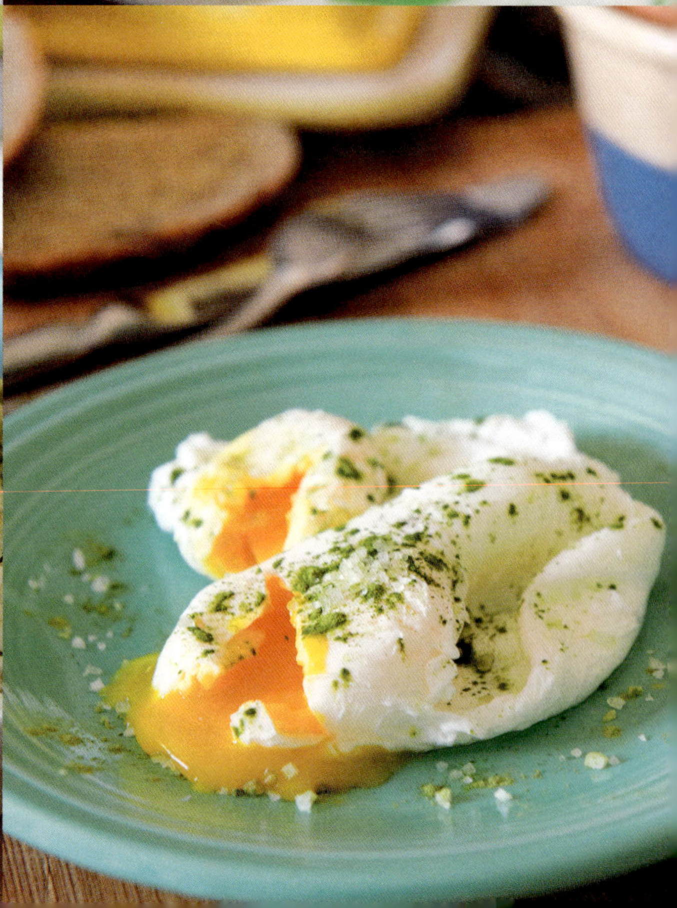

SNACKS

Zehnmal Tee für zwischendurch

Frischen Tee können Sie ganz leicht in Ihre Snacks und Zwischenmahlzeiten schmuggeln. Hier sind zehn Vorschläge, wie Sie Ihren halben Teelöffel Matcha unterbringen:

- In den Joghurt rühren.
- Dem Lieblingssmoothie hinzufügen.
- Mit 1 ½ Teelöffel Hefeflocken mischen und aufs Popcorn streuen.
- Mit ½ Teelöffel grobem Salz mischen und Eier damit besprenkeln.
- Mit ½ Teelöffel grobem Salz mischen und Ziegenkäse und Cracker damit besprenkeln.
- Mit kalt gepresstem Olivenöl, Sesamöl oder Sojasoße mischen und beim Kochen verwenden.
- Ins Salatdressing mischen.
- Mit Ahornsirup mischen und alles Mögliche damit verfeinern.
- Ins Kokos-, Pistazien-, Vanille- oder Schokoladeneis mischen.
- Mit anderen Superfoods wie Chiasamen, Quinoa, Mandeln oder Kakao mischen.

QUELLENANGABEN

1. KAPITEL

Anand, Preetha, Ajaikumar B. Kunnumakara, Chitra Sundaram, Kuzhuvelil B. Harikumar, Sheeja T. Tharakan, Oiki S. Lai, Bokyung Sung, and Bharat B. Aggarwal: »Cancer is a Preventable Disease that Requires Major Lifestyle Changes.« *Pharmaceutical Research* 25(9) (2008): 2097–2116.

Mukhtar H, Ahmad N: »Tea polyphenols: Prevention of cancer and optimizing health.« *American Journal of Clinical Nutrition* 71(6 Suppl) (2000): 1698S–1702S.

Cabrera C, Giménez R, López MC: »Determination of tea components with antioxidant activity.« *Journal of Agricultural and Food Chemistry* 51(15) (2003): 4427–4435.

Lobo V, A. Patil, A. Phatak, and N. Chandra: »Free radicals, antioxidants and functional foods: Impact on human health.« *Pharmacognosy Review* 4(8) (2010): 118–126.

Chaturvedula, Venkata Sai Prakash and Indra Prakash: »The aroma, taste, color and bioactive constituents of tea.« *Journal of Medicinal Plants Research* 5(11) (2011): 2110–2124.

McKay, DL and JB Blumberg: »The role of tea in human health: an update.« *Journal of the American College of Nutrition* 21(1) (2002): 1-13.

Katiyar, SK und H. Mukhtar: »Tea in chemoprevention of cancer: epidemiologic and experimental studies.« *International Journal of Oncology* 8 (1996): 221–38.

Lodish, H. et al.: Molecular Biology of the Cell, 5th ed. (New York, Freeman, 2004) Dreosti, IE, MJ Wargovich und CS Yang: »Inhibition of carcinogenesis by tea: the evidence from experimental studies.« *Critical Reviews in Food Science and Nutrition* 37 (1997): 761–70.

Kohlmeier, L, KGC Weterings, S Steck und FJ Kok: »Tea and cancer prevention: an evaluation of the epidemiologic literature.« *Nutrition and Cancer* 27 (1997): 1–13.

Hollman, PC, LB Tijburg und CS Yang: »Bioavailability of favonoids from tea.« *Critical Reviews in Food Science and Nutrition* 37 (1997): 719–38.

Sadzuka, Y, T Sugiyama und S. Hirota: »Modulation of cancer chemotherapy by green tea.« *Clinical Cancer Research* 4 (1998): 153–6.

Wright, SC, J Zhong und JW Larrick: »Inhibition of apoptosis as a mechanism of tumor promotion.« *Federation of American Societies for Experimental Biology Journal* 8 (1994): 654–60.

Ahmad, N, DK Feyes, AL Nieminen et al.: »Green tea constituent epigallocat-echin-3-gallate and induction of apoptosis and cell cycle arrest in human carcinoma cells.« *Journal of the National Cancer Institute* 89 (1997): 1881–6.

Harbowy, Matthew E. und Douglas A. Balentine: »Tea Chemistry.« *Critical Reviews in Plant Sciences* 16(5) (1997): 415–480.

Li, S, CY Lo, MH Pan, C Laic und CT Hoa: »Black tea: chemical analysis and stability.« *Food & Function* 1 (2013): 10-18.

Reygaert, WC: »The antimicrobial possibilities of green tea.« *Frontiers in Microbiology* 5 (2014): 434.

2. KAPITEL

USDA Database for the Flavonoid Content of Selected Foods, Release 2.1. (2007).

Wu, X, GR Beecher, JM Holden, DB Haytowitz, SE Gebhardt und RL Prior: »Lipophilic and hydrophilic antioxidant capacities of common foods in the United States.« *Journal of Agricultural and Food Chemistry* 52(12) (2004): 4026–37.

Lambert, JD, S Sang und CS Yang: »Possible controversy over dietary polyphe-nols: Benefits vs risks.« *Chemical Research In Toxicology* 20(4) (2007): 583–585.

Yoto, A, M Motoki, S Murao und H Yokogoshi: »Effects of L-theanine or caffeine intake on changes in blood pressure under physical and psychological stresses.« *Journal of Physiological Anthropology* 31(1) (2012): 28.

National Cancer Institute: »Tea And Cancer Prevention: Strengths And Limits Of The Evidence.« National Institute of Health. 2010 (Internet). www.cancer.gov/cancertopics/factsheet/prevention/tea.

Ferruzzi, MG: »The infuence of beverage composition on delivery of phenolic compounds from coffee and tea.« Physiology & Behavior, 100(1) (2010): 33–41.

Schwalfenberg, G, SJ Genuis und I Rodushkin: »The benefits and risks of consuming brewed tea: beware of toxic element contamination.« *Journal of Toxicology* 2013 (2013): Article ID 370460.

3. KAPITEL

Kim A, A Chiu, MK Barone, D Avino, F Wang, CI Coleman et al.: »Green tea catechins decrease total and low-density lipoprotein cholesterol: a systematic review and metaanalysis.« *Journal of the American Dietetic Association* 111(11) (2011): 1720–9.

Liu, K, R Zhou, B Wang, K Chen, LY Shi, JD Zhu et al.: »effect of green tea on glucose control and insulin sensitivity: a meta-analysis of 17 randomized controlled trials.« *American Journal of Clinical Nutrition* 98(2) (2013): 340–8.

Shkayeva, MV et al.: »Green tea product epigallocatechin gallate (EGCG) content and label information: a descriptive analysis.« *Journal of Nutritional Therapeutics* 4(3) (2015): 81–84.

Steptoe, A et al.: »The effects of tea on psychophysiological stress responsivity and post-stress recovery: a randomised double-blind trial.« *Psychopharmacology* 190(1) (2007): 81–89.

Ilya C, W Arts et al.: »Catechin contents of foods commonly consumed in the Netherlands.« *Journal of Agricultural and Food Chemistry* 48(5) (2000): 1752–1757.

Venditti, Elisabetta et al.: »Hot vs. cold water steeping of different teas: Do they affect antioxidant activity?« *Food Chemistry* 119 (2010): 1597–1604.

Inoue, M et al.: »Regular consumption of green tea and the risk of breast cancer recurrence: follow-up study from the Hospital-based Epidemiologic Research Program at Aichi Cancer Center (HERPACC), Japan.« *Cancer Letters* 167(2) (2001): 175–82.

Kurahashi, N et al.: »Green tea consumption and prostate cancer risk in Japanese men: a prospective study.« *American Journal of Epidemiology* 167(1) (2007): 71–7.

4. KAPITEL

Beliveau R und D Gingras: »Green tea: prevention and treatment of cancer by nutraceuticals.« *Lancet* 364(9439) (2004): 1021-2.

Weiss, DJ und CR Anderton: »Determination of catechins in matcha green tea by micellar electrokinetic chromatography.« *Journal of Chromatography* 1011(1–2) (2003): 173–80.

Dulloo, AG, C Duret, D Rohrer, L Girardier, N Mensi, M Fathi, P Chantre und J Vandermander: »Efficacy of a green tea extract rich in catechin polyphenols and caffeine in increasing 24-h energy expenditure and fat oxidation in humans.« *American Journal of Clinical Nutrition* 70(6) (1999): 1040-5.

Nagao, T et al.: »Ingestion of a tea rich in catechins leads to a reduction in body fat and malondialdehyde-modified LDL in men.« *American Journal of Clinical Nutrition* 81(1) (2005): 122-9.

Khokhar, S und S Magnusdottir: »Total phenol, catechin, and caffeine contents of teas commonly consumed in the United Kingdom.« *Journal of Agricultural and Food Chemistry* 50(3) (2002): 565-70.

Weiss, DJ und DR Anderton: »Determination of catechins in matcha green tea by micellar electrokinetic chromatography.« *Journal of Chromatography A.* 1011(1-2) (2003): 173-80.

Zheng, XX, YL Xu et al.: »Green tea intake lowers fasting serum total and LDL cholesterol in adults: a meta-analysis of 14 randomized controlled trials.« *American Journal of Clinical Nutrition* 94(2) (2011): 601-10.

Komes, D et al.: »Green tea preparation and its infuence on the content of bioactive compounds.« *Food Research International* 43 (1) (2010): 167–176.

5. KAPITEL

Duffy, SJ et al.: »Short- and long-term black tea consumption reverses endothelial dysfunction in patients with coronary artery disease.« *Cirulation* 104 (2001): 151–156.

Thomas, JA, L Gerber, LL Banez, DM Moreira, RS Rittmaster, GL Andriole und SJ Freedland: »Prostate Cancer Risk in Men with Baseline History of Coronary Artery Disease: Results from the REDUCE study.« *Cancer Epidemiology, Biomarkers, & Prevention* 21(4) (2012): 576–81.

Rasmussen-Torvik, LJ, CM Shay, JG Abramson, CA Friedrich, JA Nettleton, AE Prizment und AR Folsom: »Ideal cardiovascular health is inversely associated with incident cancer: the atherosclerosis risk in communities study.« *Circulation* 127 (2013): 1270–1275.

Tokunaga S, IR White, C Frost, K Tanaka, S Kono, S Tokudome, T Akamatsu, T Moriyama und H Zakouji: »Green tea consumption and serum lipids and lipoproteins in a population of healthy workers in Japan.« *Annals of Epidemiology* 12(3) (2002): 157–65.

Hopkins AL et al.: »Hibiscus sabdariffa L. in the treatment of hypertension and hyperlipidemia: a comprehensive review of animal and human studies.« *Fitoterapia* 85 (2013): 84–94.

Hertog, MGL et al.: »Flavonoid intake and long-term risk of coronary heart disease and cancer in the seven countries study.« *Archives of Internal Medicine* 155(4) (1995): 381–386.

Alexopoulos, N et al.: »The acute effect of green tea consumption on endothelial function in healthy individuals.« *European Journal of Cardiovascular Prevention & Rehabilitation* 15(3) (2008): 300.

Grassi, D, TPJ Mulder, R Draijer, G Desideri, H Molhuizen und C Ferri: »Black tea consumption dose-dependently improves fow-mediated dilation in healthy males.« *Journal of Hypertension* 27(4) (2009): 774–781.

6. KAPITEL

Maki, KC et al.: »Green tea catechin consumption enhances exercise-induced abdominal fat loss in overweight and obese adults.« *Journal of Nutrition* 139(2) (2009): 264–70.

Lin, JK und SY Lin-Shiau: »Mechanisms of hypolipidemic and anti-obesity effects of tea and tea polyphenols.« *Molecular Nutrition & Food Research* 50(2) (2006): 211–217.

Venables, MC, CJ Hulston et al.: »Green tea extract ingestion, fat oxidation, and glucose tolerance in health humans.« *American Journal of Clinical Nutrition* 87 (2008): 778–84.

Kao, YH, RA Hiipakka und S Liao: »Modulation of obesity by a green tea catechin.« *American Journal of Clinical Nutrition* 72(5) (2000): 1232–4.

Hara, Y.: *Green tea: health benefits and applications*. New York: Marcel Dekker, pp. 139–148, 2001.

Furuyashiki, T, H Nagayasu, Y Aoki, H Bessho, T Hashimoto, K Kanazawa und H Ashida: »Tea catechin suppresses adipocyte differentiation accompanied by down-regulation of PPARY2 and C/EBPa in 3T3-L1 cells.« *Bioscience, Biotechnology, and Biochemistry* 68(11) (2004): 2353–2359.

Koo, SI und SK Noh: »Green tea as inhibitor of the intestinal absorption of lipids: potential mechanism for its lipid-lowering effect.« *Journal of Nutritional Biochemistry* 18(3) (2007): 179–183.

Hase, T, Y Komine, S Meguro, Y Takeda, H Takahasci, Y Matsui, S Inaoka, Y Katsuragi, I Tokimitsu, H Shimasaki und H Itakura: »Anti-obesity effects of tea catechins in humans.« *Journal of Oleo Science* 50 (2001): 599–605.

Venables, MC, CJ Hulston, HR Cox und AE Jeukendrup: »Green tea extract ingestion, fat oxidation and glucose tolerance in healthy humans.« *American Journal of Clinical Nutrition* 87 (2008): 778–84.

Westerterp-Plantenga, MS, MP Lejeune und EM Kovacs: »Body weight loss and weight maintenance in relation to habitual caffeine intake and green tea supplementation.« *Obesity Research & Clinical Practice* 13(7) (2005): 1195–204.

Maggio CA und FX Pi-Sunyer: »The prevention and treatment of obesity. Application to type 2 diabetes.« *Diabetes Care* 20(11) (1997): 1744–66.

Nakai, M, Y Fukui, S Asami, Y Toyoda-Ono, T Iwashita, H Shibata, T Mitsunaga, F Hashimoto und Y Kiso: »Inhibitory effects of oolong tea polyphenols on pancreatic lipase in vitro.« *Journal of Agricultural and Food Chemistry* 53(11) (2005): 4593–8.

Grossmann, ME, A Ray, KJ Nkhata, DA Malakhov, OP Rogozina, S Dogan und MP Cleary: »Obesity and breast cancer: status of leptin and adiponectin in pathological processes.« *Cancer and Metastasis Review* 29(4) (2010): 641–53.

Kelesidis, I, T Kelesidis und CS Mantzoros: »Adiponectin and cancer: a systematic review.« *British Journal of Cancer* 94 (2006): 1221–1225.

van Kruijsdijk, RCM, E van der Wall und FVisseren: »Obesity and cancer: the role of dysfunctional adipose tissue.« *Cancer Epidemiology, Biomarkers & Prevention* 18 (2009): 2569.

Kelly, T, W Yang, C-S Chen, K Reynolds und J He: »Global burden of obesity in 2005 and projections to 2030.« *International Journal of Obesity* 32 (2008): 1431–1437.

Arent, SM et al.: »The effects of theafavin-enriched black tea extract on muscle soreness, oxidative stress, infammation, and endocrine responses to acute anaerobic interval training: a randomized, double-blind, crossover study.« *Journal of the International Society of Sports Nutritionists* 7 (2010): 11.

7. KAPITEL

Barrett, B et al.: »Meditation or exercise for preventing acute respiratory infection: a randomized controlled trial.« *Annals of Family Medicine* 10(4) (2012): 337–346.

Steptoe A, EL Gibson, R Vuononvirta, ED Williams, M Hamer, JA Rycroft, JD Erusalimsky und J Wardle: »The effects of tea on psychophysiological stress responsivity and post-stress recovery: a randomised double-blind trial.« *Psychopharmacology* 190(1) (2007): 81–9.

Keenan, E, M Finnie, P Jones, P Rogers und C Priestle: »How much theanine in a cup of tea? Effects of tea type and method of preparation.« *Food Chemistry* 125 (2011): 588–594.

Comstock, GW et al.: »Cardiovascular risk factors in American and Japanese executives. Telecom Health Research Group.« *Journal of the Royal Society of Medicine* 78 (1985): 536–45.

Juneja, LR et al.: »L-theanine—a unique amino acid of green tea and its relaxation effect in humans.« *Trends in Food Science & Technology* 10 (1999): 199–204.

Kobayashi, K et al.: »Effects of L-theanine on the release of brain waves in human volunteers.« *Nippon Noegik Kaishi* 72 (1998): 153–57.

Sadakata, S et al.: »Mortality among female practitioners of Chanoyu (Japanese: »tea-ceremony«).« *Tohoku Journal of Experimental Medicine* 166 (1992): 475–77.

Sesso, HD et al.: »Coffee and tea intake and the risk of myocardial infarction.« *American Journal of Epidemiology* 149 (1999): 162–7.

Simons, LA et al.: »Health status and lifestyle in elderly Hawaii Japanese and Australian men. Exploring known differences in longevity.« *Medical Journal of Australia* 157 (1992): 188–90.

Nieoullon, A: »Dopamine and the regulation of cognition and attention.« *Progress in Neurobiology* 67(1) (2002): 53–83.

Moreno-Smith, M, SK Lutgendorf und AK Sood. »Impact of stress on cancer metastasis.« *Future Oncology* 6(12) (2010): 1863–1881.

Hai, T, CC Wolford und YS Chang: »ATF3, a hub of the cellular adaptive-response network, in the pathogenesis of diseases: is modulation of infammation a unifying component?« *Gene Expression* 15(1) (2010): 1–11.

Welsh, J, M Meagher und EM Sternberg, Hrsg.: *Neural and neuroendocrine mechanisms in host defense and autoimmunity*. Kluwer Press, 2006.

Sapolsky, RM: *Why Zebras Don't Get Ulcers: A Guide to Stress, Stress-Related Diseases, and Coping*. WH Freeman and Co.; NY, USA: 1998.

Chrousos G: »Stress and disorders of the stress system.« *Nature Reviews Endocrinology* 5 (2009): 374–381.

McEwen, B: »Stressed or stressed out: What is the difference?« *Journal of Psychiatry & Neuroscience* 30(5) (2005): 315–318.

8. KAPITEL

Cohen, S und TA Willis: »Stress, social support, and the buffering hypothesis.« *Psychological Bulletin* 98 (1985): 310–357.

Reynolds P und GA Kaplan: »Social connections and risk for cancer: prospective evidence from the Alameda County study.« *Behavioral Medicine* 16(3) (1990): 101–10.

Moreno-Smith, M, SK Lutgendorf und AK Sood. »Impact of stress on cancer metastasis.« *Future Oncology* 6(12) 2010«: 1863–1881.

Funch, DP und J Marshall: »The role of stress, social support and age in survival from breast cancer.« *Journal of Psychosomatic Research* 27 (1983): 77–83.

Marshall, JR und DP Funch: »Social environment and breast cancer. A cohort analysis of patient survival.« *Cancer* 52(8) (1983): 1546–1550.

Maunsell, E, J Brisson und L Deschenes: »Social support and survival among women with breast cancer.« *Cancer* 76(4) (1995): 631–637.

Yang, YC, C Boen, K Gerken, T Li, K Schorpp und K Mullan Harris: »Social relationships and physiological determinants of longevity across the human life span.« *Proceedings of the National Academy of Sciences*, 2016: 201511085.

Emmons, R.: *How the New Science of Gratitude Can Make You Happier* (Houghton Miffin, 2007).

Algoe, SB: »Find, remind, and bind: the functions of gratitude in everyday relation-ships.« *Social and Personality Psychology Compass* 6(6) (2012).

DANKSAGUNGEN

Wie alles im Leben war auch dieses Buch ein Geschenk. Elizabeth Seise und Will Kiester von Page Street Publishing gebührt mein Dank für dieses Projekt, das zu einem ganzen Kapitel meiner eigenen Geschichte wurde. Es war mir eine Freude, Inspiration und Herausforderung und wäre ohne die liebevolle Hilfe und Unterstützung vieler Menschen nie verwirklicht worden.

DANK GEHT AN

- Meinen fantastischen Ehemann Donald für seine unbändige Liebe und dafür, dass er mir die Freiheit lässt, meine Träume mit Leidenschaft zu verfolgen.
- Meine liebevollen Töchter Anna und Laura dafür, dass sie mich durch ihr Beispiel dazu bringen, ein besserer Mensch zu werden, und mich täglich daran erinnern, woraus wir gemacht sind.
- Meine wunderbaren Kolleginnen und Kollegen – Jessica, Shaunna, Jane, Mary, Hope, Jackie, Jordan, Daniela, Octavio, Conci, Andy und Elsy – für ihre verlässlich hohe Kompetenz und ihre mit Humor und Fröhlichkeit gewürzte Unterstützung auf unserem gemeinsamen Weg der Gesundheitspflege und des Wohlbefindens durch die guten Kräfte des Tees.
- Hope, Ted, Elise und Laura – eure Ideen und euer Talent haben dieses Buch geprägt und eure Spur zieht sich über seine Seiten, denen ihr Struktur, Bebilderung und Lebendigkeit verliehen habt.

DIE AUTORIN

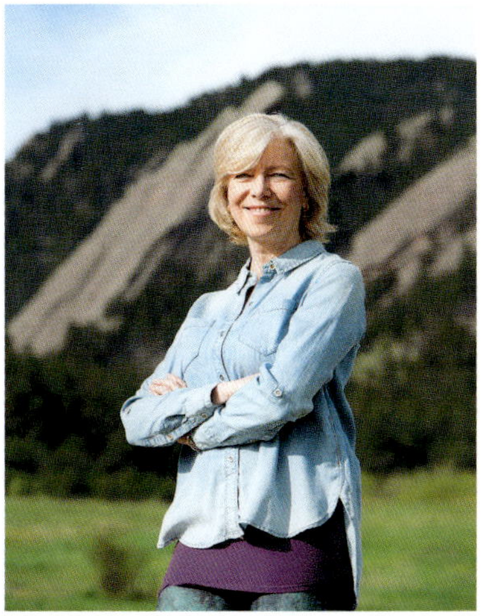

Maria Uspenski ist die Gründerin von *The Tea Spot*, einem führenden Hersteller von handgefertigtem Tee mit Sitz in Boulder, Colorado. Die philanthropische Firma hat sich zum Ziel gesetzt, die Lebensweise von Menschen durch den täglichen Genuss von losem Tee gesünder zu machen. *The Tea Spot* spendet zehn Prozent aller Einnahmen an Krebs- und Wellnessinitiativen.

Marias Liebe zum Tee wurde schon früh durch ihre russische Familie geweckt. Später, während eines Studienaufenthaltes in Paris, lernte sie noch viele andere Teesorten als die traditionellen Schwarztees ihrer Kindheit kennen. Als Balletttänzerin und Sportlerin entdeckte Maria die gesundheitlichen Vorteile von Tee. Sie ist der festen Überzeugung, dass loseblättriger Tee nicht zu kompliziert für den Alltagsgebrauch ist und dass selbst unerfahrene Teetrinker Tee in seiner reinsten Form aufbrühen und genießen sollten.

Die am *Massachusetts Institute of Technology* ausgebildete Maschinenbauerin ist der Kopf hinter *The Tea Spot* und hält drei US-Patente für innovatives Teegeschirr, das die Teezubereitung noch einfacher macht. Ihre Botschaft ist einfach: Tee in seiner frischesten Form ist nicht nur leicht handhabbar und köstlich, sondern auch ein wirkungsvolles Elixier mit unübertroffenen gesundheitlichen Vorteilen.

Maria war Thema in der *Huffington Post* und hat Fernsehinterviews zu ihrem Engagement als soziale Unternehmerin, Krebsaktivistin und zertifizierte Tee- und Ernährungsexpertin gegeben. Sie ist regelmäßig Gastautorin bei den Blogs von *The Denver Post*, *T-Ching* und *The Tea Spot* und hält an Universitäten und bei Konferenzen Vorträge über die gesundheitlichen Vorteile von Tee. Maria lebt mit ihrem Mann Don in den Bergen Colorados.

REGISTER